基础护理学理实一体化
翻转课堂思政教程

主　编　李　艳　徐兰兰　肖　娟
副主编　孙　莉　柯　丽　罗贻雪
编　者　（按姓氏笔画排序）
　　　　孙　莉　湖北医药学院
　　　　李　艳　湖北医药学院
　　　　肖　娟　湖北医药学院
　　　　罗贻雪　湖北医药学院
　　　　柯　丽　湖北医药学院
　　　　徐兰兰　湖北医药学院
　　　　陶玲瑄　湖北医药学院
　　　　曹琼雅　湖北医药学院

U0362741

华中科技大学出版社
http://press.hust.edu.cn
中国·武汉

内 容 简 介

本书在理实一体化翻转课堂的各项任务中融入了课程思政,并详细介绍了课程思政的融入路径。

本书除绪论外,共九讲,包括医院环境、患者出入院的护理,预防与控制医院感染,患者的清洁卫生、休息与活动,生命体征的评估与护理、冷热疗法、疼痛患者的护理,饮食与营养、排泄,给药,静脉输液与输血,常用抢救技术,临终护理、医疗与护理文件的书写。

本书适合护理等专业使用,可为护理教育者们开展课程思政教育提供参考和借鉴。

图书在版编目(CIP)数据

基础护理学理实一体化翻转课堂思政教程 / 李艳,徐兰兰,肖娟主编. -- 武汉 : 华中科技大学出版社,2025. 3. -- ISBN 978-7-5772-1082-7

Ⅰ. R47;G641

中国国家版本馆 CIP 数据核字第 2025YH5916 号

基础护理学理实一体化翻转课堂思政教程　　　　　李　艳　徐兰兰　肖　娟　主编
Jichu Hulixue Li-shi Yitihua Fanzhuan Ketang Si-zheng Jiaocheng

策划编辑:余　雯
责任编辑:余　雯
封面设计:廖亚萍
责任校对:朱　霞
责任监印:周治超
出版发行:华中科技大学出版社(中国·武汉)　　电话:(027)81321913
　　　　　武汉市东湖新技术开发区华工科技园　　邮编:430223
录　　排:华中科技大学惠友文印中心
印　　刷:武汉市洪林印务有限公司
开　　本:787mm×1092mm　1/16
印　　张:17.25
字　　数:425 千字
版　　次:2025 年 3 月第 1 版第 1 次印刷
定　　价:59.80 元

　　全面推进高校课程思政建设,是高质量教育体系建设的重要任务,更是培养社会主义合格建设者和可靠接班人的必要条件。2017年,教育部印发《高校思想政治工作质量提升工程实施纲要》,提出充分发挥课程、网络、实践、科研等方面工作的育人功能,挖掘育人要素,完善育人机制,优化评价激励,构建全方位育人格局。2020年,教育部印发《高等学校课程思政建设指导纲要》,强调要根据不同学科的特色和优势,深入研究不同专业的育人目标,深度挖掘提炼专业知识体系中所蕴含的思想价值和精神内涵,科学合理拓展专业课程的广度、深度和温度,达到润物无声的育人效果,为高校全面推动以"课程思政"为目标的教学改革提供了行动指南。2022年,教育部高等学校护理学类专业教学指导委员会组织全国护理院校研制了《护理学类专业课程思政教学指南》,总体原则是将思政教育的主线贯穿护理学类专业教育全过程,各课程思政重点内容既各有侧重,又相互衔接,循序渐进,体现了中国护理学类专业特色,为护理学类专业课程思政教学改革指明了方向。

　　"基础护理学"是护理专业的基础核心课程之一,也是激发学生专业认同感,培养人文素养的关键课程,其核心内涵与课程思政的育人理念互相契合,相互促进。湖北医药学院"基础护理学"从首批中国医学教育慕课联盟规划课程发展为省级精品资源共享课以及首批国家级线上线下混合式一流课程,经历了一系列大刀阔斧的改革,目前已形成了线上慕课和线下理实一体化翻转课堂相结合的教学模式,解决了理论和操作教学脱节的教学痛点问题,使相关知识的学习连贯、系统化,符合运用规律,进一步提高了教学效果。该模式以学生为中心,以任务为驱动,将教学内容设置成各种小组任务(小组演示、小组汇报、小组讨论、小组练习、练习反馈、小组作业)和个人任务(课堂检测、问与答、看图找错误、连连看、学生演示、辩论赛、指点迷津、练习反思、文献分享),采用丰富多样的教学方法实现教学效果最大化,以小组任务为例:小组汇报采用自主探究法进行主题汇报;小组讨论和小组作业采用讨论式教学和案例式教学,引导学生分析临床案例发生的原因和提出纠正措施;小组演示、小组练习、练习反馈采用情景式教学、体验式教学、启发式教学、榜样示范法、自主练习法,通过角色互换完成模拟医嘱。

教学团队始终秉承"为党育人、为国育才"的宗旨,一直将课程思政建设作为一流课程持续建设的重要内容,将课程资源的开发作为课程思政建设的基本依托,深度挖掘思政素材,凝练了八大思政元素,即政治认同、家国情怀、职业素养、道德修养、文化素养、法治素养、科学精神和南丁格尔精神。同时,围绕八大思政元素确立了本课程的思政总目标:学生能够坚定政治认同,厚植家国情怀;具有较好的医者精神,职业认同、职业操守等职业素养;具有良好的职业道德、社会公德和个人品德等道德修养;能够践行南丁格尔精神和科学精神,拥有较好的法治素养和文化素养。经过长期的建设,目前"基础护理学"已形成了可供推广的课程思政新范式,并获批为湖北省省级课程思政示范课程。

教学团队总结了首批国家级线上线下混合式一流课程持续建设和省级课程思政示范课程建设的优秀做法,特编写本书为护理教育者们开展课程思政教育提供参考和借鉴。本书在理实一体化翻转课堂的各项任务中,融入课程思政,并详细介绍了课程思政的融入路径,不含有思政元素的学习任务不包含在本书中。教学团队精心编写此书,但是,由于水平和能力有限,书中尚有不足之处,敬请批评指正。

本书得到了中华医学会医学教育分会、全国医学教育发展中心2023年度医学教育研究立项课题(2023B108);2023年湖北本科高校省级教学改革研究项目(2023412);2024年度湖北省本科高校省级教学改革研究项目(2024581);2024年度省教育厅哲学社会科学研究项目重点项目(2024D079)课题的资助。我们对各方的鼎力协助和支持表示感谢。

编　者

Contents

绪　　论

一、思政目标

（1）学生具有帮助、照护、友善的南丁格尔精神。

（2）学生拥有政治认同，能够坚定理想信念和理论自信，具有推进健康中国战略的责任感与使命感，努力成为中国特色社会主义的合格建设者和可靠接班人。

（3）学生能够厚植家国情怀，具有生命至上、舍生忘死、命运与共的精神，立志用实际行动践行社会主义核心价值观。

（4）学生具有良好的职业素养，拥有心怀敬畏、充满热爱的职业认同，博爱仁心、无私奉献的职业品格，诚实守信、严谨求实的职业操守，爱岗敬业、精益求精的职业精神。

（5）学生具备一定的法治素养。

二、思政方法

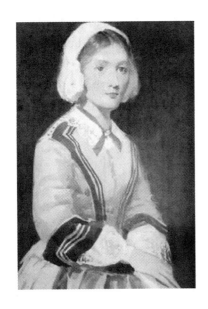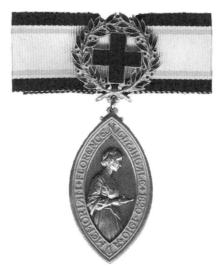

1. 导入

问题：现代护理学的创始人是谁？她对护理学的贡献有哪些？你是否清楚"弗洛伦斯·南丁格尔奖章"的由来？

参考答案:现代护理学的创始人是南丁格尔。她的贡献如下:①在 1853—1856 年克里米亚战争中率领 38 名护士奔赴战场,通过做好清洁消毒、增加患者的营养等措施,使伤员病死率由 50%下降到 2.2%;②1860 年在英国圣托马斯医院内创立世界上第一所护士学校;③撰写著作《医院札记》和《护理札记》指导护理工作;④开创了科学的护理事业。"弗洛伦斯·南丁格尔奖章"的由来:为纪念南丁格尔对护理事业所做的贡献,红十字国际委员会 1912 年设立了"弗洛伦斯·南丁格尔奖章",这是表彰在护理事业中做出卓越贡献人员的最高荣誉奖,以激励护士继承和发扬护理事业的光荣传统,以"爱心、耐心、细心、责任心"对待每一位患者,做好护理工作。该奖章每两年颁发一次。

【思政元素】

南丁格尔精神:人道、奉献、博爱,帮助、照护、友善。

【融入路径】

采用问题引导法,回顾"护理学导论"课程中学习过的南丁格尔的贡献。同时,展示南丁格尔的肖像图和"弗洛伦斯·南丁格尔奖章"的图片,介绍"弗洛伦斯·南丁格尔奖章"的由来,使学生充分认识护理的价值,将人道、奉献、博爱的南丁格尔精神植入学生心中,帮助学生获得精神动力。再和学生共勉南丁格尔的名言"护士是没有翅膀的天使,是真善美的化身"。从南丁格尔创立护理专业之日起,护理工作便与人道主义精神和体贴患者、关爱生命的职业道德密切联系在一起。她强调护士应由品德优良、有献身精神的人担任,她不但重视护理知识的教育,而且重视护士的品德教育。最后,向学生介绍第 49 届"弗洛伦斯·南丁格尔奖章"。

第 49 届"弗洛伦斯·南丁格尔奖章"表彰了护士在救助武装冲突或自然灾害受害者过程中所做出的卓越贡献,以及在公共卫生或护理教育领域的模范服务或开拓精神。2023 年 5 月 12 日,22 个国家的 37 名护理人员获得第 49 届"弗洛伦斯·南丁格尔奖章",其中 7 名获奖者来自中国。2023 年 9 月 5 日,在北京人民大会堂举行了第 49 届"弗洛伦斯·南丁格尔奖章"颁奖大会。7 名获奖者辛勤工作在临床第一线,全心全意为患者服务,生动诠释了"人道、博爱、奉献"的红十字精神。希望全国护理工作者以获奖者为榜样,坚持人民至上、生命至上,坚守初心,弘扬南丁格尔精神,积极参与健康中国行动,在中国式现代化新征程中为人民群众提供更多优质高效的健康服务。

2. 知识点一:基础护理学的概念和课程地位

教师讲解

基础护理学是各专科护理学的基础,是以护理学的"基本理论、基本知识、基本技能"(三基)为基础,结合患者生理、心理特点和治疗、康复的要求,满足患者基本健康需要的一门科学。

基础护理学是护理学科的基础,其内容包含临床护理工作中带有普遍性的操作技术,是护生的必修课程,在护理教育教学中发挥着重要作用,是临床专业课程的必备前期课程,是最基本、最重要的课程。

【思政元素】

职业素养:充满热爱的职业认同感。

【融入路径】

采用讲授法,引导学生认识护理学和本门课程的重要作用,引导学生以"基础护理学"课程为敲门砖,开启护理职业的神圣大门,树立积极的专业态度,为学生日后的护理专业学习和职业生涯发展奠定坚实的基础。

3. 知识点二:基础护理学的基本任务和重要职责

3.1 教师讲解

以培养学生良好的职业道德和职业情感为核心,使学生树立"整体护理"的观念,掌握基础护理学中的基本理论知识和基本操作技能,并将所学的知识和技能灵活地运用于临床护理实践,履行护士的重要职责。

【思政元素】

政治认同:坚定理想信念,推进健康中国战略的实施,树立责任感与使命感,为推动实现中华民族的伟大复兴踔厉前行。

家国情怀:社会主义核心价值观,生命至上、舍生忘死、命运与共的精神。

职业素养:良好的职业道德和职业情感。

法治素养:严谨的法治观念。

【融入路径】

采用案例引导法。首先,反向举"恶魔男护士"的例子。德国一名男护士为了证明自己有挽救处于濒死状态患者的能力,给重症患者注射高剂量药物,导致百名患者因心脏衰竭而死,5年内谋杀了100多名患者。通过此案例,帮助学生深刻认识到拥有良好的职业道德和职业情感是护士最基本的职业素养。该案例中的男护士因违反法律而被判处终身监禁,借此教导学生不能利用职务之便给社会造成危害,要牢固树立法治意识,遵守法律法规。

然后,正向举"最美逆行者"的例子。"最美逆行者"积极响应党和国家的号召进行疫情防控,用行动诠释了医者的大爱情怀与崇高的职业精神。引导学生爱党、爱国、爱社会主义、爱人民,激发学生的家国情怀,向学生弘扬以爱国主义为核心的民族精神和社会主义核心价值观。引导学生坚定实现"中华民族伟大复兴中国梦"的理想信念,强化实施健康中国战略的责任感与使命感,向学生弘扬生命至上、举国同心、舍生忘死、尊重科学、命运与共的伟大精神。

3.2 问与答

问题:护士的重要职责是什么?

参考答案:护士的重要职责是"减轻痛苦、恢复健康、促进健康、预防疾病"。

【思政元素】

政治认同:理论自信,成为中国特色社会主义合格建设者和可靠接班人。

职业素养:诚实守信、严谨求实的职业操守;爱岗敬业、精益求精的职业精神。

【融入路径】

采用列举法,分别举例:①减轻痛苦:如帮助癌症晚期患者减轻其遭受的巨大的躯体、心理痛苦。②恢复健康:如帮助乳腺癌术后患者尽早进行肢体的功能锻炼(如做爬墙运动,以防止粘连)。③促进健康:如对于处于亚健康状态的人群,通过指导其合理饮食、适当运动与休息、定期检查等达到促进健康的目的。④预防疾病:肥胖是心血管系统疾病非常重要的危险因素,因此应注意控制体重,避免肥胖,预防疾病的发生。

教导学生学好本领,以诚实守信、严谨求实的职业操守和爱岗敬业、精益求精的职业精神最大限度地守护好人民生命安全和身体健康。最后,向学生介绍党的二十大报告中推进健康中国建设部分:8处提到"健康",5处提到"防",2处提到"健康管理"。根据党的二十大报告中涉及的"守护人民生命健康的中国方案"讲解护士的职责,让学生深刻领会党中央始终把人民群众生命安全和身体健康放在第一位的精神,坚定学生对党的领导、对国家大政方针的认同,拥护国家发展战略,培养学生理论自信。同时,让学生认识到护士在推进健康中国建设中发挥着重要作用,引导学生牢记时代赋予医务人员的使命和责任担当,努力成为中国特色社会主义合格建设者和可靠接班人。

4.知识点三:基础护理学的学习内容和目的

4.1 问与答

问题:谈谈你所知道的临床护理工作的内容。

参考答案:护理工作的内容包括微笑迎接患者、耐心解释疑问、认真做好治疗、密切观察病情、主动健康宣教、指导患者饮食、落实基础护理、解除心理问题、加强专科护理等。

【思政元素】

职业素养:心怀敬畏、充满热爱的职业认同感,博爱仁心、无私奉献的职业品格。

【融入路径】

采用问题引导法,让学生从自己现有的人生阅历和知识角度思考护士工作的内容。护理工作平凡而光荣。一个微笑,一句问候,一杯热水,一束鲜花,这些温馨而又平凡的小事,融入了护士对患者的浓浓情谊,为患者点燃了生命的火炬,驱走病魔笼罩的黑暗。帮助学生树立患者至上、热情服务的良好风尚,逐步树立心怀敬畏、充满热爱的职业认同和博爱仁心、无私奉献的职业品格,能够在将来的工作中为患者提供诚心、爱心、耐心、细心的服务,以维护人民群众健康为己任,增强责任感和使命感,不负重托、不辱使命,在发展社会主义健康事业中做出更大贡献。

4.2 教师讲解

基础护理学的学习目的包括:①获得满足患者生理、心理社会需求所必备的基本知识和基本技能。②认识自身价值,树立正确的价值观。③具备良好的职业道德和职业情感。

【思政元素】

职业素养:充满热爱的职业认同感,博爱仁心的职业品格,严谨求实的职业操守,爱岗敬业的职业精神。

【融入路径】

采用目标引导法,引导学生将"热爱护理、理解护理、关注护理、振兴护理"作为自身的责任和义务,从而端正学习态度,明确学习目的,认真学习护理基本理论知识和各种基本操作技能,培养自己发现、分析、解决问题的能力,独立思考和评判性思维的能力,以严谨求实的职业操守和爱岗敬业的职业精神为每一位服务对象提供优质的护理服务。引导学生充分认识护士的职业价值是爱和奉献。爱和奉献贯穿临床护理工作的始终,是每名护士都应具备的素质。只有具备爱和奉献精神的护士,才会自始至终坚守在临床护理第一线,才能在临床护理工作中逐步体会工作的乐趣和价值。护士是值得尊重和爱护的人,成为一名护士既帮助了他人,也升华了自己,能够成就完美人生。护士是维护生命和健康的战士,对社会具有重要价值。护理工作不仅在促进人民健康、社会经济发展、社会文明进步等方面发挥着重要作用,还是构建健康中国的重要保障之一。每一位学生都应该具备良好的职业道德和职业情感,力争做一名值得党和人民信赖的新时代好护士。

(李　艳)

第一讲　医院环境、患者出入院的护理

第一课　医院环境、运送患者入病区

一、思政目标

（1）学生具有严谨求实的职业操守，爱岗敬业、精益求精的职业精神，互助合作的团队精神，高度的职业认同感、职业使命感和社会责任感。

（2）学生具有敬佑生命、救死扶伤、甘于奉献、大爱无疆的医者精神，热爱护理事业。

（3）学生能够坚定理想信念、坚定拥护"两个确立"、坚决做到"两个维护"，树牢"四个意识"，坚定"四个自信"。

（4）学生具有胸怀祖国、服务人民的爱国精神，始终把人民群众生命安全和身体健康放在首位。

（5）学生具有环境保护责任意识，命运与共的大局意识，"尊重与善待自然、着眼当前与未来、关心自己和人类"的环境伦理道德观，绿色低碳的环保意识。

（6）学生具有探索求知的理性精神，批判创新的进取精神，与时俱进的科学精神。

（7）学生具有发现问题并解决问题、具体问题具体分析的临床思维能力。

（8）学生具有以患者安全为中心的责任意识和风险意识，细心，有爱心、耐心、责任心，注重人文关怀。

二、思政方法

1. 导入

联合国开发计划署发布动画短片《绿》，旨在世界环境日之际引发公众对绿色消费的思考，号召公众在日常生活点滴中改变消费方式和生活习惯，通过自身行为最大限度地低碳减排，以应对当今世界面临的前所未有的气候变化及大规模城市化带来的挑战。

【思政元素】

职业素养:医者的社会责任感和职业使命感。

政治认同:坚定理想信念、坚定拥护"两个确立"、坚决做到"两个维护",树牢"四个意识",坚定"四个自信"。

家国情怀:胸怀祖国、服务人民的爱国精神;大局意识;"尊重与善待自然、着眼当前与未来、关心自己和人类"的环境伦理道德观;绿色低碳的环保意识。

【融入路径】

播放联合国开发计划署发布的世界环境日公益动画短片《绿》,通过社会热点,及时传递绿色低碳的环保理念,引导学生深刻认识环境是人类生存和发展的基本条件,人类与环境相互影响。随着科学技术的进步和生产力水平的提高,人类创造了前所未有的精神财富和物质财富,大大推动了社会文明的进步。但与此同时,生态环境破坏、环境污染等问题日益突显,严重威胁人类的生存和健康。2023年6月5日是第52个"世界环境日",我国的主题是"建设人与自然和谐共生的现代化"。自党的十八大以来,以习近平同志为核心的党中央全面加强生态文明建设。习近平总书记强调,牢固树立和践行绿水青山就是金山银山的理念,把建设美丽中国摆在强国建设、民族复兴的突出位置。神州大地发生了翻天覆地的变化,我国在生态环境保护领域取得了众多瞩目的成就。激发学生的爱国热情,引导学生始终坚持中国共产党的领导,坚定理想信念、坚定拥护"两个确立"、坚决做到"两个维护",树牢"四个意识",坚定"四个自信"。

介绍日常生活中的一些不合理消费习惯可能导致的环境问题,引导学生从自身做起,积极倡导绿色低碳的生活方式,牢固树立"尊重与善待自然、着眼当前与未来、关心自己和人类"的环境伦理道德观念,胸怀祖国和人民,具有大局意识。同时尽己所能传播健康与环境的相关知识,更好地承担起维护人民群众健康的责任,将"读万卷书"与"行万里路"相结合,积极参与环保行动的社会实践,在为人民服务中增长才干、锤炼品质,让闪耀的青春同国家发展和人类健康同向同行,培养学生的社会责任感和职业使命感,弘扬以爱国主义为核心的时代精神。

2. 知识点一:环境

2.1　核污染

北京时间2023年8月24日,日本不顾国际社会强烈反对,正式将福岛第一核电站的核污染水排放至太平洋,预计全部排完会花费30～40年。福岛核污染水含有60多种放射性核素,且很多核素尚无有效的处理技术,部分长寿命核素可能随洋流扩散并产生生物富集效应。此外,大气循环有可能将核污染水蒸发到云层,再化作雨水洒遍地球的每个角落,潜在的危害难以估量。核辐射放射性物质可以经过消化道、呼吸道和皮肤等途径进入人体,危害人体健康。在日本启动核污染水排海后,我国海关总署发布《关于全面暂停进口日本水产品的公告》,决定自2023年8月24日(含)起全面暂停进口原产地为日本的水产品(含食用水生动物)。

【思政元素】

家国情怀:命运与共的大局意识;环境保护责任意识。

政治认同:坚定理想信念、坚定拥护"两个确立"、坚决做到"两个维护",树牢"四个意识",坚定"四个自信"。

【融入路径】

利用热点新闻事件,讲解日本排放核污染水对全球环境和人类健康带来的巨大影响,使学生深刻认识到核废水的污染是持久的且危害巨大的。环境保护是全人类的共同责任,也是当今社会的重要议题,引导学生树立命运与共的大局意识。日本的行为遭到了国际社会的强烈反对,中国作为日本的邻国更是直接抗议,本着对人类健康和海洋环境负责的态度要求日本放弃不理智的行为,撤销向海洋排放核污染水的错误决定,同时在日本宣布排放核污染水的第一时间就宣告全面暂停进口原产地为日本的水产品(含食用水生动物),极大地体现了中国共产党坚持人民至上、生命至上,始终把人民群众生命安全和身体健康放在首位的发展思想,使学生深刻认识到社会主义制度的优越性,自觉做到坚持中国共产党的领导,坚定理想信念、坚定拥护"两个确立"、坚决做到"两个维护",树牢"四个意识",坚定"四个自信"。

2.2　问与答

问题:护士可以从哪些方面进行医院环境的调控?

参考答案:医院环境按环境性质可分为物理环境和社会文化环境。医院的物理环境是影响患者身心舒适的重要因素,护士可以通过设置适宜的病室温湿度、定期通风、降低噪声、调节光线等,尽量创造安静、舒适的环境,保持病室的整洁、舒适、安全和美观。通过协助患者建立良好的护患关系和病友关系,熟悉医院规章制度等,为患者创造和维持良好的医院环境,以满足患者需要,促进患者康复。

【思政元素】

职业素养:发现问题并解决问题、具体问题具体分析的临床思维能力,注重人文关怀。

【融入路径】

通过问与答,帮助学生牢固掌握相关专业知识,并自觉运用所学到的环境与健康的相关知识帮助患者解决实际问题,提高患者的健康水平,培养学生发现问题并解决问题的临床思维能力。引导学生具体问题具体分析,能够充分利用环境中对健康有利的因素,消除或改善环境中的不利因素,为患者提供舒适的个性化的住院环境,体现人文关怀,促进患者早日康复,在工作中更好地承担维护患者健康的责任。

3.　知识点二:入院程序

3.1　问与答1

问题:谈谈你所理解的入院程序。

参考答案:入院程序包括:①经门诊或急诊医生初步诊断,确定患者需要住院时签发住院证。②患者或其家属持住院证到住院处办理住院手续。③住院处工作人员通知相关病区值班护士根据患者病情做好接纳患者的准备工作。④住院处护士根据患者病情步行护送患者、用轮椅或平车推送患者入病区,与病区值班护士就患者的病情、已采用或需要继续采用的治疗与护理措施、物品等情况进行交接。

【思政元素】

职业素养:以患者安全为中心的责任意识和风险意识。

【融入路径】

通过学习互动,让学生结合自己或亲人的经历谈谈入院程序及入院时面临的问题和感受,帮助学生掌握入院程序的相关知识,并使学生明白在协助患者进入病区时应根据患者的病情选择合适的方式,可以步行护送,也可以选择轮椅或平车运送患者。但不管选择哪种方式护送患者,都要关心爱护患者,增加患者的舒适度,时刻强化以患者安全为中心的责任意识和风险意识,注意随时观察患者的病情变化,发现问题应及时处理。

3.2　问与答 2

问题:所有患者都要遵循一般入院护理程序吗? 请举例说明。

参考答案:不是,普通患者可以按照一般程序提供入院护理,但急诊患者的入院护理程序会有所不同。①通知医生,做好抢救准备。②准备急救药物和急救设备。③安置好患者,为患者佩戴腕带标识。④做好入院护理评估,向患者家属或其他陪同者询问病史。⑤配合救治,密切观察患者病情变化,积极配合医生进行救治,并做好护理记录。

【思政元素】

职业素养:医者救死扶伤的职业使命感和社会责任感;具体问题具体分析的临床思维能力;互助合作的团队精神。

【融入路径】

利用启发式教学,帮助学生思考特殊人群的入院程序,使学生明白急诊患者入院程序与普通患者入院程序的区别,能够根据患者的病情提供合适的入院程序,切不可一刀切,培养学生具体问题具体分析的临床思维能力。对于急危重症患者,首要措施是积极配合医生进行抢救,如建立静脉通道、吸氧、监测生命体征等。同时准备好急救药品和器械,与医生密切配合,发挥互助合作的团队精神,共同履行医务人员救死扶伤的职责,保障患者的生命安全。

4. 知识点三:运送患者的方法

4.1　小组讨论

案例:甲患者,林某,男性,因"心前区持续疼痛 3 小时"由其家人送入急诊,拟住院完善相关检查。乙患者,吴某,男性,因高楼坠落"颅脑损伤"由"120"急救车接送入急诊抢救室,拟尽快行手术治疗。

问题:

(1) 应采取何种方式转运两位患者? 为什么?

(2) 在转运途中,应如何保证患者的安全和舒适?

(3) 乙患者在转运至手术室途中可能会突发昏迷,呼吸、心搏骤停等状况,应如何预防和应对?

参考答案:

(1)在协助患者进入病区时应根据患者的病情选择合适的方式,可以步行护送,也可以选择轮椅或平车运送患者。对于甲患者林某,病情虽急,但如果患者能自行行走,护士可视情况选择步行护送或轮椅运送患者。对于乙患者吴某,因为患者病情危重,需要尽快进行手术,因此应该用平车运送且配备相应的急救设备,为其可能出现的突发状况做好应对准备。

(2)采用轮椅运送患者时应注意:①检查轮椅各部件的性能,保障运送安全。②寒冷季节注意保暖,可适当增加毛毯等,增进患者舒适感。③运送途中随时观察患者病情变化,确保患者安全、舒适,防止发生意外。

采用平车运送患者时应注意:①检查平车各部件的性能,保障运送安全。②根据患者病情及体重,确定搬运方法。搬运时动作轻稳、准确,确保患者安全、舒适,防止发生意外。③寒冷季节注意保暖,增进患者舒适感。④推行平车护送患者时,护士应位于患者头部,随时注意观察患者病情变化。⑤在运送患者途中,应保证其输液、引流等其他持续性治疗不受影响。

(3)转运危重症患者时应注意:①严格执行危重症患者转运制度,转运之前充分评估,对转运途中的风险做出预测。②确保运送过程中有急救经验丰富的护士或医生随行,以便能在第一时间发现患者病情变化并进行急救操作。③根据患者病情准备各种抢救药物和急救设备,转运途中使用心电监护仪观察患者生命体征,时刻关注患者病情变化,若有危急情况立即抢救处理。

【思政元素】

职业素养:解决问题的能力;临床思维能力;以患者安全为中心的责任意识和风险意识;爱岗敬业、严谨求实的职业精神、职业认同感;互助合作的团队精神;注重人文关怀。

【融入路径】

将学生分成若干小组,每3~4人为一个小组,小组成员间经过充分交流和讨论后将本组讨论结果进行汇总,然后派一位代表向其他同学分享答案。通过小组成员间的互助合作、热烈讨论,实现人人参与、相互协作、共同进步。本案例中两位患者病情不同,引导学生结合本讲知识,通过头脑风暴,讨论分析如何根据不同患者的病情和需要,选择合适的方式转运患者,培养学生解决问题的能力和临床思维能力。启发学生思考转运途中如何保证患者的安全,以及转运途中如何应对患者可能出现的突发情况,使学生从内心深处认识到患者的病情无时无刻不在发生变化,任何的疏忽都可能带来严重的后果。同时引导学生牢固树立以患者安全为中心的责任意识和风险意识,转运途中保持高度的责任心,切不可麻痹大意,玩忽职守,视患者生命为儿戏,时刻牢记"健康所系、性命相托"的誓言。在分析案例的过程中,充分肯定护士在救治患者过程中所起到的关键作用,强调爱岗敬业、严谨求实的职业精神,提高学生的职业认同感。通过引导学生关注转运过程中如何增进患者舒适,强调在护理工作中技术只是一部分,更重要的是要把患者视作"一个整体的人",为患者提供全方位的关怀,培养学生的人文关怀能力。

4.2　知识拓展1

知识拓展

医用转移板和一次性滑移垫

　　医用转移板又称医用过床器、医用过床易,是一种用于平移或转移患者的护理工具。一次性滑移垫,也称一次性静态搬运床单,是在医用转移板的基础上研发生产的新型一次性护理耗材。二者均利用两种不同特殊材料之间的滑动性,由一名医护人员拉引滑动,达到类似传动带的效果,实现患者"不动式"平稳过床,适用于医院各科室病床推车、手术台、CT台、X线检查台之间患者的过床,患者的移位、侧身、清洁以及康复或重症患者的护理。

　　医用转移板和一次性滑移垫的应用改变了传统的过床方式,节时省力,方便快捷,既减轻了医护人员和患者家属的体力负担,也避免了患者的二次损伤和身体裸露等尴尬情况的发生,减轻了患者疼痛,促进了患者舒适,提高了医疗护理质量。

【思政元素】

科学精神:探索求知的理性精神、批判创新的科学精神。

职业素养:解决问题的能力、临床思维能力;爱岗敬业、精益求精的职业精神。

【融入路径】

　　临床护士承担着日常照顾患者的重要工作,然而由于各种因素(如患者的体重、病情和自身的体能限制),患者的转移工作经常会给护士带来巨大的体力负担。同时,传统的搬运或移动患者的方式还可能增加患者不适,甚至可能因操作不当导致患者二次受伤。因此,在这个背景下,有必要开发出更安全、高效的患者转移工具。医用转移板和一次性滑移垫应运而生,它们利用两种不同特殊材料之间的相对滑动,使患者的转移工作变得更加平稳和便捷。

　　护士在移动患者的过程中,应对患者病情进行理性分析,根据患者需求和自身经验评判性地看待传统的移动方法,积极寻找更有效的方法解决临床问题。这些移动转运工具的出现是科技创新的产物,其研发背后包含着大量的实验验证,充分体现了护士探索求知的理性精神和批判创新的科学精神。同时,这两种工具可以使患者的过床或移位平稳地完成,避免了患者身体的二次受伤,也大大减少了患者身体裸露等可能发生的尴尬情况,有助于保护患者的尊严。这些临床实用工具的开发,也反映了护士始终致力于改善护理工作环境,努力提高护理工作效率,减少患者痛苦和保障患者安全,体现了护士爱岗敬业、精益求精的职业精神。

4.3　知识拓展2

知识拓展

空中急救直升机转运患者

　　航空救援是目前公认的最为安全的医疗救援方式,是现代化医疗体系中必不可少的重要组成部分。湖北省十堰市建立健全了城乡120空中医疗救援体系,在国际、国内产生了重大影响。2016年,湖北省十堰市人民医院成为鄂西北地区唯一的直升机航空救援基地医院。截至2023年8月,湖北省十堰市人民医院成功开展空中急救83例,打造了十堰"一小时"航空救援圈,形成了十堰120空中急救模式,获得中国航空医疗救援行业集体与个人荣誉15项,促进了我国通用航空业与医疗救护事业融合发展。

2022年5月21日,在湖北医药学院图书馆广场上,230余名师生围着一架"小蓝鲸"直升机,上了一堂"航空医学救援开放课"。这是该校在全国首次开设的航空医学救援专业课,是理论结合实际教学的又一创举。

"空中急救直升机配备呼吸机、除颤监护仪、吸引器等先进的医疗设备,可以提供中远程院前急救与转运监护急危重伤病员。"十堰市人民医院航空救援科主任郭文萍结合自己上机救援50余次实战经验,深入浅出地讲解航空医学救援知识,直升机组人员与同学们亲切互动,让大家领略航空文化,体会飞行魅力。

十堰市人民医院作为全市120空中急救基地,同时开展空中救援培训、演练、科研等活动20余项,创办航空医学馆,开展空中急救科普,积累了丰富的经验。湖北医药学院认为,航空医学救援专业课是立足当下、面向未来的新课程,倡导开设"航空救援专业课"。湖北医药学院成为全国首次开设该课程的大学,旨在为卫生健康事业培养更多全面发展的医学人才。

【思政元素】

职业素养:敬佑生命、救死扶伤医者精神;医者的职业使命感和社会责任感。

家国情怀:胸怀祖国、服务人民的爱国精神。

科学精神:探索求知的理性精神、批判创新的进取精神。

【融入路径】

相比于陆地救援,航空救援有其独特的时间和速度优势,可以快速到达任何一处事故现场进行救援,特别是在面对所处地理环境复杂、陆地交通不便到达的患者时,这种优势更为突出。航空救援能为患者提供院前急救,并在短时间内将其安全送到医疗机构,显著提高了患者的生存率和恢复率。

敬佑生命,救死扶伤,这是每一位医护工作者心中坚定的信念,也是他们不断追求和实践的目标。这种为了保护人民群众生命而不懈努力的医者精神,在湖北省十堰市建立并持续完善的城乡120空中医疗救援体系中得到了鲜明的体现。该市在6年中成功开展了83例航空医疗救援,这显示了医护人员救死扶伤的医者精神和熟练的业务技能。他们用专业的医疗知识和技能,直面生命的挑战,坚持在第一时间给予患者最有效的救助,这是医者的职业使命感和勇担社会责任的体现。该航空救援体系赢得的多项荣誉,更是对医护人员职业精神的高度认可。他们以航空救援的方式,瞄准了城乡医疗救援所存在的问题,打破了空间局限,让更多的人民群众得到高效、及时的医疗救援,这是以实际行动服务人民,展现爱国情怀的有力举动。

湖北医药学院以创新之举,打破了传统的教学模式,在全国首次开设航空医学救援专业课程,积极探索教育教学改革,追求医学教育科学化,体现了该校敢于创新的勇气和决心。

十堰市人民医院则在实际操作中,深入浅出地教授航空医学救援知识,并通过实战经验的传授,教会学生如何理性地面对和处理各种紧急情况,这是理性求知精神的体现。同时,该医院也利用其丰富的实践经验,创办航空医学馆,开展空中急救科普,为公众提供更直观、生动的科普服务,这展示了他们在科普工作中创新、探索的精神。

4.4 知识拓展3

知识拓展

负压救护车和负压隔离舱转运抢救危重感染患者

负压救护车和负压隔离舱被广泛运用于转运和抢救危重感染患者,尤其是呼吸道感染患者,它们在全球医疗卫生领域发挥了重要作用。负压救护车内具备普通救护车的全套抢救设备,可以在转运途中对患者进行必要的医疗监护和急救处理。车内的负压排风净化装置能让舱内的相对压强持续低于外界大气压,车舱或隔离舱被设计为密封式的,让空气只能主动流进,不能从周围缝隙逸出。高效滤网系统(如HEPA滤网)可将车舱内的空气进行过滤,有效地清除细菌和病毒后再将空气排放到车外,最大可能阻断了车外人员和周边环境受到感染和二次污染的可能。对于高风险的传染病患者,负压救护车和负压隔离舱提供了一种安全的转运方式,既保证了救援工作的连续性和有效性,又在转运过程中有效隔离病原体,降低了传播的可能性,保障了公共卫生安全。

【思政元素】

职业素养:敬佑生命、救死扶伤的医者精神,始终把人民群众生命安全和身体健康放在首位。

科学精神:探索求知的理性精神、批判创新的进取精神、与时俱进的科学精神。

【融入路径】

通过分享负压救护车和负压隔离舱转运患者,拓宽学生知识面,让学生了解除了常见的轮椅、平车外,还有更多的转运患者的方式。医护人员对高风险的危重传染病患者使用负压救护车和负压隔离舱,可使患者安全及时转运到医疗机构接受治疗,这体现了医护人员敬佑生命、救死扶伤的医者精神。在转运途中,负压救护车和负压隔离舱除了能对患者进行医疗监护外,还有效地隔离了病原体,降低了传播的可能性,这些都体现了医务工作者始终优先考虑人民群众的生命安全和身体健康的责任感。科研人员和医护人员基于对疾病传播机制的认知,以及对患者转运安全要求的考虑,通过科学数据和实验证据来引导医疗实践,不断改进负压救护车和负压隔离舱,彰显了探索求知的理性精神和批判创新的进取精神。负压救护车和负压隔离舱的快速推广和应用,显示出了医疗领域快速吸收新知识、应对新挑战,持续改进医疗救护技术和提高医疗急救水平的能力,展现了与时俱进的科学精神。

5. 知识点四:医院环境

文献分享

马雪文,潘玮华,丁晓华,等.改进移动患者方法预防ICU护士职业腰背痛发生[J].中华护理杂志,2011,46(5):451-453.

问题:

(1) 该研究可以帮助解决临床中的什么问题?

(2) 该研究中协助患者移向平车的方法,与教材上介绍的方法有何不同?

参考答案:

(1) 该研究通过改进传统的搬、抬患者的方法,提高了护士工作效率,降低了护士腰背痛发生率,提升了工作满意度,进而提高了整体的医疗服务质量。

(2) 该研究中使用了辅助工具(移动板、中单或移动软垫)来协助患者由平车移至病床(具体不同略)。

【思政元素】

科学精神:探索求知的理性精神,批判创新的进取精神。

职业素养:发现问题并解决问题、具体问题具体分析的临床思维能力。

【融入路径】

这篇文献针对ICU护士职业腰背痛现患率、发作频率,以及因职业腰背痛误工率与普通病房相比均明显升高的现状,提出了改进日常工作中传统的搬、抬患者的方法,以降低护士腰背痛发生率。在文献中,研究人员发现ICU护士职业腰背痛现患率、发作频率及因职业腰背痛误工率明显高于普通护士,随后研究人员没有止步于发现问题,而是在ICU实际工作中改进转移患者的方法,通过实践验证了新方法的效果,有效降低了护士的腰背痛发生率。在讲解分析的过程中使学生明白,研究选题很多是来源于临床实践,通过不断探索改进可以促进临床实践的发展。通过提问该研究中协助患者移向平车的方法与教材上介绍的方法有何不同,引导学生思考文献中改进的搬运患者方法的优势,以及有无更好的搬运方法,提升学生发现问题、分析问题并解决问题的临床思维能力,激发学生探索求知的理性精神和批判创新的进取精神。在带领学生学习文献的过程中,对学生进行科研思维的启蒙,激发学生的求知欲,在此过程中培养学生对专业的学习兴趣并通过学习和思考感受知识的力量和科研的乐趣。

(曹琼雅)

第二课　分级护理、为患者准备床单位

一、思政目标

(1) 学生具有敬佑生命、救死扶伤、甘于奉献、大爱无疆的医者精神。

(2) 学生具有发现问题并解决问题、具体问题具体分析的临床思维能力。

（3）学生具有严谨求实、心怀敬畏、以患者安全为中心的职业操守，注重人文关怀，爱岗敬业、精益求精的职业精神，主动探求新知识的职业态度，互助合作的团队精神，充满热爱的职业认同感、职业使命感和社会责任感。

（4）学生具有胸怀祖国、服务人民的爱国精神，始终把人民群众生命安全和身体健康放在首位。

（5）学生具有法治意识，学习践行《护士条例》等相关法律法规，提高安全意识。

（6）学生能够树立正确的世界观、人生观和价值观。

（7）学生具有勤于思考、探索求知的理性精神，批判创新的科学精神。

二、思政方法

1. 导入

案例：患者张某，女，65岁，有冠心病史，近期心脏病症状加重，患者感到胸闷和严重呼吸困难，被其家人紧急送往医院。到达医院后，医生根据张某的病情将其转入重症监护病房（ICU）进行密切监测和进一步治疗。在ICU期间，张某接受了连续的心电监测、吸氧治疗和药物治疗等，医护人员24小时密切观察其病情变化，及时调整治疗及护理方案，同时对其进行心理安慰，缓解其紧张情绪。患者病情稳定后，被转入普通心内科病房继续进行康复治疗。在普通病房住院期间，根据患者的病情变化，护士为其提供个性化的护理服务，如协助完成日常生活活动、进行心脏康复指导等。

问题：在患者张某入院的不同阶段，护士采取的护理措施为何不同？

参考答案：入院的不同阶段护士采取的护理措施不同是因为患者病情发生了变化，在ICU期间患者病情不稳定，随时可能恶化，转入普通病房后患者进入了疾病稳定期，同时自理能力也发生了变化，故患者的护理措施也相应发生变化。

【思政元素】

职业素养：以患者为中心，具体问题具体分析的临床思维能力；爱岗敬业的职业精神；合理分配医疗卫生资源。

【融入路径】

通过案例导入教学内容，医护人员在患者入院后始终将患者的健康需求放在首位，在ICU期间，24小时密切观察患者的病情变化，及时调整治疗护理方案，并注意到患者紧张的情绪，对其进行心理护理。患者转入普通病房后也根据其病情变化，为其提供个性化的护理服务，体现了医护人员以患者为中心，具体问题具体分析的理念。医护人员以专业精神对待每一位患者，全力以赴提供高水平的医疗护理服务，使得患者逐渐康复，这是医务工作者爱岗敬业职业精神的充分体现。通过对比患者在不同阶段接受的不同护理措施，引导学生思考并认识到，护士应及时根据患者病情变化及自理能力调整护理措施。同时，针对疾病严重程度不同的患者，医护人员根据患者的疾病状况和治疗需要，合理安排各项人力、物力资源，目前临床所采取的分级护理就是很好的体现。分级护理可以大大提高医疗服务的质量和效率，用有限的资源最大限度地保障患者安全，促进了医疗资源在社会中的公平分配。

2. 知识点一：分级护理

2.1 问与答

问题：护理级别可分为哪四级？划分护理级别的依据是什么？

参考答案：护理级别分为特级护理、一级护理、二级护理和三级护理。划分护理级别的依据是患者的病情和（或）自理能力。

【思政元素】

职业素养：敬佑生命、救死扶伤的医者精神；职业认同感和责任感。

【融入路径】

　　分级护理是一种根据患者病情的严重程度和（或）自理能力，将患者分为不同等级，并提供相应级别护理服务的制度。通过实行分级护理，对患者病情和自理能力进行评估，确保危重患者可以得到及时和集中的护理，护士也可以更有序地进行工作，减少医疗差错、保障患者安全，这体现了医者对生命敬畏的态度和对患者生命负责的精神。而且，医疗资源往往是有限的，分级护理使医疗资源能够根据患者的病情严重程度合理分配，确保了护士和设备能够被优先分配给最需要它们的患者，有助于合理配置护理人力资源，提升医疗资源利用率。

　　带领学生掌握护理级别的分类，具体举例说明不同护理级别的适用对象及护理特点，引导学生思考并总结各级护理的特点，培养学生灵活运用知识的能力。并提示学生，患者的护理级别在住院期间并不是一成不变的，应根据患者的病情和自理能力的变化动态调整患者的护理级别，并且护士应严格按照护理级别要求的时间间隔巡视患者，随时观察患者病情变化，增强学生的职业认同感、使命感和责任感。

2.2 知识拓展

知识拓展

分级护理创始人——军中"南丁格尔"黎秀芳

　　黎秀芳（1917—2007年）出生于南京一个书香之家，祖籍湖南湘潭。抗日战争全面爆发后，她得知西北地区严重缺乏护士和护理专业教学人才，于是在1941年暑假，其和另外两名女青年教师瞒着学校，不顾家人的阻拦，毅然踏上西行的征途，风尘仆仆地来到兰州。自此，她把自己的一生都献给了西北地区的护理事业。1943年，黎秀芳创办西北第一所公立高级护士学校，当时的条件异常艰苦，基本上是白手起家。没有校舍，便维修一排废弃的平房；教师不够，便四处动员和聘请；缺乏教材，她自己编写出版《基础护理学》《营养学》等教材。她为护理事业呕心沥血，为军队和地方培养了5000多名护理人才，是新中国护理事业的奠基人。

　　20世纪50年代初，在西北军区总医院工作期间，黎秀芳看到当时的护理工作不分先后缓急，治疗中时有差错发生，给患者带来痛苦。经过反复研究，她和同学张开秀创造性地提出"三级护理"理论（即根据病情把病员分成危重病员、重病员、轻病员三个护理等级；后来则变为一级/二级/三级护理等级）和"三查七对"护理制度。此举使我国医院护理工作变得井然有序,奠定了中国现代科学护理的基础。"三级护理"和"三查七对"两项制度被沿用至今。

孤身一人在我国西北工作了 66 年的黎秀芳,有 68 位亲人旅居海外。1981 年,黎秀芳赴美探亲,亲人希望她留下来安享晚年,她却如期回到了兰州。她说:"我的事业在祖国。"黎秀芳一生节俭,但她曾悄悄捐款 20 多万元人民币,帮助孤残儿童治病疗伤;临终前,她又捐出数十万积蓄设立"为兵服务奖励基金"。

黎秀芳一生所获荣誉无数,先后被评为中华护理学会先进工作者、模范护理专家等,1990 年被原卫生部授予"全国模范护士"荣誉称号。1997 年,黎秀芳获得第36 届"弗洛伦斯·南丁格尔奖章",成为中国军队第一位获此殊荣的医护人员。去世后,她被中央军委追授"爱党为民模范护理专家"荣誉称号。

【思政元素】

职业素养:敬佑生命、救死扶伤、甘于奉献、大爱无疆的医者精神;正确的世界观、人生观和价值观;充满热爱的职业认同感。

家国情怀:胸怀祖国、服务人民的爱国精神。

科学精神:勇于探索和创新的科学精神。

【融入路径】

带领学生了解黎秀芳前辈的事迹和对我国现代护理事业的贡献。她在抗日战争全面爆发后,得知西北地区严重缺乏护士和护理专业教学人才,毅然前往西北地区开办了第一所公立高级护士学校,这一行动体现了她对生命的敬畏和致力于救死扶伤的决心。她一生致力于护理事业,为军队和地方培养了大量护理人才,她的这种无私奉献精神在晚年也未改变,捐款帮助孤残儿童、设立"为兵服务奖励基金"等都是她大爱无疆医者精神的体现。在赴美探亲时,她不顾亲人希望她留下来安享晚年的建议,选择回到兰州并坚称"我的事业在祖国"。黎秀芳前辈的行动和选择凸显了她将个人命运与国家和民族的命运紧密相连的价值观,体现了她胸怀祖国、服务人民的精神,通过此引导学生树立正确的世界观、人生观和价值观,热爱护理事业。她在西北军区总医院工作期间,发现当时的护理工作不分先后缓急,治疗中时有差错发生,给患者带来痛苦。她没有被传统的护理方式所束缚,积极发现问题、解决问题,经过反复研究提出了"三级护理"理论和"三查七对"护理制度,并沿用至今,这种创新是对现有护理模式的突破,体现了改进护理工作流程的科学精神。

2.3 小组讨论

案例:患者,女,19 岁,因"血小板减少性紫癜"入住某院内科。入院后给予一级护理。患者有焦虑表现,下午已预约外院精神科会诊。当晚 19:00 患者离开病房,24:00 被发现坠亡。护理记录中记载 1 小时巡视病房一次,病情无特殊。查监控却显示护士 2 小时巡视病房一次,对该患者不在病房并未关注。

问题:本案例中的护士存在什么问题? 对你有什么启示?

参考答案:病历记载不真实,护士巡视未按护理级别要求的时间间隔进行,并且实际巡视的时间与护理记录的时间不符。同时,对于患者的焦虑表现护士并未重视,也未采取心理护理措施,患者未在病房没能引起护士关注,责任心不强。启示:从事护理工作一定要有责任心,要严格按照相关要求为患者提供服务。必须增强风险意识和安全意识,始终把患者的生命安全和健康放在首位,对患者的各种异常表现都要重视。增强职业责任感,培养求真务实、严谨慎独的工作作风。

【思政元素】

职业素养:分析问题和解决问题的临床思维能力;高度的责任心、爱岗敬业的职业精神;慎独精神;严谨求实、心怀敬畏、敬佑生命、以患者安全为中心的职业操守;人文关怀意识。

法治素养:具有法治意识,学习并践行《护士条例》等相关法律法规,提高安全意识。

【融入路径】

将学生分成若干小组,每3～4人为一个小组,小组成员间经过充分交流和讨论后将本组讨论结果进行汇总,然后派一位代表向其他同学分享答案。引导学生结合本讲涉及的知识,通过头脑风暴,分析案例中护士存在的问题,培养学生发现和分析问题、解决问题的能力,提升其临床思维能力。

本案例中的护士未能严格执行一级护理要求每小时巡视病房一次的规定,实际为2小时巡视一次,缺乏慎独精神,未能在无人监督的情况下严格履行职责,也体现出该护士责任感的缺失和职业道德方面所存在的不足。护士巡视时,对于患者不在病房缺乏必要的关注和及时的处理,未能体现护理工作应有的细致和周到。另外,护理记录的巡视时间与实际不符,护士未如实记录护理病历,不符合医疗护理文件书写规范要求,在发生医疗纠纷时,若医护人员提供虚假的医疗护理文件,将使自身处于非常不利的境地。这个案例警示我们,医护人员必须具有高度的责任心和爱岗敬业的职业精神,培养慎独精神,严守严谨求实、心怀敬畏、敬佑生命、以患者安全为中心的职业操守,确保医疗服务质量,保障人民群众生命安全。

此外,医院仍需提升医护人员的法律意识和安全意识,护士应当意识到,对患者安全的疏忽可能导致严重的法律后果。本案例中,护理记录和实际监控不符,说明护理工作的记录和执行存在问题,这在法律上可能会构成过失罪。对护士应加强法律法规和医疗伦理教育,加强学习并践行《护士条例》等相关法律法规,加强风险评估和防控能力培训,针对此类特殊患者,应建立健全患者安全防护制度和紧急应对制度。同时,患者在入院期间表现出焦虑情绪,但并未得到关注,最终导致悲剧的发生。提示医护人员,在医疗护理过程中,不仅要关注患者生理上的治疗,更需要对患者进行心理上的支持,持续提供人文关怀,时刻关注患者的心理健康。

2.4　小组汇报

汇报主题:分级诊疗开展的现状。

汇报要点提示:分级诊疗的概念、开展的背景、国外开展现状、国内开展现状、存在的问题等。

【思政元素】

职业素养:主动探求新知识的职业态度;互助合作的团队精神;医者的社会责任感和职业使命感。

家国情怀:胸怀祖国,服务人民;践行社会主义核心价值观。

【融入路径】

通过小组合作,发动学生课前自行分工收集资料,了解我国分级诊疗开展现状,取得的成就及面临的问题,主动探求新知识,及时关注医疗相关社会热点问题。同时,小组成员共同整理并归纳资料,准备课件,在课堂上进行汇报展示,提升学生的自主学习能力,培养学生的团队协作精神,提升沟通交流和表达能力,增强学生的勇气和自信心。

分级诊疗制度是指根据疾病的严重程度和医疗资源的分布,将患者引导到不同级别的医疗机构接受相应级别的医疗服务,以实现医疗资源的合理配置和优化利用的制度。帮助学生认识到分级诊疗制度的实施有助于合理引导患者就医,缓解医院的就诊压力,使得优质医疗资源能够惠及更多人。分级诊疗是实现医疗资源公平分配和普及的重要举措,它促进了健康资源的合理配置,有助于减少医患矛盾,构建和谐的医患关系,有利于提高全民健康水平,既是实现《"健康中国2030"规划纲要》目标的重要举措,也符合社会主义核心价值观中"富强、民主、文明、和谐"的追求。关注分级诊疗实施现状,积极配合推进实施分级诊疗,提升基层医疗服务能力,既是医务工作者促进公平获取医疗服务的社会责任感和职业使命感的体现,也是医务工作者胸怀祖国、服务人民的具体行动实践。

3. 知识点二:为患者准备床单位

3.1　问与答

问题:医院常见的三种铺床法有何区别?

参考答案:医院三种铺床法分别是铺备用床、暂空床和麻醉床,可从操作目的、用物、操作方法(如盖被的折叠方法、枕头的摆放方法等)及注意事项等方面进行比较总结。

【思政元素】

职业素养:爱岗敬业、精益求精的职业精神;勤于思考、精益求精、不断探索的创新精神;人文关怀意识。

【融入路径】

在讲授常见的铺床法之后,学生自主进行操作实践,练习结束后教师向学生提问,比较总结三种常见铺床法的区别,思考不同铺床法的适用范围和特点。引导学生认识到,铺床不仅需要掌握基本的操作技能,还需要根据患者的病情判断适合患者的铺床法,为患者准备安全、舒适的床单位,保障患者安全,促进患者康复。还可强调良好的铺床技巧在提升患者舒适度和保障患者尊严方面的作用,引导学生讨论如何通过细节展现护士的爱心和耐心,培养学生的人文关怀意识。同时,通过学习和比较三种铺床法,鼓励学生在实践中勤于思考,探索更高效、更舒适、更省力的铺床法,强调不断学习新知识、新技能的重要性,培养创新能力,在今后的护理实践中不断创新以改进临床实践。

3.2　知识拓展

知识拓展

多功能病床

多功能病床是为保证医院诊疗和护理活动顺利开展,满足患者多样化需求而设计的,它集成了多种功能,可提高患者的舒适度,便于诊疗和护理工作的开展并促进患者的康复。多功能病床种类繁多,一般具有可调节性,可电动或手动调节床面的高度、倾斜角度、头部和脚部的高度,满足患者不同的卧床需求。同时,多功能病床配备有护栏,以防止患者意外滚落床下,同时也方便患者扶持。床下装有轮子,可以轻松移动,部分床型的轮子带有刹车系统,确保病床在使用时稳固。

多功能病床具有以下功能:支持头部和脚部高度调节,适用于需要抬高下肢或上身的患者。可以调整床面高度,方便转移患者及护士进行护理操作。某些型号的病床支持电动左右翻身,能降低长期卧床患者发生压力性损伤的风险,或配备有专用的防压力性损伤床垫,通过气体交替充放,减轻患者身体某一部位长时间受压的问题。床上配备呼叫按钮,患者可以在紧急情况下快速呼叫护士。护士和患者都可以通过床边的控制面板操作床的各项功能。部分高端型号可能包含用于监控患者生命体征的传感器等设备。多功能病床通过其设计和功能上的创新,极大地提升了患者的舒适度和安全性,同时也提高了护理效率,是现代医院不可或缺的重要设备之一。

【思政元素】
职业素养:发现问题、解决问题的临床思维能力;爱岗敬业、精益求精的职业精神。
科学精神:探索求知的理性精神、批判创新的科学精神。

【融入路径】
通过分享多功能病床的相关知识,学生可了解到医院除了普通病床外,还投入使用了功能更齐全的多功能病床。护士和研发人员根据临床诊疗和护理活动以及患者的不同需求,具体问题具体分析,对传统的床单位不断进行调整改进,以提高患者舒适度和护理效率,确保患者达到最佳的护理效果,体现了护士发现问题、解决问题的临床思维能力。部分多功能病床还具有电动翻身功能,配有防压力性损伤床垫,能够大大降低长期卧床患者压力性损伤出现的风险,这是医护人员始终把人民群众生命安全和身体健康放在首位,减轻患者痛苦、促进患者康复,发扬敬佑生命、救死扶伤的医者精神的具体体现。

多功能病床的设计并不是一成不变的,而是在不断的使用和反馈中进行优化,这种跨学科技术的融合,突破了传统界限,探索了新技术,不仅改进了病床的功能,也推动了医疗技术的创新。这些多功能病床的开发运用过程,也反映了护士不断探索创新,致力于改善护理实践,努力提高护理工作效率,减少患者痛苦,保障患者安全,也体现了护士爱岗敬业、精益求精的职业精神。

3.3 文献分享

滕海英,彭雪娟,赵翠松,等.应用日常生活活动能力量表细化分级护理的实践[J].中华护理杂志,2015,50(2):145-147.

问题:

(1)该研究可以帮助解决临床实践中遇到的什么问题?

(2)该研究中的细化分级护理的实践,与原有的分级护理有何不同?

参考答案：

（1）按照行业标准，需要依据病情等级和（或）自理能力等级，确定患者护理分级。但既往研究显示，护士评估的自理能力等级与护理等级符合的仅为 60.2%，故需提高自理能力评估的准确性。

（2）该研究制订细化的护理级别分级依据及各级护理内容，结合患者病情，用 Barthel 指数对自理能力进行量化分级，可以有效提高护理分级评估的准确性。

【思政元素】

科学精神：探索求知的理性精神，批判创新的进取精神。

职业素养：发现问题并解决问题、具体问题具体分析的临床思维能力。

【融入路径】

这篇文献应用日常生活活动能力量表（ADL）细化分级护理标准，对护士进行 ADL 及细化分级护理标准的培训，使护士掌握 ADL 评分法及细化分级护理标准要求，并应用于新入院患者护理级别的制订及住院期间护理级别动态调整中，提高了分级护理质量及患者对护理服务的满意度。阅读分析文献，使学生明白研究选题很多是来源于临床实践中遇到的问题，对学生进行科研思维的启蒙。通过不断探索改进以促进临床实践的发展，这体现了护士发现问题并解决问题、主动探索求知的精神。引导学生思考该研究中的细化分级护理的实践，与原有的分级护理实践有何不同，新的方法有何优缺点，以提升学生的辩证分析能力，激发学生探索求知的理性精神和批判创新的科学精神。

（曹琼雅）

第三课 常用卧位与患者安全

一、思政目标

（1）学生具有严谨求实的职业操守，注重人文关怀，具有爱岗敬业、精益求精的职业精神，主动探求新知识的职业态度，互助合作的团队精神，高度的职业认同感、职业使命感和社会责任感。

（2）学生具有胸怀祖国、服务人民的爱国精神，始终把人民群众生命安全和身体健康放在首位。

（3）学生具有敬佑生命、救死扶伤、大爱无疆的医者精神。

（4）学生具有发现问题并解决问题、具体问题具体分析的临床思维能力。

（5）学生具有以患者安全为中心的责任意识和风险意识。

（6）学生具有探索求知的理性精神、批判创新的科学精神，循证思维。

二、思政方法

1. 导入

案例:患者吴某,男,68 岁,因慢性阻塞性肺疾病(COPD)加重入院治疗。患者入院时气促、呼吸困难,入院后医生根据患者的病情制订了相应的治疗计划,包括给氧、药物治疗计划等。护士遵医嘱给患者吸氧并调整卧位,将床头抬高 30°～50°,以减轻其呼吸困难,摇起患者膝下支架,将软枕置于患者足下,并拉起床旁护栏。

问题:

(1)护士为何帮该患者调整为此卧位?

(2)护士在调整该患者卧位时,应注意观察评估哪些内容?

参考答案:

(1)该患者有气促、呼吸困难的症状,护士协助患者取半坐卧位,此卧位可使膈肌下降,胸腔容积增大,减轻腹腔内脏器对心肺的压力,增加肺活量,同时减少回心血量,减轻心肺负担,有利于气体交换,改善呼吸困难。

(2)护士协助该患者调整卧位后,应仔细观察其反应,包括呼吸频率、氧饱和度变化情况及舒适度等,以评估体位调整的效果。同时,护士还需注意体位调整的潜在风险,如老年患者变换卧位后为防止坠床可拉起床旁护栏降低风险。

【思政元素】

职业素养:爱岗敬业、精益求精的职业精神;扎实的专业知识、以患者安全为中心的职业操守;注重人文关怀。

【融入路径】

通过案例导入,引导学生思考护士协助患者调整卧位的原因及注意事项,学生可以更直观地了解半坐卧位的调整方法及合适的卧位对患者治疗和护理的重要性,为深入学习和掌握医院常用卧位提供了良好的开端。护士能够遵医嘱,认真执行治疗计划为患者吸氧,体现了护士对患者健康负责和对护理工作认真负责的态度。护士不是简单地执行医嘱,而是精准地为患者调整床头角度至 30°～50°,因为这是减轻患者呼吸困难的最佳角度,体现了护士具备扎实的专业知识,在护理实践中追求最佳操作的专业精神。护士调整患者床头角度和膝下支架,足下放置软枕,并且拉起床旁护栏防止患者坠床,护士在帮助患者采取半坐卧位的过程中考虑到了如何增进患者舒适度和提高安全性,体现了护士以患者安全为中心的职业操守及人文关怀意识。在分析案例的过程中,培养学生的临床思维能力,能够根据患者的具体病情和需求选择合适的卧位,利于治疗和护理,增进患者舒适度,并进行有效的观察与评估,以提升护理服务质量,促进患者康复。

2. 知识点一:常用卧位

2.1 问与答 1

问题:中凹卧位应该如何摆放? 适用于哪些患者?

参考答案:中凹卧位的安置方法是用垫枕抬高患者的头胸部 10°～20°,抬高下肢 20°～30°。适用于休克患者,又称休克卧位。抬高头胸部,有利于保持气道通畅,改善通气功能,从而改善患者的缺氧症状;抬高下肢,有利于静脉血回流、增加心排血量而缓解休克症状。

【思政元素】

职业素养:通力协作的团队精神;敬佑生命、救死扶伤的医者精神。

【融入路径】

课前给学生布置角色扮演任务,课堂上以小组为单位,随机抽查学生演示中凹卧位的安置方法,其他学生对该小组的安置方法进行点评。同时,教师同步展示图片,使中凹卧位安置方法更形象具体,便于学生理解。中凹卧位又称休克卧位,一般适用于休克患者,其安置方法基于对休克患者生理反应的深入理解,如保持气道通畅、改善通气功能和促进静脉血回流等,教师通过对安置中凹卧位要点及原理的讲解,提醒学生需具备扎实的专业知识,并掌握正确安置患者中凹卧位的技能。面对休克等紧急情况,医护人员迅速采取有效的措施抢救患者,如安置中凹卧位缓解休克症状,展现了医护人员在紧急情况下积极应对,不放弃任何挽救生命机会的救死扶伤的医者精神。在治疗和护理休克患者过程中需要多位医护人员高效沟通和协作,通过共同努力达到改善患者病情的目的,引导学生树立团队意识,增强协作能力。

2.2　问与答2

问题:屈膝仰卧位应该如何摆放? 适用于哪些患者?

参考答案:屈膝仰卧位的安置方法是患者仰卧,头下垫枕,两臂放于身体两侧,两膝屈曲,并稍向外分开。适用于给患者做胸腹部检查或行导尿术、会阴冲洗等操作时。这种卧位可以使患者腹部肌肉放松,便于检查;也能够较好地暴露操作部位,以便于护理操作。

【思政元素】

职业素养:人文关怀。

【融入路径】

课前给学生布置角色扮演任务,课堂上学生以小组为单位,随机抽查学生演示屈膝仰卧位的安置方法。同时,教师展示图片,使该体位的安置方法更形象具体,便于学生理解。屈膝仰卧位的正确安置体现了护士对基础医学知识的理解和应用。通过安置该卧位,护士能够有效地辅助进行胸腹部检查或执行特定的护理操作,如导尿术、会阴冲洗等,这些都需要护士具备扎实的专业知识。在进行以上检查或者操作时容易暴露患者隐私,引导学生思考在护理操作中可以采取哪些保护患者隐私的措施,提高学生人文关怀意识,让他们真正做到关心患者、尊重患者,提升护理服务质量。

2.3　问与答3

问题:端坐位应该如何摆放? 适用于哪些患者?

参考答案:取端坐位时,患者坐在床上,身体稍向前倾,床上放一跨床小桌,桌上垫软枕,患者可以伏桌休息。床头支架摇高 $70°\sim80°$,背部放一软枕,使患者背部能向后靠。膝下支架抬高 $15°\sim20°$ 。为了保证患者安全,可以使用床旁护栏。这种体位常见于左心衰竭、心包积液、支气管哮喘发作的患者。

【思政元素】

职业素养:以患者安全为中心的职业操守;人文关怀。

【融入路径】

课前给学生布置角色扮演任务,课堂上以小组为单位,随机抽查学生演示端坐卧位的安置方法。教师同时展示图片,使该体位的安置方法更形象具体,便于学生理解。端坐位一般适用于呼吸困难患者或心脏病患者,以改善患者呼吸困难,部分患者年龄较大、体力不支或呼吸困难程度较为严重,在协助患者取端坐位时需充分了解患者病情和身体状况,考虑患者有无坠床的风险,应提前采取措施保障患者安全,如拉起床旁护栏降低患者的坠床风险,加强巡视及时发现危险因素,观察患者有无不适等反应。在讲解的过程中提醒学生需具备扎实的专业知识,以患者安全为中心,具备风险意识。同时,对于长期取端坐位的患者,应考虑采取增进患者舒适的措施,如在床上放置跨床小桌,并在桌上垫软枕供患者伏桌休息,背后放软枕使患者能向后依靠,最大限度地减轻患者的不适,培养学生的人文关怀意识。

2.4 小组讨论

问题:

(1)为什么术后患者要采用去枕仰卧位?

(2)所有的术后患者都需要采用去枕仰卧位吗?

参考答案:

(1)为了防止麻醉药、镇静药、肌肉松弛药等药物的残留作用,术后采用去枕仰卧位能更好地保持患者呼吸道通畅,有效避免舌后坠引起的呼吸道梗阻,同时避免呕吐物误吸和肺部感染。

(2)全身麻醉或神经阻滞麻醉使用了镇静药物,如果患者回到病房仍然嗜睡,应该采用去枕仰卧位,目的是避免患者呼吸道不畅而影响呼吸。硬膜外麻醉手术后如果患者意识清醒,病情稳定,则不需要采用去枕仰卧位。一些患者需要在硬膜外麻醉的基础上联用静脉镇静、镇痛药物等,手术结束时,患者虽然意识清醒,但可能处于嗜睡状态,或者恶心、呕吐,这时建议为患者采用去枕仰卧位。

【思政元素】

职业素养:具体问题具体分析的临床思维能力;通力协作的团队精神。

科学精神:探索求知的理性精神、批判创新的科学精神;循证思维。

【融入路径】

将学生分成若干小组,每3～4人为一个小组,小组成员通过头脑风暴,分析术后患者采取去枕仰卧位的原因,探讨是否所有的麻醉术后患者都需要采取该卧位。小组成员间经过充分交流和讨论后将本组讨论结果进行汇总,然后派一位代表向其他同学分享本组观点。小组成员共同参与讨论,总结小组意见并进行分享,有助于培养学生的团队协作能力、沟通交流和表达能力。

术后患者采用去枕仰卧位主要是为了维持呼吸道通畅,预防呼吸道梗阻,并减少呕吐物误吸的风险。护士需要根据麻醉方式、药物使用情况以及患者的意识状态为其采取合适的卧位。硬膜外麻醉手术后如果患者意识清醒,病情稳定,则不需要采用去枕仰卧位,因此不是所有的术后患者都需要采取去枕仰卧位。患者是否需要采取去枕仰卧位的判断过程体现了护士具体问题具体分析的临床思维能力。护士在术后患者的护理过程中,结合麻醉药物作用机制等知识批判性地分析每一种护理措施的适用性和效果,不断创新和改进护理实践,以确保患者得到最佳的护理。同时引导学生认识到,今后对于临床实践中遇到的未知问题,可以通过查阅文献等资料获取相关信息,并采取基于现有证据的最佳实践措施。在探索和查证的过程中,逐步培养学生的评判性思维能力和循证思维能力。

3. 知识点二:患者安全

3.1 小组讨论

案例:患者无名氏1,男性,因"车祸后昏迷"由好心路人15:40送入急诊抢救室。患者无名氏2,男性,因"高楼坠落后颅脑损伤昏迷"15:55由"120"急救车送入急诊抢救室。两位患者入院后,抢救室对两位患者均给予了一系列的抢救措施,包括抽血查血型、血常规等。无名氏2因病情危重送入手术室行急诊手术,在术中拟输血,交叉配型时发现与门诊所验血型不符。医院立即调查发现:两名患者均为不明身份,抢救室护士按照常规为其佩戴手腕带作为身份识别的标志,因无法知晓患者详细信息,腕带上均只填写了"无名氏/男",病历记录和检查化验单上也是如此填写的,其他相关信息为空白。当值班护士将血液标本和化验单先后送至检验科时,检验技师未能通过有效的信息核对身份,将两位患者的化验报告发错。幸亏及时发现,未产生不良影响。

问题:请对该事件发生的原因进行分析,并提出纠正措施。

参考答案:

(1)事件发生的原因:直接原因是护士对患者身份标识不详细,导致患者身份识别困难,差点造成配血错误。同时,护士对患者身份识别的安全意识不足,对意识不清、身份不明的患者身份标识不完善。科室没有建立对意识不清、身份不明患者的身份识别制度,缺乏详细的标识方法指引,医护人员按工作习惯以无名氏称呼。

(2)纠正措施:急诊抢救室医生、护士对两名患者进行身份确认,重新抽血进行血型检测及交叉配血,防止出现错误。科室制定意识不清、身份不明患者的身份标识方法指引。医院制定救治身份不明患者的细化流程。

【思政元素】

职业素养:分析问题和解决问题的临床思维能力;互助合作的团队精神;以患者安全为中心的责任意识和风险意识。

【融入路径】

将学生分成若干小组,每3~4人为一个小组,小组成员间充分交流和讨论后将本组讨论结果进行汇总,然后派一位代表向其他同学分享本组观点。引导学生结合本讲涉及的知识,通过头脑风暴,分析案例中存在的问题和纠正措施,培养学生发现问题、分析问题并解决问题的能力,提升其临床思维能力。小组成员共同参与讨论,总结小组意见并进行分享,有助于培养学生的团队协作能力、沟通交流和表达能力。通过小组讨论,引导学生认识到准确识别患者身份是保障患者安全的重要措施。对于急诊接诊的身份不明患者,医院应该建立健全相关身份识别制度,尽快明确患者身份。护士在执行各项操作前需严格按照查对制度要求,确认患者身份后方可执行。该案例也体现出科室护士风险意识和安全意识不足,提醒学生应增强职业责任感和风险意识,以保障患者安全。

3.2　小组汇报

汇报主题:"患者安全"的国内外研究现状。

汇报要点提示:患者安全提出的历史、国外患者安全现状、患者安全目标、国内患者安全现状、存在的问题及展望等。

【思政元素】

职业素养:主动探求新知识的职业态度;互助合作的团队精神;以患者安全为中心的责任意识和风险意识。

家国情怀:胸怀祖国,服务人民。

【融入路径】

通过小组合作,发动学生课前自行分工收集资料,了解患者安全的国内外研究现状,存在的问题及展望等,主动探求新知识,及时关注医疗相关社会热点问题。同时,小组成员共同整理归纳资料,准备课件,在课堂上进行展示汇报,能够提升学生的自主学习能力,并培养团队协作精神,提升学生的沟通交流和表达能力,增强学生的勇气和自信心。

患者安全是一项重大的全球公共健康问题,不遵循患者安全最佳实践会导致患者住院时间延长,给患者带来永久性的损伤,甚至是导致死亡。提醒学生在提供医疗服务的过程中要提高安全意识和风险意识,提升服务能力,保障患者生命安全。患者安全的核心理念是保障患者生命安全和健康,医护人员在临床实践中不断优化医疗流程,通过正确识别患者身份、确保安全用药、增强医护人员有效沟通等,更好地保障患者安全,这是医务工作者胸怀祖国、服务人民的具体体现。带领学生了解患者安全的国内外研究进展,有助于推动患者安全领域相关研究,提高患者安全标准,减少医疗纠纷,促进医患关系和谐,有助于构建和谐社会。

3.3　文献分享

李福琴,高姗,杨阳,等.不同卧位角度在重症患者机械通气中的应用效果分析[J].中华医院感染学杂志,2015,25(21):4911-4913.

问题:

(1)该研究可以帮助解决临床实践中遇到的什么问题?

(2)该研究的最终结论是什么? 如何得出此结论的?

参考答案:

(1)呼吸机相关性肺炎(VAP)是机械通气重症患者最常见的并发症。有研究表明,半坐卧位能够有效减少胃-肺途径的误吸,从而减少 VAP 发生。该研究探讨不同床头抬高角度对机械通气患者的 VAP、胃内容物反流(GER)、早期压力性损伤的预防和患者舒适度的影响。

(2)本研究有两个主要观察指标:VAP 和 GER。在抬高床头 30°～45°时可降低 VAP 的发生率,但 GER 的发生率在抬高床头 0°～30°的过程中下降,30°以上则开始上升,抬高床头 30°时 GER 发生率最低,故提示 30°卧位可能是较理想的体位(VAP 和 GER 的发生率均低)。

【思政元素】

科学精神:探索求知的理性精神,批判创新的科学精神。

职业素养:发现问题并解决问题、具体问题具体分析的临床思维能力。

【融入路径】

这篇文献通过探讨不同床头抬高角度对机械通气患者的 VAP、GER、早期压力性损伤的预防和患者舒适度的影响,明确了 30°卧位可能是机械通气患者较理想的体位,可以有效降低 VAP 和 GER 发生率。通过带领学生阅读学习文献,让学生认识到,该研究是为了解决临床实践中遇到的问题而提出的,对学生进行科研思维的启蒙。通过不断探索改进可以最终促进临床实践的发展,体现了护士发现问题、解决问题、主动探索求知的精神。并引导学生思考研究结论是如何一步步得出的,即有不同观察指标时如何平衡取最佳推荐值,提升学生辩证分析的能力,激发学生探索求知的理性精神和批判创新的科学精神。

（曹琼雅）

第二讲　预防与控制医院感染

第一课　医院感染与清洁、消毒、灭菌

一、思政目标

（1）学生具有较好的职业素养，包括诚实守信、严谨求实的职业操守，博爱仁心、无私奉献的职业品格，心怀敬畏的职业认同，爱岗敬业、精益求精的职业精神，敬佑生命、救死扶伤、甘于奉献、大爱无疆的医者精神，互助协作的团队精神，以及良好的职业道德、职业情感。

（2）学生具有探索求知的理性精神，实验验证的求实精神，批判创新的科学精神。

（3）学生能够尊重中华民族的优秀文明成果，弘扬优秀文化，坚定文化自信，提升文化素养。

二、思政方法

1. 导入

案例：2019年，某医院发生了一起医院感染暴发事件，导致多名新生儿死亡。经查明，该事件是一起由肠道病毒（埃可病毒11型）引起的医院感染暴发事件，共导致19例感染，其中5例死亡。

【思政元素】
职业素养：社会责任感、职业使命感。

【融入路径】
通过一起国家卫生健康委员会通报的医院感染暴发事件导入教学内容，激发学生对医院感染学习的兴趣，用事实告诉学生控制医院感染的重要性，引导学生深刻认识到医护人员在预防和控制医院感染中的重要作用，增强学生的社会责任感和职业使命感。

2. 知识点一:医院感染

2.1 小组汇报

汇报主题:医院感染现状与实例分析。

汇报要点提示:医院感染的国内发生率、造成的经济负担、对住院时间的影响、医院感染具体案例及原因分析等。

【思政元素】

职业素养:心怀敬畏的职业认同;爱岗敬业的职业精神;互助合作的团队精神。

【融入路径】

通过小组合作,课前广泛收集医院感染相关的资料,从而增加学生对医院感染的全面了解,认识医院感染给社会带来的危害,警惕医院感染的发生。在今后的工作中,通过认真落实各项工作制度和履行工作职责,预防医院感染的发生。同时,小组成员共同整理、归纳资料,准备课件,课堂汇报,提升学生主动探求新知识的能力,培养学生的团队协作精神、沟通交流和表达能力,增强学生的勇气和表达自信。

2.2 小组讨论

案例:2009 年,广东某卫生院的 38 名剖宫产患者中,共有 18 名发生手术切口感染。

问题:此次手术切口感染的可能原因有哪些?

参考答案:该院可能在院内感染防控方面存在以下严重问题。手术器械等清洗不彻底,存有血迹;手术用刀片、剪刀、缝合针和换药用剪刀等用戊二醛浸泡,未能达到灭菌效果,对部分手术器械等物品的灭菌效果未实施有效监测,手术用的外科手消毒剂不达标;忽视院内感染管理,规章制度不健全、不落实;医护人员院内感染防控意识淡薄,防控知识欠缺。

【思政元素】

职业素养:诚实守信、严谨求实的职业操守。

【融入路径】

引导学生结合本讲涉及的知识,通过头脑风暴,分析案例中可能导致医院感染暴发的各种原因,培养学生发现和分析问题的能力。引导学生认清医护人员在控制医院感染中应担当的责任和使命,认识到任何环节的疏忽都可能导致医院感染的发生,从而威胁患者的生命安全。通过临床真实事件警示学生:时刻警惕医院感染的发生,养成认真负责的工作态度,诚实守信、严谨求实,切不可麻痹大意。

3. 知识点二:清洁、消毒、灭菌

3.1 知识分享

古代医学中的清洁、消毒、灭菌

(1)洒扫火燎。在最早的殷商甲骨文中就有"寇扫"的记载,《礼记》《治家格言》《周书秘奥造册经》中均强调了要保持居室清洁卫生,同时指出屋宇干净就可以减少疾病的发生。

（2）熏烟蒸洗。熏烟防疫的历史最早可以追溯到殷商时期。《周礼·秋官》有用莽草、嘉草等烧熏驱蛊防病的记载。《伤寒杂病论》中熏香便是传染病的防抗和辅助疗法之一。空气消毒药方最早出现在晋代，东晋医家葛洪（283—343 年）《肘后备急方》提出了中国古代最早的空气消毒药方。明代李时珍常使用蒸汽消毒法。

（3）华佗是中国第一位将手术刀组在使用之前用火来杀菌的人。

【思政元素】

文化素养：尊重中华民族的优秀文明成果，弘扬优秀文化，坚定文化自信。

【融入路径】

清洁、消毒、灭菌，自古有之。古代书籍中蕴含着中华民族的伟大智慧和经验，记载了通过环境清洁和消毒预防等控制疾病传播的方法，古代医学家早就运用消毒和灭菌的方法来治疗和控制疾病。这些是中医文化中防病、治病思想的体现，彰显了中医药文化的魅力。引导学生从古代经典著作中汲取优秀文化，促进学生对中国古代智慧的了解，树立文化自信，从而推动中华优秀传统文化传播和复兴。

3.2　知识拓展

知识拓展

一把手术刀要闯 22 道关才能重新"上岗"

　　一把手术刀从污到洁，要闯 22 道关才能重获"上岗"资格。首先，在流动水下冲洗掉手术刀上肉眼可见的血迹或污渍，在加酶溶液中浸泡 5～10 分钟，再用超声洗涤 5 分钟。其次，将洗后的手术刀置入全自动多舱清洗机中，手术器械被消毒水浸淋，被油喷雾，被高温烘干，再自动进行清洗、漂洗、干燥润滑等处理后出机。再次，工作人员逐一对清洗后的手术刀进行清洗质量检查，肉眼观察和使用带有 5 倍放大镜的台灯查看。如有残污则会返工重新清洗；如有微量锈迹，便用润滑剂擦拭；检查合格的手术刀打包后，包外贴上消毒灭菌指示胶带等。最后，压力蒸汽灭菌，灭菌合格后方可再次投入使用。

【思政元素】

职业素养：爱岗敬业、精益求精的职业精神。

【融入路径】

向学生分享医院消毒供应中心的工作内容和重要性，消毒供应中心的医护人员是医院感染防控的幕后英雄，承担着各类医疗用品的清洗、消毒、灭菌、供应等工作，任何一个工作环节出现纰漏，如消毒和灭菌不彻底，就有可能导致医院感染的发生，甚至还会影响临床的诊断和治疗。做好清洁、消毒、灭菌的各个环节，才能降低医院感染的发生率，保障患者的生命安全。使学生知晓清洁、消毒、灭菌的重要性，引导学生在护理工作中爱岗敬业、严谨认真、精益求精。

4．知识点三：手卫生

4.1　问与答

问题：医护人员在什么情况下应做手卫生呢？

参考答案：①直接接触每个患者前后；②从同一患者身体的污染部位移动到清洁部位时；③接触患者黏膜、破损皮肤或伤口前后；④接触患者血液、分泌物、排泄物、伤口敷料等之后；⑤接触患者周围环境及物品后；⑥穿脱隔离衣前后，脱手套之后；⑦进行无菌操作，接触清洁、无菌物品之前；⑧处理药物或配餐前。

【思政元素】

职业素养：诚实守信、严谨求实的职业操守；甘于奉献、大爱无疆的医者精神。

【融入路径】

手卫生是洗手、卫生手消毒和外科手消毒的总称。手是医疗实践过程中病原菌传播的主要途径，保持手的卫生是避免病原菌传播和预防医院感染的重要措施。引导学生爱岗敬业，严格按照要求，遵守操作规范，主动做好手卫生，减少医院感染的发生。

同时，向学生介绍"世界手卫生日"（5月5日）。洗手是预防传染病和维护自身健康便捷、高效的方法之一，是简单、有效的"防病良方"。习近平总书记强调，现阶段卫生健康工作要把以治病为中心转变为以人民健康为中心。作为医学生，要积极投身医学知识宣传中，向公民宣讲手卫生知识和指导正确的手卫生方法，提高公民的手卫生意识、疾病预防意识与能力，用实际行动诠释甘于奉献、大爱无疆的医者精神。

4.2　学生演示

抽选两名学生演示七步洗手法，然后由其他学生指出问题，最后教师点评总结。

【思政元素】

科学精神：探索求知的理性精神，实验验证的求实精神，批判创新的科学精神。

职业素养：博爱仁心、无私奉献的职业品格，敬佑生命、救死扶伤的医者精神。

【融入路径】

在学生演示完七步洗手法后，向学生介绍"手卫生之父"——伊格纳兹·塞麦尔维斯的故事。他发现医生接触患者前缺乏有效的手消毒是导致产褥热的主要原因，他要求医生和助产士在接触产妇前用漂白水洗手和清洗相关物品，从而减少产褥热的发生，降低了产妇的死亡率。他推广手卫生，期待挽救更多人的生命。他的观念与当时的医学观点相冲突，遭到了医学界的谴责和拒绝，受到批评和嘲弄，被逐出了医院。塞麦尔维斯因长期遭受的打压导致心理压抑和精神错乱，最后在精神病院去世。塞麦尔维斯的研究结果在当时缺乏科学理论依据，直到几十年后，关于细菌等微生物致病的理论通过大量实验得到验证，塞麦尔维斯的研究结果才逐渐被科学家们接受；随后，消毒的重要性被确认，从而使外科手术术前消毒的步骤在全世界推广开来。

每个医护人员都应该做到在正确的时机执行手卫生规范，从而避免医院感染的发生。然而，洗手这一简单的操作在当初推行时遭受了重重阻碍，塞麦尔维斯推行手卫生的行为被认为是离经叛道的行为，他用血肉之躯为现代消毒技术奠基。引导学生学习塞麦尔维斯博爱仁心、无私奉献的职业品格和敬佑生命、救死扶伤的医者精神；鼓励学生在面对临床问题时要独立思考、科学求证、批判创新，不断改进护理工作，更好地解决患者的健康问题。

（李　艳）

第二课　无菌技术

一、思政目标

（1）学生具有较好的职业素养，包括严谨求实的职业操守，精益求精的职业精神，通力协作的团队精神，以及良好的职业道德、职业情感。

（2）学生具有探索求知的理性精神，实验验证的求实精神，批判创新的科学精神。

二、思政方法

1. 导入

问题：在学习这一课内容前，你了解无菌技术吗？ 请举例说明。

参考答案：做护理操作时佩戴无菌手套；做手术时穿手术服和使用口罩；静脉输液时对患者皮肤进行消毒；注射药物时使用一次性注射器；手术时使用无菌手术器械，而且在使用过程中要遵守无菌原则。

【思政元素】

职业素养：严谨求实的职业操守、精益求精的职业精神。

【融入路径】

护理与生命息息相关，无菌观念薄弱或无菌操作不当都可能会酿成严重的后果。在手术中即使是微小的污染，如手术器械使用过程中的污染或者手术环境的污染，都会不同程度地增加患者感染的风险、降低手术的成功率、威胁患者的生命安全和延缓康复进程。通过具体介绍，引导学生深刻地意识到无菌无小事，明确无菌技术的重要性，从内心深处意识到相关问题的严重性，增强以患者为中心的安全意识。通过提问"医护人员在操作过程中没有遵守无菌原则，对医护人员会有影响吗？"，引发学生思考。如果医护人员未能遵守无菌原则，患者和医护人员可能会接触到病原菌并面临感染风险，使学生深刻意识到，严格遵守无菌原则，不仅能够保护患者的安全，也能保护医护人员自身的健康和安全，使学生树立严谨认真的态度和精益求精的职业精神。

2. 知识点一:无菌技术的操作原则

2.1 问与答

问题:请找出下面图片中违反无菌原则的地方。

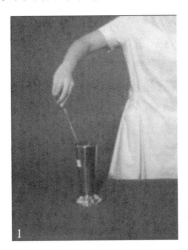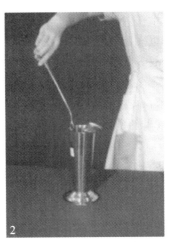

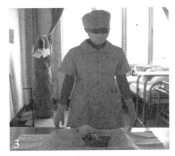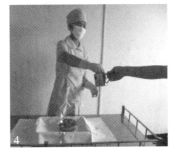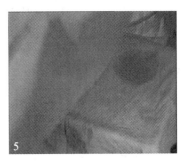

参考答案:第一张图片中,取放无菌持物钳时未打开浸泡容器的盖子;第二张图片中无菌持物钳前端触及容器口边缘;第三张图片中,戴好无菌手套的手未在腰部以上肩部以下视线范围内;第四张图片中戴无菌手套后不应接触非无菌物品,未使用无菌持物钳(镊)传递无菌物品;第五张图片中无菌治疗巾潮湿应视为污染。

【思政元素】

科学精神:独立思考能力,发现、分析并解决问题的临床思维能力;客观、严谨和慎独精神;求实、求真和实证精神。

职业素养:以患者安全为中心的职业操守。

【融入路径】

通过看图找错,激发学生的学习兴趣,活跃课堂氛围,培养学生独立思考的能力以及发现问题、分析并解决问题的能力,引导学生意识到无菌技术的学习"知之非难,行之不易",引导学生在学习时要像《习近平总书记系列重要讲话读本》中指出的那样"要把学习作为一种追求……要沉下心来,贵在持之以恒,重在学懂弄通,不能心浮气躁、浅尝辄止、不求甚解"。培养学生良好的学习习惯和终身学习的意识,以实现个人和社会的可持续发展。通过寻找医疗错误,加深学生对相关知识的理解和运用,实现知识的迁移和活化。同时也让学生明白医学是一门严谨的学科,容不得半点儿戏,对待每一个细节都不能有丝毫的马虎和大意,警示学生在进行无菌操作时要始终保持客观、严谨、慎独精神,求实、求真和实证精神,不得违反无菌原则,时刻牢记以患者安全为中心的理念,牢固树立风险意识,避免造成医院感染。

2.2　小组讨论

案例:某心脏重症监护室(CCU)额定床位 7 张,当日住院患者 8 人,护士发现 4 名患者先后出现发热、寒战等症状,立即遵医嘱做血常规、血细菌培养等检测,同时追查 4 名患者的用药情况,发现这 4 名患者均使用诺和灵胰岛素极化液,报告科主任和院内感染管理科,次日血培养结果显示:4 名患者均为“黏质沙雷菌”感染。该科室立即将患者转出 CCU 后进行全面消毒。请对该事件发生的原因进行分析,并提出纠正措施。

(1)事件发生原因分析。

①直接原因是 CCU 内环境污染。

②CCU 内有加床,空间拥挤,床距不足。

③CCU 内清洁卫生不到位,空调清洁消毒效果不好或未按时进行清洁消毒,空气中有空调飘絮物。

④由于 CCU 内加床,护理人力不足,忽视了消毒隔离和院内感染控制,操作区域及床单位等消毒不到位或未按要求消毒。

⑤4 名患者使用同一种药物,而该药物每支剂量较大,在实际操作中可能存在一支药品多次抽吸、超时使用、未按规定保存等现象,导致患者使用了被污染的药品。

(2)纠正措施。

①暂停使用 CCU,进行全面消毒。

②4 名感染患者住一室,或每位患者单独住单间,不与其他患者同住,防止交叉感染。4 名未感染患者隔离观察,判断是否有患者已被感染而正处于潜伏期,待确定未感染后才可解除隔离。

③停止使用已开瓶的可疑药品(诺和灵胰岛素极化液),严禁一支药品多位患者使用或超时使用。

④组织全科护士学习医院感染知识,对本次医院感染事件进行深入分析,找出 CCU 在消毒隔离的管理、治疗操作上存在的问题,并制订整改措施。

⑤临床护理工作中严格执行无菌操作。

【思政元素】

职业素养:严谨慎独的职业操守;分析问题和解决问题的临床思维能力;互助合作的团队精神;以患者安全为中心的责任意识;心怀敬畏、充满热爱的职业认同。

【融入路径】

将学生分成若干小组,每 3～4 人为一个小组,小组成员间经过充分交流和讨论后将本组讨论结果进行汇总,然后派一位代表向其他同学分享答案。通过对临床不良事件进行原因分析并找出纠正措施,培养学生分析问题和解决问题的能力,提升其临床思维能力。本案例中由于医院环境消毒不彻底,护士在操作中存在一支药品多次抽吸、超时使用、未按规定保存等现象,导致多名患者使用了被污染的药品而发生医院感染,警示学生在临床工作中要严格遵守无菌操作原则,时刻保持严谨慎独的职业操守,切不可玩忽职守。通过对案例中出现的相关问题进行梳理和总结,让学生认识到相关问题的严重性,使学生从内心深处意识到相关责任的艰巨,引导学生树立风险意识和以患者安全为中心的责任意识,从而发自肺腑地对自身的角色和责任产生认同感。通过小组成员间的团结合作、热烈讨论,实现人人参与、相互协作、共同进步,培养学生的团队合作能力。

3．知识点二:戴、脱无菌手套

【思政元素】

职业素养:学以致用的动手能力;发现问题、分析并解决问题的临床思维能力。

【融入路径】

随机抽选两名学生展示戴、脱无菌手套,然后由其他学生指出问题,最后教师点评总结。通过参与式教学,激发学生的学习兴趣,帮助学生牢固掌握相关专业知识和操作技能,克服畏难情绪、提升信心,提高学生的动手能力。通过相互纠错,培养学生发现问题、分析并解决问题的能力。

4．知识点三:倒取无菌溶液、一手一钳铺满盘

4.1　小组演示

案例:患者王某,女,35 岁,发热伴出血入院,诊断为再生障碍性贫血。患者虚弱无力、焦虑、不能自行进食。查体:T 38.3 ℃,P 120 次/分,BP 220/110 mmHg。遵医嘱为该患者进行口腔护理。请倒取 0.9％NaCl 溶液为患者进行口腔护理。模拟医嘱如下。

临时医嘱单

姓名　王某　科别　血液内科　病室　1　床号　1　住院号　1107338

日　　　期	时　　间	医　　嘱	医生签名	执行时间	护士签名
20 ** - ** - **	** : **	内科常规护理	**		
20 ** - ** - **	** : **	二级护理	**		
20 ** - ** - **	** : **	口腔护理 2 次/日	**		

患者李某,女,26 岁,剖宫产术后第 1 日,伤口需要换药。遵医嘱给予伤口换药,护士准备好用物(治疗碗 1 个、小镊子 2 把、无菌纱布 3 块、棉球 6 个)。请完成一手一钳铺满盘操作。模拟医嘱如下。

临时医嘱单

姓名　李某　科别　产科　病室　1　床号　3　住院号　1102317

日　　　期	时　　间	医　　嘱	医生签名	执行时间	护士签名
20 ** - ** - **	** : **	24 小时动态血压监测	**		
20 ** - ** - **	** : **	青霉素皮试(一)	**		
20 ** - ** - **	** : **	葡萄糖测定(GLU)	**		
20 ** - ** - **	** : **	伤口换药	**		

由小组代表向全体成员分别演示倒取无菌溶液和一手一钳铺满盘,按照操作流程完成。演示结束后,其他学生指出问题,然后教师点评和讲解重要步骤。

【思政元素】

职业素养:精益求精的职业精神;互助合作的团队精神。

【融入路径】

课前1周教师向学生发布小组演示任务"倒取无菌溶液、一手一钳铺满盘"。课前2日,教师组织演示小组提前到实验室进行操作练习。课堂上,演示小组按照创设的临床情境进行操作演示,其他学生认真观看,演示结束后,指出问题及需要改进的地方。通过小组演示,以榜样示范法激发学生的学习热情,培养学生的自主学习能力;引导学生掌握扎实的基本功,强化无菌观念。学生为顺利完成教师布置的小组演示任务,为达到最佳示范效果,愿意花更多的时间相互讨论、沟通协作,一遍遍练习,在此过程中培养了学生对专业的兴趣并通过学习和思考感受到了知识的力量,培养了学生良好的学习习惯、自主学习能力、独立思考的能力以及互助合作的团队精神。

4.2 小组练习

小组演示完成后,学生们分组练习,以小组为单位,到各自对应的床单位进行操作练习,教师巡回指导,每人至少练习2遍。第1遍,一人练习,其他成员对照操作步骤给予指导。第2遍,其他成员对照操作步骤给予评分,告知错误并给予纠正。小组成员在练习过程中共同完成练习反馈"帮帮我"(自己不懂、不会、容易犯错的地方),"考考你"(觉得别人可能存在困惑的地方,可以挑战别人的地方),"亮闪闪"(感受最深、受益最大的内容)。

【思政元素】

职业素养:精益求精的职业精神、严谨求实的职业操守、以患者为中心的安全意识。

【融入路径】

采用练习法和合作式学习法。各小组到对应的床单位开展技能练习,相互督促和帮助,遇到不明确的地方可请教教师或者身边的榜样(演示小组的学生)。练习过程中要求学生:①严格按照一手一钳铺满盘和倒取无菌溶液的操作流程练习,注重对无菌技术的环境评估,规范使用无菌持物钳、无菌巾包、无菌治疗碗、无菌纱块等无菌物品。②秉承慎独精神,练习中始终遵守无菌技术操作原则,做到不污染无菌物品、不跨越无菌区域,保证无菌物品始终处于无菌状态。③自己练习结束后,在其他同学练习时,认真思考在学习一手一钳铺满盘和倒取无菌溶液操作中"你感受最深、受益最大的内容是什么?"(亮闪闪:如操作前要认真、仔细地做好评估)、"你觉得其他学生可能存在困惑的地方或可以挑战别人的地方是什么?"(考考你:假设你正在进行无菌操作,右手持无菌持物钳,左手有刚取到的无菌纱块,当你准备将无菌持物钳放回无菌储物罐时,发现无菌储物罐处于关闭状态,此时你应该怎么做?)、"你自己仍然不懂、不会、容易犯错的地方是什么?"(帮帮我:铺第二块无菌治疗巾时,总是对不齐第一块无菌治疗巾,两块无菌治疗巾怎样铺得又快又好?)。通过这个环节促进学生自我反思和总结,提升学生的临床思维能力和反思能力,培养学生在反思中不断改进的精益求精的职业精神;同时,利用自己的学习心得挑战别人,达到相互学习、共同进步的效果,培养学生的团队协作能力;再及时查找学习中存在的不足,促使学生带着问题进行第二轮的学习。

④在练习反馈环节,教师收集和查看每个小组的"亮闪闪""考考你""帮帮我"环节内容并进行总结和反馈。同时,引导学生围绕三个问题进行反思"在练习操作过程中犯了哪些错误?""为什么会犯这些错误?""犯了这些错误会给患者带来什么影响?",以此培养学生严谨求实的职业操守和以患者为中心的安全意识。

4.3 文献分享

侯晓敏,彭焕椽,江娴,等. 神经外科手术中医护人员无菌手套有效使用时间的调查分析[J].齐鲁护理杂志,2022,28(18):160-162.

问题:

(1) 本研究的提出是为了解决什么问题?

(2) 本研究的结论是什么?

(3) 学习该文献对你有什么启示?

参考答案:

(1) 有效规避神经外科手术患者手术部位感染(SSI)的发生是临床研究的热点。本研究对神经外科手术医护人员无菌手套使用过程中可能污染的细菌数量进行观察,进而探讨其与 SSI 的相关性及术中无菌手套的使用更换时间,为进一步规范使用无菌手套提供依据。

(2) 无菌手套是保护患者及操作者免受感染的医疗器械,本研究对无菌手套的更换时间进行探讨,从而进一步证实术中无菌手套更换的必要性,确保医疗安全。本研究根据更换无菌手套时间分组,对不同时间点菌落情况进行检查,证实无菌手套有效性与使用时间之间存在一定的相关性。长时间佩戴手套后手部细菌将不断增加,神经外科手术中每隔 2 小时更换 1 次无菌手套可减少手部菌落总数,降低 SSI 发生率。临床需加强对医护人员手卫生相关知识的培训,促进其规范使用医用手套。

(3) 学习这篇文献后,非常直观地感受到外科 SSI 问题不容忽视,这突显了遵守无菌操作原则的重要性。在学习时要不断增强自己的无菌观念,操作中严格遵守操作规程。通过对文献的学习,找到解决问题的方法,引导学生发散思维,大胆地探索创新。

【思政元素】

职业素养:严谨认真的职业素养。

科学精神:探索求知的科学精神。

【融入路径】

通过文献学习,学生了解到外科手术感染的问题不容小觑。无菌操作是外科手术中的重要环节,引导学生认识到在无菌操作中应时刻保持警惕,注意细节,严格遵守操作规程,避免任何可能导致感染的风险,培养学生严谨认真的职业素养。外科手术感染不仅会降低手术成功率,还影响患者康复进程,增加医疗成本,引导学生树立以患者为中心的责任意识。医学领域是一个充满未知与挑战的领域,鼓励学生向文献中的研究者学习,发散思维,大胆创新,在学习与实践中更好地服务于患者,为人类健康事业做出巨大的贡献。

(陶玲瑄)

第三课　隔离技术

一、思政目标

（1）学生具有人类命运共同体观念，具有举国同心、命运与共的精神，彰显家国情怀。

（2）学生具有较好的职业素养，包括诚实守信、严谨求实的职业操守，博爱仁心、无私奉献的职业品格，心怀敬畏的职业认同，爱岗敬业、精益求精的职业精神，敬佑生命、救死扶伤、甘于奉献、大爱无疆的医者精神，通力协作的团队精神，以及良好的职业道德、职业情感。

（3）学生具有探索求知的理性精神，实验验证的求实精神，批判创新的科学精神。

（4）学生能够尊重中华民族的优秀文明成果，弘扬优秀文化，坚定文化自信，提升文化素养。

二、思政方法

1. 导入

给同学们讲述在 2003 年抗击"非典"疫情的过程中，小汤山医院创造的医护人员"零感染、零死亡"的奇迹，并请同学们回忆感染链形成的三个环节，让同学们意识到隔离技术的重要作用。

【思政元素】

家国情怀：大局意识。

职业素养：精益求精的职业精神。

【融入路径】

2003 年，突如其来的"非典"疫情给人民群众生命安全和身体健康带来严重威胁，也给社会发展带来严重冲击，在这场没有硝烟的战斗中，医护人员冲锋在前，用生命和汗水守护着人民的健康与安全。在严峻的疫情形势下，每一个细节的疏忽都可能带来不可预知的后果，每一位医护人员都需熟练掌握正确的防护技能，从穿戴防护服、口罩、护目镜，到洗手消毒，需要做好个人防护，才能确保自己和同事们的安全，进而更好地救治患者。在疫情面前，这些白衣战士们舍小家为大家，用自己的实际行动诠释着医者精神，显示了他们良好的职业素养。学生们应深刻认识到学习护理基本技能的重要性，以及在工作中做好自身防护的必要性，为将来成为优秀的护理工作者打好基础。

2. 知识点一：隔离种类及预防措施

2.1　小组汇报

汇报主题：埃博拉疫情。

汇报要点提示:埃博拉出血热的流行情况、隔离种类及措施,我国为控制埃博拉疫情蔓延所做出的贡献。

【思政元素】

家国情怀:大局意识、爱国情怀、人类命运共同体意识。

职业素养:合作意识。

【融入路径】

通过小组合作完成汇报任务,提升学生的资料收集整理能力、理论梳理归纳能力、主动探求新知识的能力,培养合作意识。我国在支持西非国家应对埃博拉疫情方面做了大量工作,不仅提供了物资援助,还派遣了医疗专家,为控制埃博拉疫情的蔓延做出了巨大贡献,这一行动体现了中国的国际责任感和对全球公共卫生安全的承诺,展现了中国的智慧和大国担当。通过汇报我国为控制埃博拉疫情蔓延所做出的贡献,激发学生的爱国情怀。"病毒没护照,传播无国界。"使学生意识到病毒无国界,人类的命运是紧密相连的,培养学生的国际视野,增强学生的人类命运共同体意识。

2.2　问与答

问题:需要隔离的患者能不能转运? 如何转运?

参考答案:需要隔离的患者在满足一定条件和采取必要防护措施后是可以进行转运的。在决定是否转运需要隔离的患者时,需对患者进行详细的评估(包括生命体征、意识状态、呼吸支持、循环支持等方面),并根据这些评估结果确定转运的分级及所需配备的人员和装备。原则上,危重患者院际转运目的是使患者获得更好的治疗措施,同时也要尊重患者及其家属的转运意愿,并确保医疗资源的有效利用。

【思政元素】

职业素养:敬佑生命、救死扶伤的医者精神,爱岗敬业的职业精神。

【融入路径】

与学生讨论隔离患者的转运条件,使学生认识到转运隔离是切断传播链,有效阻断病毒传播的重要环节,转运过程需根据疫情状况、患者病情状况等因素进行分析,增强具体问题具体分析的思维能力。同时引导学生认识到转运不论是对患者还是对医护人员来说都有着巨大风险,在暴露风险下仍然选择转运患者是对生命的尊重与敬畏,体现了医护人员对患者负责的职业态度,使学生树立敬佑生命、救死扶伤的医者精神。医护人员克服重重困难创造条件对危重患者进行转运并开展手术,用实际行动诠释了爱岗敬业的职业精神和迎难而上的奋斗精神,激发学生对学科的热爱之情,引导学生积极传承和践行宝贵的职业精神。

2.3　小组讨论

案例:患者,女,33岁,自述身患水痘,首诊医生开了头孢曲松钠(一)、热毒宁两组液体,门诊输液3日,口服更昔洛韦片剂。在急诊科做头孢曲松钠皮试时,护士看到患者手腕处、手上、躯干上有多处皮疹皮损,有的皮疹已经结痂,有的是新发皮疹,患者自述身患水痘。值班护士虽然有些不情愿,但医生已经给患者开具药物,只好给其安排单间,输液完毕后,患者离院,进行空气消毒。

问题:护士遇到这种情况,如何应对? 水痘患者如何隔离? 如何做好水痘患者病房管理?

参考答案：

（1）护士的应对方法。

①开处方的医生工作有缺陷。该患者处于发病期，具有传染性，病情允许时，可对症治疗，居家隔离；较重者，收入感染科进行相应隔离。

②医生不规范不负责，为患者开了 3 日门诊输液用药，让其在门诊留观室输液，且不与值班护士事前沟通，并未让值班护士做好相应的防护和应对，做好隔离和护理。值班护士还是通过临床观察和沟通，才知道患者患水痘并进行跟进管理的。

③该患者已开具治疗医嘱，为避免给医疗工作带来被动，值班护士只有接手，做好用药护理，事后做好病房消毒管理。

④值班护士应向当事医生指出问题，以杜绝此类事件再次出现。

（2）水痘患者的隔离方法。

水痘患者是唯一的传染源，出疹前 1 日至疱疹部位结痂的时段均有传染性，且传染性极强，主要通过空气和飞沫传播。对于水痘患者，要实行呼吸道隔离和接触隔离，对可疑或确诊为水痘的患者应早期进行隔离，直到全部皮疹结痂为止。与水痘患者接触过的患者，应隔离观察 3 周。

（3）水痘患者病房的管理方法。

①做好管理措施：患者要专科治疗，避免与普通患者混入一个病区。对于在门诊接受治疗的患者，有条件者可提供单间，治疗结束后做好空气消毒，可选择紫外线照射消毒和开窗通风等方式。

②预防感染的传播：无并发症患者多在家隔离治疗，采取呼吸道隔离措施直到全部皮疹结痂为止。

③做好自身防护：医护人员要注意戴手套、口罩，做好自身防护，接触患者前后注意洗手，做好隔离管理，避免院内交叉感染。

【思政元素】

职业素养：严谨求实的职业操守；分析问题和解决问题的临床思维能力。

【融入路径】

将学生分成若干小组，每 3～4 人为一个小组，小组成员间充分交流和讨论后将本组讨论结果进行汇总，然后派一位代表向其他同学分享答案。通过小组成员间的团结合作、热烈讨论，实现人人参与、相互协作、共同进步的目标，培养团队合作能力。通过对临床不良事件进行原因分析并找出应对方法，培养学生分析问题和解决问题的能力，提升其临床思维能力。本案例发生的直接原因是医生没有按照水痘患者的隔离要求进行处理，这不仅可能会导致水痘的传播，还可能给患者和医护人员带来更大的健康风险。通过对案例出现的问题进行梳理和总结，引导学生认识到临床工作中要严格遵守隔离要求，严谨求实，切不可麻痹大意，必须牢固树立风险意识。通过对案例的剖析，引导学生意识到相关责任的艰巨，从而发自肺腑地对自身的责任产生认同感。医生和护士在医疗团队中共同致力于患者的康复和健康，应相互尊重，将患者的利益放在首位，通过树立共同的目标，增强团队的凝聚力和协作效率，提高医疗质量和安全水平。

3. 知识点二:穿、脱隔离衣

案例:患者牛某,男,63岁,咳嗽、咳痰5年,伴发热20日。门诊以"间质性肺炎"收入院。痰培养示曲霉菌、克雷伯菌亚种阳性。由小组代表向全体成员演示穿、脱隔离衣和为患者测量生命体征。模拟医嘱如下。

长期医嘱单

姓名　牛某　　科别　感染科　　病室　感染科1病室　　床号　1　　住院号　1106235

日　　期	时　　间	医　　嘱	医生签名	执行时间	护士签名
20**-**-**	**:**	感染科常规护理	**		
20**-**-**	**:**	一级护理	**		
20**-**-**	**:**	接触隔离	**		
20**-**-**	**:**	测生命体征2次/日	**		

3.1　小组演示

演示小组的学生分别扮演患者和护士,按照操作流程进行穿、脱隔离衣的演示,并为患者测量生命体征。演示结束后,其他学生指出问题,然后教师点评和讲解重要步骤。

【思政元素】

职业精神:精益求精、科学严谨的职业精神;互助合作的团队精神。

【融入路径】

课前1周教师向学生发布小组演示任务"穿、脱隔离衣和为患者测量生命体征"。课前2日,教师组织演示小组提前到实验室进行操作练习。课堂上,演示小组按照创设的临床情境进行操作演示,其他学生认真观看,演示结束后,指出问题及需要改进的地方。通过小组演示,以榜样示范法激发学生的学习热情,培养学生的自主学习能力。通过对模拟的隔离患者进行生命体征的测量,让学生体会救死扶伤的职业价值感和成就感;引导学生掌握扎实的基本功,操作练习时要学会换位思考,以患者为中心,关心爱护患者。学生为顺利完成教师布置的小组演示任务,为达到最佳示范效果,愿意花更多的时间相互讨论、沟通协作,一遍遍练习,在此过程中培养了学生对专业的兴趣并通过学习和思考感受到了知识的力量和求知的乐趣,培养了学生良好的学习习惯、自主学习能力、独立思考的能力以及互助合作的团队精神。

3.2　小组练习

小组演示完成后,学生们分组练习,以小组为单位,到各自对应的床单位进行操作练习,教师巡回指导,每人至少练习2遍。第1遍,一人练习,其他成员对照操作步骤给予指导。第2遍,其他成员对照操作步骤给予评分,告知错误并给予纠正。小组成员在练习过程中共同完成练习反馈"帮帮我"(自己不懂、不会、容易犯错的地方),"考考你"(觉得别人可能存在困惑的地方,可以挑战别人的地方),"亮闪闪"(感受最深、受益最大的内容)。

【思政元素】

精益求精的职业精神;互助合作的团队精神。

【融入路径】

"帮帮我"的练习反馈环节,有助于培养学生的观察能力、发现问题的能力,对自己不懂、不会、容易犯错的地方有更清醒的认识,带着这个目标去学习和提高,有助于激发学生学习的主动性;"考考你"的练习反馈环节,有助于提升学生的质疑和反思能力,培养学生在反思中不断改进的精益求精的职业精神;"亮闪闪"的练习反馈环节,有助于培养学生客观、严谨的职业精神。教师可启发学生思考隔离衣哪些地方属于污染面,哪些地方属于清洁面,如果在穿、脱过程中造成隔离衣污染或护士暴露会有什么后果,引导学生严谨认真,增强安全意识。最后在总结环节再次强调严格遵循操作规程的重要性,学生从内心深处意识到相关责任的艰巨,从而发自肺腑地对自身责任产生认同感,培养学生爱岗敬业的职业精神以及严谨慎独的职业操守。通过反思与总结,引导团队成员间团结互助、共同进步,培养学生的团队协作能力。

(陶玲瑄)

第三讲 患者的清洁卫生、休息与活动

第一课 口腔护理

一、思政目标

（1）学生具备"大健康"理念，秉承"健康中国"的战略思想，积极践行社会主义核心价值观。

（2）学生具有职业认同感和职业使命感；具有爱岗敬业、精益求精的职业精神；具有互助合作的团队精神，以及良好的职业道德、职业情感。

（3）学生能够尊重、关心和爱护患者，具有仁爱之心、爱伤观念；具有爱心、耐心、细心、责任心和乐于奉献的精神；具有敬佑生命、救死扶伤的医者精神和无私奉献、大爱无疆的南丁格尔精神。

（4）学生具有科研意识、创新意识，具有科学严谨的工作精神。

二、思政方法

1. 导入

2017年8月，电影《战狼2》刷新了中国电影的票房纪录，彰显了中国军人的英雄本色，片中那深厚的爱国主义情怀和中国军人勇敢担当和善良正义的优秀品质激起了国人的爱国主义热情。怀着好奇的心情，口腔科的医生也组团去看了这部很精彩的电影。一方面，他们被剧中那浓厚的爱国主义精神感染得热血沸腾；另一方面，他们不禁为演员们的口腔健康状况感到担忧，并给予了如下建议：部分演员有典型的牙齿磨损、牙结石及色素沉着，建议到口腔医院进行全面检查并进行洗牙和修复；部分演员牙间隙过大，建议行牙齿矫正术。

【思政元素】
家国情怀：以爱国主义为核心的民族精神和以改革创新为核心的时代精神、民族自豪感。

职业素养:医者的社会责任感和职业使命感;发现问题、分析并解决问题的临床思维能力。

【融入路径】

通过电影《战狼2》导入教学内容,请学生结合电影分享观影体会,引导学生感受影片中中国军人勇敢担当和善良正义的优秀品质以及深厚的爱国主义情怀,激发学生的民族自豪感,培养学生以爱国主义为核心的民族精神。选取影片中典型人物的图片,引导学生从专业角度去发现演员们的口腔问题,活跃课堂气氛,激发学生的学习兴趣,帮助学生了解常见的口腔健康问题,使学生能够正确认识到口腔健康问题不仅影响美观,还会对健康和生活质量产生影响,口腔问题还可能增加心脏病、糖尿病等慢性疾病的发病风险。引导学生从内心深处意识到相关问题的严重性,自觉改变不良的饮食习惯,尤其是要减少高糖分、精致食品的摄入,积极践行"健康中国"战略,积极传播口腔健康知识,提升群众口腔健康意识,培养学生的职业使命感和社会责任感。引导学生从专业角度去发现问题、分析并解决问题,提高自己的理论和实践功底,提升自身的职业素养,使自己在"健康中国"行动中更好地承担起维护人们健康的责任。

2. 知识点一:口腔状况的评估

2.1 问与答

问题:你有口臭吗? 你认识的人中是否有人有口臭? 你会告诉他,他有口臭吗? 为什么?

参考答案:没有口臭,但是周围的人有口臭,没有告诉他,怕他觉得没有面子。

【思政元素】

职业素养:医者的社会责任感和职业使命感。

【融入路径】

通过互动式教学,激发学生的学习兴趣,帮助学生了解口臭的相关知识,让学生认识到口臭是一种日常生活中常见的现象,很容易被忽略,不仅影响人的自信,也影响人际间的交往。世界卫生组织(WHO)已将口臭作为一种疾病来进行报道。口臭与口腔的卫生状况、疾病有着密切的关系。引导学生关注口腔健康状况,维持良好的口腔卫生习惯,同时能将自己所学的知识积极投身于社会实践,积极传播口腔健康知识,帮助人群提高口腔保健意识,培养学生的职业使命感和社会责任感。

2.2 小组汇报

汇报主题:拒绝口臭。

汇报要点提示:口臭的流行病情况,导致口臭的常见原因,预防口臭的方法。

【思政元素】

职业素养:职业认同感;医者的使命感和社会责任感;互助合作的团队精神。

【融入路径】

通过小组合作,发动学生课前广泛收集口臭的相关资料,从而增加对口臭的全面了解,引导学生正确认识口臭与疾病及不良卫生习惯之间的紧密关系,从内心深处意识到相关责任的艰巨,从而发自肺腑地对自身的责任产生认同感。引导学生将所学的护理知识和技能运用于临床实践,帮助患者保持口腔健康,积极践行"健康中国"战略,培养学生的职业使命感和社会责任感。同时,小组成员共同整理、归纳资料,准备课件,课堂汇报,可提升学生主动探求新知识的能力、团队协作精神、沟通交流和表达能力,增强学生的勇气和表达自信。

2.3　知识拓展 1

知识拓展

我国成人刷牙次数调查

国家卫生服务调查(National Health Service Survey,NHSS)显示:2013 年中国成人每天不刷牙的人数占总调查人数(219609 人)的 3.64%,而在 2018 年不刷牙的人数占总调查人数(205777 人参与调查)的 4.67%,与 2013 年相比竟然有了明显升高,同时研究结果表明中国成人刷牙习惯与肥胖及慢性病有着密切的关系,刷牙频次增多则患慢性病的风险降低。与每天刷牙不到 2 次的人群相比,每天规律刷牙 2 次及以上的人发生肥胖的风险降低 12%,患慢性病的风险降低 10%。

【思政元素】
职业素养:医者的社会责任感和职业使命感。

【融入路径】
介绍口腔卫生与慢性病的关系以及中国成人每天的刷牙习惯,帮助学生正确认识中国成人刷牙习惯与肥胖及慢性病有着密切的关系,每天刷牙频率在 2 次及以上的人群发生肥胖与慢性病的风险均降低,刷牙频次低可以增加糖尿病和心血管疾病的患病风险,糖尿病患者刷牙频率越高,糖尿病控制率越高。引导学生意识到相关问题的严重性,激励学生利用所学的专业知识和技能帮助服务对象重视并维护口腔健康,积极参与社会实践,尽己所能传播医学知识,深入社区向居民介绍口腔护理及慢性病自我管理的相关知识,帮助人群提高口腔保健意识,改变不良卫生习惯。引导学生根据所学到的专业知识结合居民的生活习惯给予针对性的指导,且在以后的工作中能及时评估患者的卫生状况,并依据患者的实际情况协助患者进行口腔卫生护理,确保患者口腔清洁和舒适,预防感染等并发症,使学生能够认识到口腔卫生状况与健康息息相关,培养学生的职业使命感和社会责任感。

2.4　知识拓展 2

知识拓展

全球口腔患病情况

2022 年 11 月 17 日,WHO 发布了《全球口腔健康状况报告》。该报告首次全面描述了全球人口在口腔健康方面面临的挑战和机遇。全球口腔患病情况:全世界近 35 亿人患有口腔疾病,其中四分之三的口腔疾病患者来自中等收入国家。口腔疾病可导致口腔卫生不良,还可引起疼痛、不适,导致健康及生活质量欠佳。导致口腔疾病的主要原因:人们对氟化物接触量不足,容易买到且买得起高糖食品以及难以在社区获得口腔保健服务。口腔疾病在很大程度上是可以预防的：可采取公共卫生干预措施，处理共同的风险因素，来减轻口腔疾病和其他非传染性疾病的负担。

【思政元素】

职业素养：医者的社会责任感和职业使命感；甘于奉献、大爱无疆的医者精神。

【融入路径】

向学生展示 WHO《全球口腔卫生状况报告》中全球口腔疾病的患病情况，引导学生思考。首先，让学生意识到人类口腔健康问题的严重性，认识到口腔疾病非常普遍，全球超过35亿人患有口腔疾病。而且口腔疾病与非传染性疾病密切相关。治疗疾病、恢复和促进健康是医务工作者的使命，也是医学生未来的职业使命。通过展现人类口腔问题的严峻性及其危害性，激发学生的社会责任感和职业使命感。另外，口腔健康与生活习惯息息相关，许多口腔疾病都是由不良生活习惯导致的，可引导学生利用所学知识和技能，通过向相关管理部门提出口腔健康干预措施，对居民进行健康宣教、口腔健康卫生指导等，引导居民做好口腔卫生的预防保健，帮助居民解决口腔健康问题，维持良好的口腔卫生状况。同时，还应让学生注意到，在发展中国家，弱势群体等的口腔问题更为严峻。培养学生的职业责任感和使命感，甘于奉献、大爱无疆的医者精神；引导学生始终把人民群众生命安全和身体健康放在首位，做一名值得党和人民信赖的新时代好护士。

3. 知识点二：口腔的清洁护理

3.1 学生演示

随机选取两名学生用模具向全体同学演示日常生活中的刷牙方法。

【思政元素】

职业素养：医者的职业使命感和社会责任感。

【融入路径】

通过学生演示，引导学生思考日常生活中常见的错误刷牙行为及其弊端，使学生意识到不正确的刷牙方法可导致口腔清洁不到位，诱发口腔疾病，非但不能保护牙齿，还会对牙龈和牙齿造成伤害，指出什么刷牙方法是正确的，激发学生的学习兴趣。《"健康中国2030"规划纲要》提出，全民健康是建设健康中国的根本目的，要立足全人群，突出解决老人和儿童的健康问题，针对不同生命阶段的健康问题，强化干预。引导学生树立大局观念，关心国家大政，积极参与推进全民健康生活方式行动，维护人民群众健康，勇担社会责任，强化家庭和高危个体健康生活方式指导及干预，开展健康口腔专项行动，培养学生的职业使命感和社会责任感。

3.2 教师演示

Bass 刷牙法。

【思政元素】

职业素养：严谨求实、精益求精的职业精神；医者的职业使命感和社会责任感。

科学精神:求真务实的科学精神。

【融入路径】

教师通过牙齿模型示范 Bass 刷牙法,同时借助动画视频,激发学生的学习兴趣,帮助学生掌握正确的刷牙方法,使学生明白刷牙可能是一种简便易行的预防慢性病的方法,正确的刷牙方法有助于减少口腔环境中的致病因素,增强组织抗病能力。引导学生正确选择和使用口腔清洁用具,做到科学规范刷牙,牢记"三个三",即每次刷 3 分钟,3 个面都要刷到,牙刷至少每 3 个月更换一次,使学生养成严谨认真、精益求精的职业精神,引导学生尊重科学,自觉纠正日常生活中不正确的刷牙方法,培养学生求真务实的科学精神。鼓励学生利用所学专业知识和技能帮助周围人群纠正不科学的刷牙方法,指导其采用 Bass 刷牙法来进行日常口腔的清洁卫生,增强学生职业使命感和社会责任感。

4. 知识点三:特殊口腔护理

4.1　小组演示

案例:患者王某,女,75 岁,1 天前突发右侧肢体功能障碍和吞咽功能障碍,右上肢肌力 2 级,右下肢肌力 1 级,进食时出现呛咳,说话缓慢,吐字吃力,但尚能简单交流,门诊以"脑梗死"收入院。模拟医嘱如下。

临时医嘱单

姓名　王某　　科别　神经内科　　病室　神经内科1　　床号　1　　住院号　1234567

日　　期	时　　间	医　　嘱	医生签名	执行时间	护士签名
20＊＊-＊＊-＊＊	＊＊:＊＊	口腔护理 2 次/日	＊＊		

演示小组的学生分别扮演患者和护士,按照口腔护理的操作流程为患者做口腔护理。演示结束后,其他学生指出问题,然后教师点评和讲解重要步骤。

【思政元素】

职业素养:以患者安全为中心的爱伤观念;互助合作的团队精神;发现问题并不断改进的精益求精、科学严谨的职业精神。

南丁格尔精神:具有爱心、耐心、细心、责任心,乐于奉献。

【融入路径】

采用情景式教学和互动式教学。课前 1 周教师向学生发布小组演示任务"特殊口腔护理"。学生观看"基础护理学"慕课中的操作视频,熟悉特殊口腔护理的操作流程。课前 2 天,教师组织演示小组学生提前到实验室进行操作练习,教师对关键步骤进行讲解、答疑。学生为顺利完成教师布置的小组演示任务,达到最佳示范效果,愿意花更多的时间相互讨论、沟通协作,一遍遍练习,在此过程中培养学生对专业的兴趣并通过学习和思考感受到知识的力量,培养学生良好的学习习惯、自主学习能力、独立思考的能力以及互助合作的团队精神。课堂上,演示小组自行分工合作,分别扮演护士、患者、患者家属,然后按照创设的临床情景和案例进行操作演示(演示时使用口腔护理模型),锻炼学生互助合作的团队精神。其他学生带着"请你说出演示小组同学操作做得好的地方,并指出不足之处"的思考任务在一旁仔细观看。演示结束后,观看学生先点评,说出演示小组做得好的地方,并指出演示时存在的问题和不足,帮助演示小组纠正和完善操作,培养学生的观察能力,发现问题并不断改进的精益求精、科学严谨的职业精神。通过小组演示,以榜样示范法激发学生的学习动力和热情,培养学生的自主学习能力。通过病例和模拟医嘱相结合的方式,开展情景式教学,帮助学生根据病例分析问题和解决问题,培养学生的临床思维能力。通过角色扮演,引导学生学会换位思考,以患者安全为中心,关心爱护患者,操作时关注患者的感受,用耐心、爱心、细心和责任心帮助生活不能自理的患者进行口腔清洁卫生,培养学生的爱伤观念。最后由教师点评和演示部分关键步骤。教师在进行关键步骤演示时,对操作要点进行详细说明和强调。对患者口腔状况做好评估,全面观察口腔内状况,有无出血点、溃疡和特殊气味等。有义齿者要取下义齿。在擦洗过程中棉球应包裹止血钳尖端,防止止血钳尖端损伤口腔黏膜,止血钳应夹紧棉球,防止棉球遗留患者口腔内。擦洗时要动作轻柔,对于有凝血功能障碍的患者,要特别注意保护患者口腔黏膜。擦洗棉球不可过湿,以避免患者误吸。擦洗舌头和硬腭部位勿过深,以免引起患者恶心。培养学生以患者安全为中心的爱伤观念,以爱心、耐心、细心和责任心对待患者。

4.2 小组练习

小组演示完成后,学生们分组练习,以小组为单位,到各自对应的床单位进行操作练习,教师巡回指导,每人至少练习2遍。第1遍,一人练习,其他成员对照操作步骤给予指导。第2遍,其他成员对照操作步骤给予评分,告知错误并给予纠正。小组成员在练习过程中共同完成练习反馈"帮帮我"(自己不懂、不会、容易犯错的地方),"考考你"(觉得别人可能存在困惑的地方,可以挑战别人的地方),"亮闪闪"(感受最深、受益最大的内容)。

【思政元素】

职业素养:精益求精的职业精神;以患者安全为中心的爱伤观念;互助合作的团队精神;客观严谨和理性精神。

【融入路径】

采用练习法和合作式学习法。各小组到对应的床单位开展技能练习,相互督促和帮助,遇到不明确的地方可请教教师或者身边的榜样(演示小组的学生)。以小组为单位的练习方式,可使小组成员团结互助、相互协作、共同进步,有助于培养学生互助合作的团队精神。练习过程中要求学生:①严格按照特殊口腔护理的操作流程练习,在操作过程中准确评估患者口腔状况,依据患者治疗、护理措施和口腔状况选用不同的口腔护理溶液,并规范使用止血钳、压舌板、镊子,规范擦洗手法,保证擦洗效果,培养学生精益求精的职业精神。②要求学生在操作过程中时刻注重护患沟通,虽然口腔擦洗练习时使用的是口腔护理模型,但也要融入人文关怀,以体现对患者的尊重和爱护。在操作前做好与患者的解释沟通工作,取得患者的配合。在擦洗过程中注意保护患者口腔黏膜,擦洗硬腭不能过深,避免引起患者恶心、干呕等。同时,在擦洗过程中患者不方便讲话,要时刻注意观察患者的反应,随时询问患者的感受,给予患者如有需要如何沟通的动作提醒。培养学生以患者安全为中心的爱伤观念,体现爱岗敬业、精益求精的职业精神。③自己练习结束后,在其他同学练习时,认真思考在学习特殊口腔护理技术过程中"你感受最深、受益最大的内容是什么?"(亮闪闪:擦洗过程中如何保证患者舒适?)、"你觉得其他学生可能存在困惑的地方或可以挑战别人的地方是什么?"(考考你:对昏迷患者进行口腔护理时需要特别注意的事项)、"你自己仍然不懂、不会、容易犯错的地方是什么?"(帮帮我:实际工作中如何根据患者的具体情况,准确选择合适的口腔护理溶液)。通过这个环节促进学生自我反思和总结,培养学生的临床思维能力,肯定自己阶段性的学习成果,激励学生更加勤奋学习;同时,用自己的学习心得去挑战别人,以达到相互学习的效果;再及时查找学习中存在的不足,促使学生带着问题进行第 2 轮的学习。通过"帮帮我",培养学生的观察能力、发现问题的能力,让学生对自己不懂、不会、容易犯错的地方有更清醒的认识,带着这个目标去学习和提高,有助于激发学生学习的主动性;通过"考考你",培养学生的质疑和反思能力,引导学生在反思中不断改进,培养学生的精益求精的职业精神;通过"亮闪闪",培养学生客观严谨的理性精神。④练习反馈环节,教师收集和查看每个小组的"亮闪闪""考考你""帮帮我"环节内容并进行总结和反馈。同时,引导学生围绕三个问题进行练习反思,即"在练习操作过程中犯了哪些错误?""为什么会犯这些错误?""犯了这些错误会给患者带来什么影响?"。教师在最后的总结环节再次强调止血钳、镊子、压舌板的使用方法和擦洗的注意事项,引导学生牢固树立以患者安全为中心的理念,不对患者造成二次伤害,培养学生的爱伤观念。教师引导学生思考特殊口腔护理擦洗前后清点棉球个数的意义,培养学生严谨、认真的工作态度,引导学生严格遵守职业道德和职业规范,不要将棉球遗落在患者口腔。以此培养学生诚实守信、严谨求实的职业操守和敬佑生命、救死扶伤的医者精神。

4.3　问与答

问题:特殊口腔护理一共需要使用多少个棉球? 分别在什么时候清点棉球? 在使用棉球时应注意什么? 给昏迷患者进行口腔护理时应注意什么? 特殊口腔护理擦洗的顺序是什么?

参考答案:①至少 17 个。②分别在倒口腔护理溶液前和撤走弯盘后清点棉球。③在使用棉球时,应用棉球包裹住止血钳尖端,防止止血钳尖端直接接触口腔黏膜和牙龈。④给昏迷患者进行口腔护理时,应注意:棉球不可过湿,以防患者将溶液吸入呼吸道。昏迷患者禁忌漱口,须用张口器时,应将其从白齿处放入,牙关紧闭者不可用暴力助其张口。⑤擦洗顺序:左外侧面→同法再擦洗 1 次→右外侧面→同法再擦洗 1 次→左上内侧面→左上咬合面→左下内侧面→左下咬合面→左侧颊部→右上内侧面→右上咬合面→右下内侧面→右下咬合面→右侧颊部→硬腭→舌面→舌下。

【思政元素】
职业素养:严谨求实的职业操守;敬佑生命的医者精神。

【融入路径】
采用问题引导法。向学生介绍实际临床护理工作中的注意事项,强调学生在做特殊口腔护理过程中要注意使用科学的方法,细心、耐心操作,注意保护患者的安全。应始终把患者的舒适和安全放在首位,敬佑生命,不能马虎大意。引导学生秉承严谨求实的职业操守。

4.4　专利分享

一种开合式口腔护理海棉球

开合式口腔护理海绵球,包括软塑料支撑板和包裹在软塑料支撑板外围的医用海绵本体,软塑料支撑板两侧底端均具有一体结构横置限位板。本新型实用专利——一种开合式口腔护理海绵球,在医用海绵本体内部设置可弯曲的软塑料支撑板,通过将止血钳两端插入侧向插入口来控制整个海绵球的弯曲和进行医疗护理操作;在医用海绵球本体的接触端设置有纵向波纹海绵,可以有效清除牙齿不同表面的污渍;在软塑料支撑板顶端和侧边分别连接硅胶支撑垫和软塑料侧向挤压板,可以有效提升整个海绵球的支撑性和稳定性;在外侧面开设侧向装配槽,可以提升其与止血钳之间的贴合性,避免在操作过程中滑脱分离。

【思政元素】

职业素养:充满热爱的职业认同感;医者的职业责任感。

科学精神:崇尚创新的科学精神;探索求知的理性精神;细心观察、勤学善思的研究精神。

【融入路径】

向学生介绍各种与口腔护理相关的新型专利,对学生进行科研启蒙,拓展课堂教学的宽度、广度及深度,激发学生对专业的兴趣,鼓励学生拓展思路、勇于创新。新型实用专利——一种开合式口腔护理海棉球的设计灵感来源于多年的实践教学过程中的观察与思考。传统的口腔护理需要用镊子频繁地夹取海绵球,然后配合使用止血钳将棉球拧干,过程烦琐,于是设计者查阅口腔护理相关专利的研究进展,尝试在止血钳的基础上进行改良,使止血钳同时具有海棉球的擦洗功能,设计了这样一种开合式口腔护理海棉球,极大地改善了口腔护理的操作流程。通过对各种新型专利的介绍,引导学生在勤学善思中感受科研的乐趣,培养学生细心观察、勤学善思的研究精神。通过分享专利研究灵感的来源,帮助学生养成深入思考的习惯,引导学生要善于从生活中、从临床实践中发现问题并开展科学研究或技术革新,引导学生思考自身的价值,帮助学生建立对自身行业和学科身份的认同感及责任感。

5. 文献分享

王玲,徐惠丽,熊荣荣,等.风油精口腔护理在脑卒中后吞咽困难病人中的应用[J].护理研究,2021,35(10):1854-1857.

问题:

(1) 本文献中哪些内容与本课学习内容相关?

(2) 本文献的研究方法是什么? 具体是如何实施的?

(3) 你有哪些收获?

参考答案:

(1) 本文献中介绍了口腔护理操作流程与本次课学习内容相关,口腔护理清洁顺序为牙齿左外侧面→右外侧面→左上内侧面→左上咬合面→左下内侧面→左下咬合面→左侧颊部→右上内侧面→右上咬合面→右下内侧面→右下咬合面→右侧颊部→硬腭→舌面→舌下的顺序擦拭。

(2) 本文献采用的研究方法是随机对照试验。对照组在一般治疗与护理基础上用冰盐水进行常规口腔护理及口腔浅知觉刺激。实验组在一般治疗与护理基础上用风油精口腔护理液代替冰盐水进行常规口腔护理及口腔嗅觉、味觉、感知觉刺激。评价患者干预4周后吞咽功能改善情况、口腔舒适度及留置胃管时间和胃管拔除率。

(3) 略(学生自由回答)。

【思政元素】

科学精神：探索求知的理性精神、批判创新的科学精神、实验验证的求实精神、科学严谨的科研态度。

【融入路径】

通过文献分享，帮助学生了解常见的研究方法及其开展过程，拓宽学生的知识面，对学生进行科研思维的启蒙。文献中介绍的新方法是广大护理工作者基于学习、工作中发现的问题，并利用所学专业知识不断创新、探索的结果，激励学生要善于思考，引导学生正确面对护理工作中遇到的临床问题，主动寻找解决问题的方法，促进护理技术的进步和发展，从而培养学生的科研意识、创新意识，培养学生探索求知的理性精神、批判创新的进取精神、实验验证的求实精神。

6. 情感升华

依托暑期社会实践队深入社区进行口腔健康知识的宣讲和培训活动。

【思政元素】

职业素养：职业使命感、职业责任感。

科学精神：实事求是、追求真理、客观严谨。

【融入路径】

教师带领学生深入社区宣讲口腔健康知识，指导居民刷牙、使用牙线的科学方法，帮助居民养成良好的口腔卫生习惯，提高口腔健康水平。通过社会实践，提升学生对口腔健康相关知识和促进口腔健康技能的理解和运用能力。培养学生实事求是、追求真理、客观严谨的科学精神。同时在社区直接与居民面对面进行交流，及时了解居民的口腔卫生习惯，及早发现居民的不良口腔卫生习惯，进而利用所学知识和技能帮助居民更加重视口腔健康，帮助居民提高口腔健康水平。在此过程中，学生既强化了知识和技能，又增加了职业成就感和践行健康中国行动的自豪感，潜移默化地培养了学生的职业使命感和职业责任感，提升了职业素养。

（柯　丽）

第二课　压力性损伤与压力性损伤的预防

一、思政目标

（1）学生具有大局意识，家国情怀；具有生命至上、举国同心、舍生忘死、命运与共的伟大精神。

（2）学生具有职业认同感、职业使命感；具有爱岗敬业、精益求精的职业精神；具有互助合作的团队精神，以及良好的职业道德、职业情感。

（3）学生能够尊重、关心和爱护患者，具有仁爱之心、爱伤观念；具有爱心、耐心、责任心和乐于奉献的精神；具有敬佑生命、救死扶伤的医者精神和无私奉献、大爱无疆的南丁格尔精神。

（4）学生具有科研意识、创新意识，具有科学严谨的工作精神。

二、思政方法

1. 知识点一：压力性损伤的概念、原因

1.1 问与答 1

问题：什么是压力性损伤？什么是医疗器械相关性压力性损伤和黏膜压力性损伤？

参考答案：压力性损伤（pressure injury）是位于骨隆突处、医疗器械或其他器械下的皮肤和（或）软组织的局部损伤，多因为身体局部组织长期受压，血液循环障碍，局部组织持续缺血、缺氧，营养缺乏，致使皮肤和（或）软组织失去正常功能而引起的组织破损和坏死。可表现为完整皮肤或开放性溃疡，可能会伴疼痛感。医疗器械相关性压力性损伤是指发生在医疗器械下的皮肤和（或）软组织的局部损伤。黏膜压力性损伤是由于使用医疗器械导致相应部位黏膜出现的压力性损伤。

【思政元素】

职业素养：分析问题并解决问题的临床思维能力。

科学精神：探索求知的理性精神；批判创新的进取精神。

【融入路径】

压力性损伤的概念经历了一系列演变过程，最早被称为"压疮"，之后改名为压力性溃疡。2016 年 4 月 13 日，美国国家压力性损伤咨询委员会（NPUAP）公开申明，将"压力性溃疡（pressure ulcer）"更改为"压力性损伤"。同时增加了医疗器械相关性压力性损伤和黏膜压力性损伤的概念。医疗器械相关性压力性损伤的损伤部位形状通常与医疗器械形状一致，多发生在骨隆突处，如患者佩戴氧气面罩导致的压力性损伤。而长期留置鼻胃管导致的鼻黏膜和鼻翼损伤，气管插管导致的唇部压力性损伤等属于黏膜压力性损伤。由于损伤组织的解剖特点，黏膜压力性损伤无法进行分期。通过教师讲解，帮助学生拓宽知识面，引导学生关注学科前沿和新进展，培养学生积极主动的学习态度并树立终身学习的理念，追求真理、实事求是，激发学生探索求知的理性精神、批判创新的进取精神。

通过互动式教学，帮助学生掌握压力性损伤、器械相关性压力性损伤的概念，引导学生认识到不管是哪种压力性损伤，其发生的主要因素是一定是压力因素，而医疗器械相关性压力性损伤一定与使用医疗器械有关。通过教师讲解和剖析，引导学生分析问题时透过现象看本质，抓住问题实质，培养学生利用专业知识分析问题并解决问题的临床思维能力。

1.2　知识拓展

有压力性损伤风险的特殊人群

2019版《压疮/压力性损伤的预防和治疗:临床实践指南》在有压力性损伤风险的特殊人群中新增了"转运途中的患者"。若前往或往返于医疗机构(如救护车或在急诊室等待入院)的患者处于长时间不动的状态,可能有较高的压力性损伤风险,这一点在临床工作中易被忽略。这提示应加强医护人员对转运途中的患者也可能会发生压力性损伤的意识,并尽快将患者从硬板床转移到普通病床上。其他有压力性损伤风险的特殊人群包括重症患者,脊髓损伤患者,姑息治疗患者,肥胖患者,儿童,社区、老年护理和康复机构的患者及手术室患者。

【思政元素】

职业素养:精益求精的职业精神;敬佑生命、救死扶伤的医者精神。

南丁格尔精神:细心,具有爱心、耐心、责任心,乐于奉献。

【融入路径】

通过拓展教材之外但临床中常见的压力性损伤发生情况,提醒学生注意紧跟临床发展,及时更新知识,培养学生精益求精的职业精神和敬佑生命、救死扶伤的医者精神。同时,压力性损伤容易被忽视,这也提醒学生在以后的临床护理工作中,要细心,有责任心,有爱心,乐于奉献,激发学生对护理的热爱之情,积极传承和践行宝贵的南丁格尔精神。

1.3　问与答 2

问题:压力性损伤发生的原因有哪些?

参考答案:压力性损伤是局部和全身因素综合作用所引起的皮肤组织的变性和坏死,是一个复杂的病理过程。其必要因素是力学因素,通常是2～3种力联合作用所导致,力学因素又包括垂直压力、摩擦力、剪切力。除此以外还包括局部潮湿或排泄物刺激、营养因素、年龄因素、体温升高、矫形器械使用不当、机体活动/感觉障碍、急性应激因素等。

【思政元素】

职业素养:关心、爱护患者的爱伤观念;爱岗敬业、严谨求实的职业精神。

【融入路径】

通过学习互动,帮助学生掌握压力性损伤的相关知识,引导学生认识到压力性损伤发生的原因,帮助学生掌握相关专业知识。压力性损伤的发生是局部和全身因素综合作用的结果,它不是原发疾病,多数是由其他原发疾病未能很好地护理而造成的,因此压力性损伤的护理关键在于预防。压力因素是压力性损伤发生的主要原因,包括垂直压力、摩擦力和剪切力。其中垂直压力是最重要的因素,当持续性垂直压力超过毛细血管压(正常为16～32 mmHg)时,可阻断毛细血管对组织的血流灌注,致使局部组织的氧和营养物质供应不足,代谢废物排泄受阻,导致组织缺血、发生溃烂或坏死。垂直压力常见于长时间采用某种体位(如卧位、坐位)者,压力越大,持续时间越长,发生压力性损伤的概率就越高。只要施加足够压力并持续足够长的时间,任何部位都可发生溃疡。固定不动(如活动受限)是造成压力性损伤的元凶之一。摩擦力也是压力性损伤的压力因素之一,多来源于皮肤与衣、裤或床单表面的逆行阻力摩擦。尤其当床面不平整,如床单或衣裤有皱褶或床单有渣屑时,皮肤受到的摩擦力会增加。另外,患者在床上活动或坐轮椅时,皮肤随时可受到床单和轮椅表面的逆行阻力摩擦。搬运患者时,拖拉动作也会产生摩擦力而使患者皮肤受到损伤。因此搬运患者时应该将其抬起以减少摩擦力产生,避免拖、拉、拽等动作。剪切力由压力和摩擦力相加而成,与体位有密切关系。如半坐卧位时,骨骼由于重力作用向下滑行,皮肤及表层组织由于摩擦力仍停留在原位,从而导致两层组织(皮肤和骨骼)间形成剪切力。由剪切力造成的严重伤害早期不易被发现,且多表现为口小底大的潜行伤口。40%的压力性损伤发生在骶尾部,38%的压力性损伤发生在足跟部,这两个部位较易形成剪切力,在其他力学因素的共同作用下,这两个部位发生压力性损伤的概率特别高。引导学生在今后的临床工作中,一定要保持高度的责任心,关心爱护患者,对那些长时间卧床活动不便的患者,应协助其定时翻身,变换体位,可平卧位、侧卧位等多种体位交替采用,避免局部组织长时间受压,这是预防压力性损伤最重要的途径。引导学生在协助患者变换体位时,动作轻柔,避免拖、拉、拽,不给患者造成二次伤害,具有人文关怀素养。引导学生深刻认识到压力性损伤的发生不仅给患者带来痛苦、加重病情及延长患者康复的时间,严重时还会因继发感染引起败血症而危及生命。警示学生在今后的临床工作中必须加强患者皮肤护理,预防和减少压力性损伤,严格做到“七勤一注意”,即勤观察、勤翻身、勤按摩、勤擦洗、勤整理、勤更换、勤记录,注意交接班。让学生明白及时向患者及其家属进行健康宣教,利用自己所学的专业知识指导患者加强活动的重要性,从而自觉做到爱岗敬业、严谨求实、及时巡视与询问,培养学生的爱伤观念和敬业精神。

2. 知识点二:压力性损伤的分期及临床表现

2.1 案例分析

案例:患者程某,男,67 岁,178 cm,55 kg,因“直肠癌术后 8 年余,右侧跟骨转移”入院,目前正在进行全身化疗,局部放疗(第 2 疗程)。入院时诉右足疼痛,无法站立,轮椅推行入院。检查发现,患者臀部皮肤如图所示。

彩图

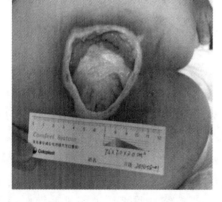

问题:根据图中所示,患者臀部皮肤属于压力性损伤的第几期? 如何判断?

参考答案:根据图中所示,患者臀部皮肤属于压力性损伤的第 4 期,即坏死溃疡期;判断依据为全层皮肤和组织缺失,真皮下层和肌肉层坏死,感染向周边及深部扩展,可见或可直接触及筋膜、肌肉、肌腱、韧带、软骨或骨头,甚至出现边缘内卷,窦道和(或)潜行。

【思政元素】
职业素养:严谨慎独的工作作风;爱岗敬业的职业精神;发现问题并分析、解决问题的临床思维能力、学以致用的能力;爱伤观念、职业认同感。

【融入路径】

通过案例教学,帮助学生牢固掌握压力性损伤第4期的临床表现,提高学生对知识的理解和运用能力,培养学生学以致用的能力。带领学生分析病例,加深学生对压力性损伤发生原因的理解,使学生明白高龄(67岁)、体重过低、营养不良(178 cm,55 kg,见于癌症患者、放化疗患者等)、疼痛引起的活动受限(右足疼痛、无法站立、长时间坐轮椅)均是患者发生压力性损伤的高危因素,使学生认识到相关问题的严重性,从内心深处意识到相关责任的艰巨,从而发自肺腑地认同自身的工作价值和责任,培养学生的职业认同感、严谨慎独的工作作风和爱岗敬业的职业精神。结合图片,剖析压力性损伤的临床表现和分期,帮助学生加深印象,使学生能够学会用专业知识解决实际问题,培养学生发现问题并分析解决问题的临床思维能力。展示图片,使学生能深刻认识到压力性损伤给患者带来的巨大痛苦,其加重了患者病情且延长了康复的时间,患者甚至会因继发感染引起败血症而危及生命。压力性损伤具有发病率高、病程发展快、难以治愈及治愈后易复发的特点,一直是护理领域的难题,目前临床上已将是否发生压力性损伤作为护理质量的评价指标之一。但是压力性损伤不是原发疾病,是由原发疾病未能很好地护理而造成的,关键在于预防。警示学生在今后的临床工作中必须时刻保持高度的责任心,关心爱护患者,加强巡视和观察,培养学生的爱伤观念和敬业精神。

2.2　问与答1

问题:压力性损伤分为哪几期,每一期的临床表现有哪些?

参考答案:美国国家压力性损伤咨询委员会(NPUAP)于2016年4月13日更新了压力性损伤的分期系统,更新的分期系统更准确地描述了完整或溃疡皮肤处的压力性损伤。压力性损伤分为六期,即1期(淤血红润期)、2期(炎性浸润期)、3期(浅度溃疡期)、4期(坏死溃疡期)、5期(深部组织损伤期)和6期(不可分期)。

压力性损伤的分期和临床表现

分　　　期	皮肤损伤程度	皮肤颜色	其他特点
1期 (淤血红润期)	皮肤完整	压之不褪色的局限性红斑	皮肤出现红、肿、热、痛或麻木。为可逆性改变
2期 (炎性浸润期)	部分表皮缺损伴真皮层暴露	浅表开放性溃疡,创面呈粉红色	完整或破损的浆液性水疱。为可逆性改变。该分期不能用于描述潮湿相关性皮肤损伤,如失禁性皮炎、皱褶处皮炎,以及医疗器械相关性皮肤损伤或者创伤伤口(皮肤撕脱伤、烧伤、擦伤)
3期 (浅度溃疡期)	全层皮肤缺损,可见皮下脂肪,但无筋膜、肌腱/肌肉、韧带、软骨/骨骼暴露	可见腐肉或焦痂,但未掩盖组织缺失的深度	可有潜行或窦道。不同解剖部位的组织损伤的深度存在差异,鼻梁、耳朵、枕骨和踝部由于没有皮下组织,溃疡可能是表浅的,脂肪丰富的区域会发展成深部伤

续表

分　　期	皮肤损伤程度	皮肤颜色	其他特点
4期（坏死溃疡期）	全层皮肤缺损，伴骨骼、肌腱或肌肉外露	创面基底可有腐肉和焦痂	常伴有潜行和窦道。损伤深度取决于解剖部位，可扩展至肌肉和（或）筋膜、肌腱或关节囊，严重时导致骨髓炎
5期（深部组织损伤期）	皮肤完整或破损，局部出现持续的指压不变白	皮肤深红色，栗色或紫色，或表皮分离后出现暗红色伤口或充血性水疱	可伴疼痛、坚硬、糜烂、松软、潮湿、皮温升高或降低。此期不可用于描述血管、创伤、神经性伤口或皮肤病。肤色较深部位，深部组织损伤难以检出，须在完成清创后方能准确分期
6期（不可分期）	全层皮肤和组织缺失	—	因创面基底部被腐肉和（或）焦痂掩盖，无法确认组织缺失程度。需去除腐肉和（或）焦痂后才能判断损伤程度。缺血肢端或足跟的稳定型焦痂，表现为干燥，紧密黏附，完整无红斑和波动感，不应去除

【思政元素】

南丁格尔精神：细心，具有爱心、耐心、责任心，乐于奉献。

职业素养：爱岗敬业的职业精神；具体问题具体分析的临床思维能力、发现问题并分析解决问题的临床思维能力、学以致用的能力；透过现象看本质的哲学思维；爱伤观念。

【融入路径】

利用大量的图片进行互动式教学，帮助学生牢固掌握压力性损伤的分期和临床表现，帮助学生克服畏难情绪、提升信心，提高学生对知识的理解和运用能力，培养学生利用专业知识解决实际问题的能力。带领学生分析压力性损伤每一期的临床表现，使学生深刻认识到这些原因导致的严重问题，从内心深处意识到相关责任的严重性，从而发自肺腑地认同自身的工作价值和责任，培养学生的职业认同感、严谨慎独的工作作风和爱岗敬业的职业精神。结合图片深入剖析压力性损伤每一期的临床表现的不同点，引导学生抓住问题的实质，使学生能够学会用专业知识解决实际问题，培养学生发现问题并分析解决问题的临床思维能力。展示图片，使学生更直观地感受到压力性损伤给患者带来的巨大痛苦，能够认识到压力性损伤的发生是一个由浅到深、由轻到重的渐进性过程。1期皮肤完整性未被破坏，仅出现暂时性血液循环障碍，为可逆性改变，如及时祛除致病因素，可阻止压力性损伤进一步发展，引导学生重视压力性损伤的预防，在今后的临床工作中对活动受限的人群，要切实履行相关责任，严谨慎独、爱岗敬业，用爱心、耐心、责任心真诚地为患者提供服务，加强巡视和观察，培养学生的爱伤观念、敬业精神，鼓励学生积极传承南丁格尔精神。

一般情况下,压力性损伤的发展是由浅到深、由轻到重的过程,但某些特殊病例例外,如个别急性或危重患者,可于 6～12 小时迅速出现溃疡期压力性损伤,肥胖患者可出现闭合性压力性损伤,即表皮完整,但内部组织已坏死。因此,护士应认真观察患者皮肤的改变,避免贻误病情而造成严重后果。引导学生具体问题具体分析,培养学生透过现象看本质的哲学思维。

2.3 知识拓展

知识拓展

全球住院成人患者压力性损伤的患病率和发生率

最新一项全球住院成人患者压力性损伤的患病率和发生率的系统综述和荟萃分析,共回顾了全球 2008 年 1 月至 2018 年 12 月的共 7489 项研究,42 项被纳入系统综述,其中 39 项符合荟萃分析条件,总样本为 2579049 例患者。研究结果显示,在全球范围内,压力性损伤患病率为 12.8%;发病率为 5.4/10000;住院成人患者医院获得性压力性损伤发生率为 8.5%;较常发生的压力性损伤是 1 期(43.5%)和 2期(28.0%),共占住院成人所有压力性损伤的一半以上;受影响较大的身体部位是骶骨、脚踝和臀部。本研究提示,压力性损伤的负担仍然巨大,超过十分之一的成人患者入院时受到影响。浅表压力性损伤,如 1 期和 2 期,是常见的压力性损伤阶段,是可以预防的。

【思政元素】

职业素养:培养学生心怀敬畏、充满热爱的职业认同感;始终把人民群众生命安全和身体健康放在首位,做一名值得党和人民信赖的新时代好护士。

【融入路径】

向学生推送全球住院成人患者压力性损伤的患病率和发生率的研究文献,帮助学生拓展相关知识。该研究系统地量化住院成人患者压力性损伤的患病率和发生率以及医院获得性压力性损伤率,并确定发生压力性损伤的常见阶段和受影响较大的解剖部位。研究结果显示全球住院患者的压力性损伤患病率和发病率较高。引导学生意识到压力性损伤是医院经常发生的不良事件,它会直接对患者和医疗系统产生负面影响,导致医院感染、疼痛和残疾、住院时间延长,导致发病率、死亡率增高以及医疗设施财务成本增加。这不仅严重影响患者的健康,还会给医疗保健系统造成相当大的经济负担。激励学生要学好专业知识和技能,培养学生心怀敬畏、充满热爱的职业认同感,热爱护理事业;引导学生始终把人民群众生命安全和身体健康放在首位,做值得党和人民信赖的新时代好护士。

2.4 案例分析

案例:患者张某,男,84 岁,因"畏寒、发热伴咳嗽 1 天"入院,诊断为"肺炎",既往有陈旧性脑梗死、脑血管性痴呆、左侧肢体偏瘫、肌力 0 级等病史。入院时,足跟部皮肤如下图所示。

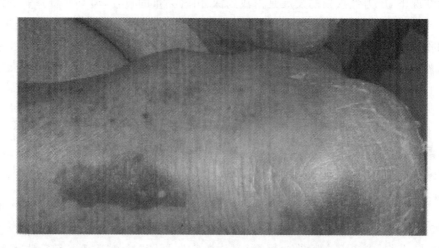

彩图

问题:根据图中所示,患者足部皮肤属于压力性损伤的第几期? 如何判断?

参考答案:根据图中所示,患者足部皮肤属于深部组织损伤。判断依据为皮肤完整,但受损部位颜色很深,且有充血水疱。

【思政元素】

职业素养:科学、客观、严谨、求实的职业操守;职业使命感和职业责任感。

南丁格尔精神:细心,具有爱心、耐心、责任心,积极传承和践行宝贵的南丁格尔精神。

【融入路径】

从图片来看,患者足跟部的皮肤颜色发红,皮肤完整,所以学生有可能会判断为压力性损伤第1期。这个判断是不准确的,虽然患者表面皮肤未破损,但并不是1期,很明显能看到深部有损伤。在临床上,这种情况属于深部组织损伤,表现为皮肤完整,但受损部位颜色很深,呈深红色、栗色或紫色,或有充血水疱,伴疼痛、硬块,可以判断深部组织一定有损伤。由于皮肤完整,深部组织损伤难以检出,肉眼无法判断损伤的程度,清创后方能准确分期。压力性损伤第4期与第1期的相同点是皮肤完整,区别是,压力性损伤第1期的皮肤有红斑,而深部组织损伤受损处皮肤颜色更深。医护人员为患者足跟部皮肤清创之后发现,此处全层皮肤缺损,肌腱外露,再准确判断属于压力性损伤第4期。让学生认识到判断压力性损伤的分期时只看表象是不够严谨和准确的,引导学生看待问题要透过现象看本质,对于无法准确判断的压力性损伤,需要进行清创处理后再准确判断分期,培养学生科学、客观、严谨、求实的职业操守。清创之后,患者皮肤和组织均缺损,肌腱甚至骨骼外露,足以感受到患者的痛苦,这也启示学生对待患者要有爱心和责任心,工作中更要耐心、细心,采用精心科学的护理帮助患者减轻痛苦,恢复健康,激发学生对护理的热爱之情,积极传承和践行宝贵的南丁格尔精神。

2.5 问与答2

问题:上述案例中张某除了足跟部,骶尾部皮肤也发生了严重的压力性损伤,如下图所示。张某骶尾部压力性损伤为第几期? 你是如何判断的?

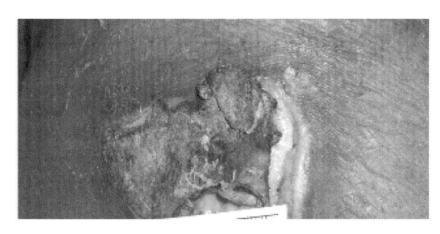

彩图

参考答案:案例中张某骶尾部压力性损伤为不可分期的压力性损伤,判断依据是疮面被大量的焦痂覆盖,肉眼无法判断损伤的程度,需要去除腐肉和焦痂,才能判定分期。

【思政元素】

职业素养:科学、客观、严谨、求实的职业操守;职业使命感和职业责任感。

南丁格尔精神:细心,具有爱心、耐心、责任心,积极传承和践行宝贵的南丁格尔精神。

【融入路径】

从图片上看,患者压力性损伤很严重,能清晰看见腐肉和焦痂,所以学生有可能会直接判断为压力性损伤第4期。但这样粗略判断是不严谨的。这个创面被大量的焦痂覆盖,肉眼无法判断损伤的程度,这种情况称为不可分期的压力性损伤。不可分期的压力性损伤是指全层皮肤和组织缺失,表面有腐肉和(或)焦痂掩盖,导致无法准确分期,待去除腐肉和焦痂,才能判定分期。提示学生注意区分:深部组织损伤是因为完整的皮肤覆盖了创面导致无法准确分期,而不可分期的压力性损伤的表皮不完整,是因为腐肉和(或)焦痂覆盖了创面导致无法准确分期。因此,为该患者清创之后,依据清创后伤口的情况,可很明确判断该患者骶尾部压力性损伤属于第4期。通过分析不可分期压力性损伤,提醒学生在以后的临床护理工作中,要根据每位患者的不同身体情况,具体问题具体分析。启发学生在临床工作中看问题要透过现象看本质,要具备客观、严谨、求真、求实的科学精神;培养学生科学严谨、精益求精的工作精神。同时,引导学生直观感受压力性损伤给患者带来的痛苦,培养学生的仁爱之心、爱伤观念,尊重患者,关爱生命,激发学生对护理的热爱之情,积极传承和践行宝贵的南丁格尔精神。增强学生的职业认同感、使命感和责任感,维护群众的健康和舒适,勇担社会责任。

3. 知识点三:压力性损伤的预防

3.1　问与答1

案例:患者程某,男,67岁,178 cm,55 kg,因"直肠癌术后8年余,右侧跟骨转移"入院,目前正在进行全身化疗,局部放疗(第2疗程)。入院时诉右足疼痛,无法站立,轮椅推行入院。检查发现,患者臀部皮肤属于压力性损伤的第4期,即坏死溃疡期。

问题:该患者发生压力性损伤的原因有哪些?

参考答案:该患者发生压力性损伤的原因有年龄因素、营养因素、体温升高、机体活动障碍、力学因素等。

【思政元素】

职业素养:严谨慎独的工作作风;爱岗敬业的职业精神;发现问题并分析解决问题的临床思维能力;爱伤观念、职业认同感。

南丁格尔精神:爱心、耐心、细心、责任心,积极传承和践行宝贵的南丁格尔精神。

【融入路径】

压力性损伤的发生原因有很多,是多种因素共同作用的结果,如本案例中患者 67 岁高龄;178 cm、55 kg 的消瘦体形;本身是癌症患者,目前正在接受放化疗,有营养不良的情况;右足疼痛、无法站立、长时间坐轮椅这些均是患者发生压力性损伤的主要原因。带领学生分析病例,查找原因,培养学生分析问题、解决问题的临床思维能力,同时使学生认识到这些因素导致的严重后果,从内心深处意识到自身角色的重要性,发自肺腑地认同自身的工作价值和责任,培养学生的职业认同感、严谨慎独的工作作风和爱岗敬业的职业精神。利用图片进行直观展示,培养学生的同理心,使其能够在今后的临床工作中自觉落实"七勤一注意",关心爱护患者,保护患者隐私,拥有高度的责任心,同时鼓励学生学会利用自身的专业知识和技能去传承南丁格尔精神。用爱心、耐心、责任心去帮助患者减缓症状,恢复健康,激发学生对护理的热爱之情,积极传承和践行宝贵的南丁格尔精神。

3.2　问与答 2

问题:如何预防压力性损伤的发生?

参考答案:压力性损伤的预防关键在于加强管理,消除危险因素。精心、科学的护理可将压力性损伤的发生率降到最低,可采取以下措施预防压力性损伤:①进行皮肤评估。评估皮肤时需要检查有无红斑,如有红斑,应鉴别红斑分布范围和分析其产生的原因。还应详细评估皮肤的温度、有无水肿、硬度和有无疼痛等。②采取预防性皮肤护理措施。摆放体位时,避免红斑区受压;保持皮肤清洁干燥,避免刺激;禁止按摩或用力擦洗易发生压力性损伤部位皮肤;失禁患者进行个体化失禁管理;使用皮肤保护用品或采取隔离防护措施。③进行营养筛查与营养评估。病情允许的情况下给患者高蛋白、高热量、高维生素饮食;水肿患者限制水和盐的摄入,脱水患者及时补充水和电解质。④进行体位变换。翻身 2 小时/次,必要时 30 分钟/次,避免拖、拉、推、拽;30°斜侧卧位;床头抬高低于 30°;避免使用环形或圈形器械。⑤选择和使用合适的支撑面。可选择使用泡沫床垫、气垫床、减压坐垫、医用级羊皮垫等,帮助调整组织负荷。⑥鼓励患者早期活动。⑦预防医疗器械相关性压力性损伤。⑧实施健康教育。

【思政元素】

职业素养:具体问题具体分析的临床思维能力;职业认同感、使命感和责任感。

科学精神:科学严谨、精益求精、慎独的工作精神。

南丁格尔精神:细心,具有爱心、耐心、责任心,积极传承和践行宝贵的南丁格尔精神。

【融入路径】

压力性损伤不仅给患者带来痛苦、加重病情及延长患者康复的时间,严重时患者还会因继发感染引起败血症而危及生命。然而压力性损伤多是由于其他原发疾病未能很好地护理而造成的皮肤损伤,而且压力性损伤的发展是由浅到深、由轻到重的过程,因此压力性损伤预防的关键在于加强管理,消除危险因素。引导学生认识到皮肤管理的重要性,自觉在工作中做到"七勤一注意"。交接班时必须采取床边交接的形式,重点查看受压部位的皮肤状况,切不可疏忽大意、玩忽职守,培养学生科学严谨、精益求精、慎独的工作精神。同时引导学生在工作中关心爱护患者,能够运用自身所学知识帮助高危人群防患于未然,具有预见性。教师通过讲解,让学生认识到皮肤评估在压力性损伤预防中的重要性,入院 8 小时内对患者皮肤进行及时、动态、客观地评估。综合、有效的结构化风险评估是有效预防压力性损伤的关键。评估的内容包括高危人群、危险因素和易患部位,应每隔一段时间重新评估一次,根据评估的结果采取相应的预防与护理措施,而非固定不变,培养学生具体问题具体分析的临床思维能力。引导学生了解到压力性损伤不是原发疾病,从而能够深刻认识到精心、科学的护理对预防压力性损伤的重要意义,明确自身角色的重要性,培养学生的职业认同感、使命感和责任感。培养学生的爱心、耐心、责任心,激发学生对护理的热爱之情,积极传承和践行宝贵的南丁格尔精神。

3.3　小组演示

案例:患者王某,女,75 岁,1 天前突发右侧肢体功能障碍和吞咽功能障碍,右上肢肌力 2 级,右下肢肌力 1 级,进食时出现呛咳,说话缓慢,吐字吃力,但尚能简单交流,门诊以"脑梗死"收入院。模拟医嘱如下。

临时医嘱单

姓名　王某　　科别　神经内科　　病室　神经内科1　　床号　1　　住院号　1234567

日　　期	时　间	医　　嘱	医生签名	执行时间	护士签名
20＊＊-＊＊-＊＊	＊＊:＊＊	压力性损伤的预防	＊＊		

演示小组的学生分别扮演患者和护士,按照压力性损伤的预防操作流程为患者进行护理操作。演示结束后,其他学生指出问题,然后教师点评和讲解重要步骤。

【思政元素】

南丁格尔精神:细心,具有爱心、耐心、责任心,积极传承和践行宝贵的南丁格尔精神。

职业素养:良好的沟通交流能力;以患者安全为中心,不过多暴露,不造成二次伤害的职业操守;关心爱护患者,尊重患者权利的爱伤观念;具体问题具体分析的临床思维能力;互助合作的团队精神。

【融入路径】

课前 1 周教师向学生发布小组演示任务"压力性损伤的预防"。课前 2 日,教师组织演示小组提前到实验室进行操作练习。课堂上,演示小组按照创设的临床情景进行操作演示,其他学生认真观看,演示结束后,指出问题及需要改进的地方。通过小组演示,以榜样示范法激发学生的学习动力和热情,培养学生的自主学习能力。通过角色扮演,引导学生学会换位思考,以己度人,关心爱护患者,牢记以患者安全为中心的理念,保护患者隐私,提升人文关怀素养。同时让学生认识到良好的沟通能力在临床工作中的重要性,引导学生重视情商的培养,培养学生的沟通交流能力。教师总结点评时反复强调一定要先检查皮肤的完整性和受损情况,具体问题具体分析,对于已经受损的皮肤则需禁止按摩,应根据压力性损伤的分期进行护理,同时按摩时注意手法、力度、部位并保护患者隐私,不过多暴露,警示学生在临床工作中时刻牢记以患者安全为中心的理念,维护患者的生命及权利,关心爱护患者,不造成二次伤害,培养学生的爱伤观念和具体问题具体分析的临床思维能力,提升职业素养。学生为顺利完成教师布置的小组演示任务,为达到最佳示范效果,愿意花更多的时间相互讨论、沟通协作,一遍遍练习,在此过程中培养了学生对专业的兴趣并通过学习和思考感受到了知识的力量,培养了学生良好的学习习惯、自主学习能力、独立思考的能力以及互助合作的团队精神。教师引导学生将"压力性损伤""酒精擦浴""床上擦浴"进行对比练习,分析三个操作的异同点,加深学生对相关知识的理解,提高学生的操作技能和动手能力。

3.4　小组练习

小组演示完成后,学生们分组练习,以小组为单位,到各自对应的床单位进行操作练习,教师巡回指导,每人至少练习 2 遍。第 1 遍,一人练习,其他成员对照操作步骤给予指导。第 2 遍,其他成员对照操作步骤给予评分,告知错误并给予纠正。小组成员在练习过程中共同完成练习反馈"帮帮我"(自己不懂、不会、容易犯错的地方)、"考考你"(觉得别人可能存在困惑的地方,可以挑战别人的地方),"亮闪闪"(感受最深、受益最大的内容)。

【思政元素】

职业素养:精益求精的职业精神;以患者安全为中心的爱伤观念;互助合作的团队精神。

【融入路径】

"帮帮我"的练习反馈环节,有助于培养学生的观察能力、发现问题的能力,对自己不懂、不会、容易犯错的地方有更清醒的认识,带着这个目标去学习和提高,有助于激发学生学习的主动性;"考考你"的练习反馈环节,有助于培养学生的质疑和反思能力,使学生反思中不断改进,培养学生的精益求精的职业精神;通过"亮闪闪"的练习反馈环节,引导学生学会换位思考,关心爱护患者,培养学生的爱伤观念;最后在总结环节再次强调按摩的力度、手法和时间,使学生明白按摩是为了促进皮肤的血液循环,防止皮肤长时间受压后导致血液循环障碍而增高压力性损伤的发生率,但是按摩力度要适中,不能过大,以免加重皮肤损伤,使学生从内心深处意识到相关责任的重要性,能够对自身的工作和职责产生认同感,培养学生爱岗敬业的职业精神以及严谨慎独的职业操守。通过练习反思与总结,团队成员能团结互助、共同进步,培养学生的团队协作能力。

3.5　问与答 3

案例:某日,责任护士在交接班时发现一肿瘤患者的骶尾部发红,局部有一小水疱,患者诉灼痛,疼痛数字评分法(NRS)评分 2 分。局部予碘伏消毒处理后,用无菌注射器抽出疱液。次日查房,见原有的水疱又鼓了起来,还多了一个小水疱。

问题:骶尾部的水疱一定是压力性损伤吗?

参考答案:案例中的患者是直肠癌患者,目前正在接受放疗,骶尾部没有受压。综合评估后,判断该患者的皮肤问题是 3 级放射性皮炎。

【思政元素】

职业素养:分析问题并解决问题的临床思维能力。

科学精神:科学严谨、精益求精、慎独的工作精神。

【融入路径】

教师带领学生分析案例中患者骶尾部水疱发生的原因。遇到案例中这样的情况,不能凭经验或者感觉就判断为压力性损伤,而是要评估患者的综合情况。例如,患者生活能不能自理? 局部是否受压? 营养情况如何? 有没有大小便失禁? 而对于肿瘤患者还需要了解其病情,是否做过放疗等。在引导学生分析和思考的过程中,培养学生分析问题、解决问题的临床思维能力。同时,要通过此案例,帮助学生理解放疗所致的皮肤损伤,并与压力性损伤的皮肤损伤区分开。放疗所致皮肤损伤的处理办法与其他类型的皮肤损伤是一致的。但是,如果是压力性损伤,则要避免继续受压,而若为 3 级放射性皮炎,则需暂停放疗,二者的处理方法有所不同。对于该患者,予以暂停放疗,不刺破小水疱的措施。保持肛周皮肤清洁,便后用温水清洗肛周,取三乙醇胺乳膏每日敷用 2～3 次,轻轻按摩以促使皮肤吸收,夜间睡眠时尽量使肛周皮肤处于暴露状态。教师带领学生回顾教材上所讲述的水疱的处理方法,并分析案例中的水疱为何采取对应措施后又再次出现,引出放射性皮炎,拓宽学生的知识面,培养学生勤学善思的品德,使学生明白压力性损伤和放射性皮炎所引起的水疱处理方式的不同,培养学生科学严谨、精益求精、慎独的工作精神。

3.6　情感升华

通过课外实践活动深入社区,以压力性损伤高危人群为对象,进行压力性损伤预防、居家护理知识宣讲、技能培训活动等。

【思政元素】

职业素养:医者的职业使命感和责任感。

【融入路径】

教师带领学生深入社区,针对社区中压力性损伤的高危人群,宣讲预防压力性损伤的科学知识,从饮食与营养、身体活动、体位变换、清洁卫生等各方面指导压力性损伤高危人群预防措施。帮助那些有需要的居民有效预防压力性损伤的发生。同时,学生在社区实践活动中也能切实感受到居民对相关知识和技能的需求,进一步激励学生学好专业知识和技能,增加学生的职业成就感和践行健康中国行动的自豪感,培养学生的职业使命感和职业责任感,提升职业素养。

(柯　丽)

第三课　压力性损伤的治疗与护理、休息与活动

一、思政目标

(1) 学生具有职业认同感、职业使命感;具有爱岗敬业、精益求精的职业精神;具有互助

合作的团队精神,以及良好的职业道德、职业情感。

(2)学生能够尊重、关心和爱护患者,具有仁爱之心、爱伤观念;具有爱心、耐心、责任心和乐于奉献的精神;具有敬佑生命、救死扶伤的医者精神和无私奉献、大爱无疆的南丁格尔精神。

(3)学生具有良好的职业道德和职业情感和科学严谨、精益求精、慎独的工作精神;具有科研意识、创新意识;具有科学严谨的工作精神。

二、思政方法

1. 导入

案例:患者程某,男,67 岁,178 cm,55 kg,因"直肠癌术后 8 年余,右侧根骨转移"入院,目前正在进行全身化疗,局部放疗(第 2 疗程)。入院时诉右足疼痛,无法站立,轮椅推行入院。检查发现,患者臀部皮肤如图所示。化疗第 4 天,患者诉口腔疼痛,检查发现口腔颊部 3 处黏膜红斑伴肿胀。目前患者神志清楚,睡眠差,常因疼痛失眠。

问题:针对案例中患者的压力性损伤,应该如何治疗与护理?

彩图

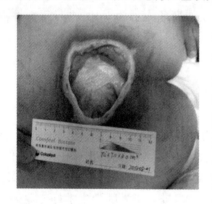

参考答案:患者压力性损伤严重,需要积极治疗原发疾病,补充营养,进行全身抗感染治疗和心理护理。加强局部伤口的处理:首先对伤口进行评估测量并记录压力性损伤的部位、大小(长、宽、深),创面组织形态,渗出液情况,有无潜行或窦道,伤口边缘及周围皮肤状况等。该患者伤口评估的情况如下:部位为骶尾部,大小 7.5 cm × 7.0 cm × 2.0 cm,3、6、9、12 点处潜行 2.8 cm、1.5 cm、5.5 cm、1.5 cm,伤口基底 75% 为黄色腐肉,25% 呈红色,伤口类型为慢性感染伤口,周围皮肤红肿明显,伤口有大量渗液,有恶臭,伤口边缘不规则,皮温偏高,疼痛 4 分。还应进行疼痛处理、药物治疗,必要时手术治疗等。

【思政元素】

职业精神:职业认同感、职业使命感和职业责任感。

科学精神:分析问题和解决问题的能力、临床思维能力。

【融入路径】

通过案例教学引导学生思考如何促进患者舒适,提高患者生活质量。案例中患者压力性损伤问题严重,在为其制订护理方案时要引导学生积极思考,不仅要关注患者局部伤口处理后的护理,患者疼痛的护理,也要重视疾病本身,重视人,用整体观去发现问题,采取整体的全身护理措施来帮助患者解决问题,促进舒适。培养学生分析问题和解决问题的临床思维能力。同时,无论是局部还是全身的治疗和护理,都离不开护士专业的知识和技能,只有精心科学的护理才能帮助患者减轻痛苦,恢复健康,这也启发学生要时刻牢记医学的初衷是维护人的健康,增强学生的职业认同感、使命感和责任感。

2. 知识点一:压力性损伤的治疗和护理

2.1 教师讲解

压力性损伤各期的治疗要点和护理要点如下。

1 期(淤血红润期):此期患者的皮肤已破损,不提倡局部皮肤按摩,防止造成进一步伤害。局部可使用半透膜敷料或水胶体敷料加以保护,防止尿液、汗液等对皮肤的浸渍。此期护理的重点是祛除致病因素,防止压力性损伤继续发展。

2 期(炎性浸润期):此期的护理重点是保护皮肤,预防感染。对于小水疱,可减少摩擦,防止其破裂、感染,促使其自行吸收。对于大水疱,进行无菌抽液,局部消毒后无菌包扎。消毒已破溃的创面及周围皮肤后用无菌敷料包扎。

3 期(浅度溃疡期):此期护理的重点是清洁伤口,清除坏死组织,处理伤口渗液,促进肉芽组织生长,预防和控制感染。注意根据伤口类型选择伤口清洗液。创面无感染时多采用生理盐水进行冲洗;创面有感染时,需根据创面细菌培养及药物敏感试验结果选择消毒液或抗菌液以达到抑菌或杀菌目的,从而控制感染和促进伤口愈合。

4 期(坏死溃疡期):此期的工作重点是去腐生新,采取清创术清除焦痂和腐肉,处理伤口潜行和窦道以减少无效腔,并保护暴露的骨骼、肌腱和肌肉。对深达骨质、保守治疗不佳或久治不愈的压力性损伤可采取外科手术治疗,如手术修刮引流、植皮修补或皮瓣移植术等。对于该患者,应先清除腐肉,用 0.9%氯化钠溶液彻底冲洗、清洗创面,十点法取表面分泌物送细菌培养,用 3%双氧水冲洗腔隙,湿敷创面,用 0.9%氯化钠溶液再次冲洗、清洗创面,抹干创面,再用 5%络合碘纱布填充腔隙,湿敷创面,以无菌棉垫包扎,每日换药一次。

【思政元素】

职业精神:敬佑生命、救死扶伤的医者精神。

科学精神:科学严谨、精益求精、慎独的工作精神。

南丁格尔精神:细心,具有爱心、耐心、责任心,乐于奉献。

【融入路径】

压力性损伤各期的治疗和护理均离不开护士的专业知识和技能,压力性损伤每一期的临床表现不同,每一位患者的身心状况也不同。因此,要让学生意识到,在临床护理工作中,护理不同分期的压力性损伤患者时要具体问题具体分析,采取相应的措施。培养学生科学严谨、精益求精的工作精神。压力性损伤的治疗和护理工作是细致入微的,涉及伤口的管理、饮食的管理、体位的管理等各方面,唯有护士精心、耐心护理,才能帮助患者减轻痛苦。以此激发学生的爱心、耐心、责任心和乐于奉献的精神,激发学生对护理的热爱之情,积极传承和践行宝贵的南丁格尔精神,培养学生敬佑生命、救死扶伤的医者精神;引导学生学好专业知识和技能,将来学以致用,维护群众的健康和舒适,勇担社会责任。

2.2 知识运用

案例:患者王某,晚期直肠癌患者,行走自如,正在进行放疗,由于其女儿家离医院较近,早上查房在病房,做完放疗就请假回家。2024 年 3 月 30 日下午,患者向责任护士报告右髋部有一水疱 3 天了,且有疼痛,营养风险筛查(NRS)评分 2 分。经了解,患者每天回家后一人无聊,就躺在床上看电视,而家里的电视位置刚好需要患者处在右侧卧位才能看,所以导致右髋部出现水疱(约 2 cm×1.5 cm)。责任护士将该水疱诊断为 2 期压力性损伤,并进行了专业处理。具体方法如下。

第一次换药:2024年3月30日15:00碘伏棉球消毒水疱及周围皮肤,待干后用水胶体溃疡贴(10 cm×10 cm)固定,四周用3M敷贴(6 cm×7 cm)加固,嘱患者缩短处于右侧卧位的时间。

2024年3月31日评估:敷贴固定妥当,局部无渗液。

2024年4月1日评估:敷贴固定妥当,局部无渗液,触之水疱已无隆起感。

第二次换药:2024年4月6日 第一次换药1周后。揭开水胶体溃疡贴后局部伤口痂皮已脱落,创面已愈合,患者主诉局部无疼痛,NRS评分0分。

按第一次方法换药。继续使用水胶体溃疡贴和3M敷贴固定。目的是保护局部皮肤,减轻局部压力。

该案例属于住院期间发生的压力性损伤,护士上报了不良事件。最后事情得以妥善解决,护士按规范积极处理伤口,告知患者定时更换卧位,加强交接班。此次不良事件后,科室讨论后认为,对于行动自如的患者,也要评估皮肤情况。

【思政元素】

职业素养:职业认同感、职业使命感和职业责任感。

科学精神:科学严谨、精益求精、慎独的工作精神。

南丁格尔精神:细心,具有爱心、耐心、责任心,乐于奉献。

【融入路径】

通过分享临床案例,让学生了解水疱的处理方法。培养学生的仁爱之心、爱伤观念,尊重患者,关爱生命;增强学生的职业认同感、使命感和责任感。该患者属于压力性损伤高危人群,护士与该患者沟通不足,健康教育不到位,该患者居家期间体位不合理,右髋部长期受压,导致了不良后果。这启示学生在以后的临床护理工作中不仅要做一名专业的护士,用自己的专业知识帮助患者减轻病痛,恢复健康,也要做一名合格的管理者,管理好患者的整个护理过程,更要扮演好教育者和咨询者的角色,在工作中有预见性,防患于未然,运用自己的知识及能力,根据患者的具体情况对患者及其家属实施健康教育。培养学生科学严谨、精益求精、慎独的工作精神。护理工作无小事,该患者压力性损伤的发生也有护士细心和责任心不够的原因,这启示学生做好临床护理工作必须要有爱心、耐心和责任心,激发学生对护理的热爱之情,积极传承和践行宝贵的南丁格尔精神。

2.3 小组讨论

案例:患者,男,82岁,于8月22日18:30分入院,合并多种慢性病,胸闷、气喘、全身湿冷大汗,不能平卧,自带骶尾部一处陈旧性3 cm×3 cm 1期压力性损伤,左髋部有一处2 cm×3 cm 1期压力性损伤,右髋部有一处3 cm×4 cm 1期压力性损伤,Braden评分9分。8月23日16:00未交接皮肤情况。8月24日骶尾部演变为3 cm×3 cm 2期压力性损伤。

问题:若你是这个患者的责任护士,接手患者时针对患者已经存在的压力性损伤应该如何处理?住院期间,如何防止压力性损伤加重或者新压力性损伤的出现?

参考答案:

(1)院外带入压力性损伤:拍照,注明"带入压力性损伤",评估面积与分级。老年患者,在住院期间还可能发生难免压力性损伤,进行评分,上报护理部。

（2）防治：清洗创面、消毒，贴泡沫敷料保护创面，高危部位也同时贴上减压贴，遵医嘱及时应用抗生素防止感染。为患者铺气垫床，放置翻身枕，每班床头交接查看皮肤情况，交班时清楚描述部位、大小、分期及压力性损伤性质，有无进展，有无好转，患者可否自行翻身，营养状态等；必要时请专科护士会诊。

【思政元素】

法治素养：树立法治意识，引导学生学习并践行《护士条例》等相关法律法规，增强安全意识与自我保护能力，弘扬社会主义法治精神；维护患者的权利。

职业素养：心怀敬畏、充满热爱的职业认同感；博爱仁心、无私奉献的职业品格；爱岗敬业、精益求精的职业精神；敬佑生命、救死扶伤、甘于奉献、大爱无疆的医者精神。

南丁格尔精神：细心，具有爱心、耐心、责任心，乐于奉献，激励学生热爱护理事业。

【融入路径】

将学生分成若干小组，每 3～4 人为一个小组，小组成员间充分交流和讨论后将本组讨论结果进行汇总，然后派一位代表向其他同学分享答案。通过小组合作，培养学生的团队合作能力、表达交流能力。通过讨论和分析临床案例，培养学生分析问题和解决问题的能力，提升学生的临床思维能力。案例中患者为院外带入压力性损伤，要提醒学生特别注意，依据医院具体压力性损伤管理流程，做好入院评估，上报压力性损伤情况，落实管理措施。这些措施一方面是科学管理患者压力性损伤的必需流程，同时也是维护患者的权利和避免产生护患沟通矛盾甚至医疗纠纷的必要措施。也要特别警示学生，对于院外带入压力性损伤，如果没有做好入院评估和上报，有可能带来的护患纠纷问题。必须帮助学生树立法治意识，培养学生的法治观念，引导学生学习并践行《护士条例》等相关法律法规，提高学生的安全意识和自我保护能力，弘扬社会主义法治精神。

另外，对于该患者要防止压力性损伤加重或者新压力性损伤的出现，做好压力性损伤的预防措施和护理措施，对待患者细心，具有爱心、耐心和责任心。增强学生敬佑生命、救死扶伤的医者精神和科学严谨、精益求精、慎独的工作精神，增强职业使命感。

3. 知识点二：活动

3.1 问与答

案例：患者程某，男，67 岁，178 cm，55 kg，因"直肠癌术后 8 年余，右侧跟骨转移"入院，目前正进行全身化疗，局部放疗。患者长期卧床，入院时诉右足疼痛，无法站立，轮椅推行入院。检查发现，骶尾部 4 期压力性损伤，左侧下肢能够抬起并对抗阻力，但肌力减弱，右下肢只能在床面平行移动少许位置，不能抬起；活动时既需要帮助，也需要设备和器械。化疗第 4 天，患者诉口腔疼痛，检查发现口腔颊部 3 处黏膜红斑伴肿胀。目前患者神志清楚，睡眠差，常因疼痛失眠。

问题：长期卧床对身体有哪些影响？你如何指导患者进行下肢活动？

参考答案：

（1）活动受限对机体的影响：①对皮肤的影响：压力性损伤。②对运动系统的影响：腰背痛；肌张力减弱、肌肉萎缩；骨质疏松、骨骼变形，甚至发生病理性骨折；关节僵硬、挛缩、变形，出现垂足、垂腕、髋关节外旋及关节活动范围缩小。③对心血管系统的影响：体位性低血压和静脉血栓形成。④对呼吸系统的影响：坠积性肺炎。⑤对消化系统的影响：食欲下降、厌食、便秘。⑥对泌尿系统的影响：尿潴留、泌尿系统结石、泌尿系统感染。⑦对心理状态的影响：焦虑、恐惧、失眠、自尊的改变、愤怒、挫折感等。

（2）指导患者下肢活动，包括关节活动范围练习、等长练习、等张练习。帮助患者右下肢进行被动的关节活动练习，包括髋关节、膝关节的活动（等张练习），避免踝关节活动，以免引起患者疼痛。指导患者左下肢进行主动的关节活动练习，包括髋关节、膝关节、踝关节的各种主动活动，可采用"渐进抗阻练习法"，逐渐增加肌肉阻力。

【思政元素】

职业素养：对护理专业充满热爱的职业认同感；爱岗敬业、精益求精的职业精神。

南丁格尔精神：细心，具有爱心、耐心、责任心，乐于奉献。

科学精神：培养学生客观、科学、严谨的工作作风。注重培养学生的独立思考能力及实事求是的科学精神。

【融入路径】

通过临床案例启发学生思考，患者如果活动受限，会给其身体带来一系列不良影响，严重时甚至危及生命。然而患者往往因为各种原因，如自身身体状况不好，不懂得如何科学活动，或者不知道活动的重要性，而出现活动受到限制的情况。这就要求护士做好健康教育和健康指导，让患者及其家属认识到身体活动的重要性以及活动受限对身体的不良影响，鼓励患者积极主动进行身体活动。同时指导、监督患者活动，帮助患者减少相关并发症，减轻痛苦，早日恢复健康。这也体现了护理工作的价值和意义，激发学生对护理专业的热爱之情，增强学生的职业认同感。同时引导学生在以后的临床工作中要细心，有耐心和责任心，发扬乐于奉献的精神，积极传承和践行宝贵的南丁格尔精神。同时，指导患者下肢活动时首先要准确判断患者的活动能力以及患者的肌力。再为患者制订符合患者身体情况的专业活动计划。引导学生成为一名专业的护理决策者，应用专业的知识和技能帮助患者恢复健康，发扬爱岗敬业、精益求精的职业精神。培养学生客观、科学、严谨的工作作风，注重培养学生的独立思考能力及实事求是的科学精神。

3.2 小组讨论

案例：患者吴某，女，76 岁，既往有脑梗死、糖尿病病史。本次行"L4/5、L5/S1 椎间盘髓核摘除术，钉棒系统内固定术"，术后护士按护理常规对患者进行床上活动指导，因其体力差，依从性不好，执行不到位。术后第 7 天，患者诉右小腿出现疼痛，责任护士查体：患者右下肢腓肠肌处有压痛，右足背动脉搏动减弱，右足及小腿肿胀（＋＋），立即报告值班医师，诊断：右下肢腘静脉栓塞。

问题：请对该事件的原因进行分析，并提出纠正措施。

参考答案：

（1）事件原因分析。

①直接原因：对术后深静脉血栓形成（DVT）的高危患者，缺乏相关医疗护理措施，患者术后并发 DVT。

②责任护士预防 DVT 的护理措施缺乏个性化，仅简单执行预防性 DVT 的护理常规，对因患者体力不足不能够完成者重视不够，未进行个性化的调整。

（2）纠正措施。

①完善护理规范:检查科室预防或减少DVT的护理规范是否完善,完善相关规范。培训护士,建立并使用DVT风险评估单,以增强评估的应用性,使护士有章可循、有章必循。

②加强培训:通过相关培训,责任护士可以有针对性地为患者采取相应的预防DVT的护理措施。

【思政元素】

职业素养:心怀敬畏、充满热爱的职业认同感;博爱仁心、无私奉献的职业品格;爱岗敬业、精益求精的职业精神;敬佑生命、救死扶伤、甘于奉献、大爱无疆的医者精神。

南丁格尔精神:细心,具有爱心、耐心、责任心,乐于奉献。

【融入路径】

将学生分成若干小组,每3～4人为一个小组,小组成员间充分交流和讨论后将本组讨论结果进行汇总,然后派一位代表向其他同学分享答案。通过小组合作,培养学生的团队合作能力、表达交流能力。通过临床案例分析,培养学生的临床思维能力和批判思维能力。分析案例中不良事件发生的原因,引导学生增强风险意识和树立以患者安全为中心的意识,对待患者细心,具有爱心、耐心和责任心。增强学生敬佑生命、救死扶伤的医者精神和科学严谨、精益求精、慎独的工作精神,增强职业使命感。案例中患者术后不幸发生了并发症深静脉血栓形成(DVT),除了患者自身身体原因外,还有一个原因是护士预防DVT的护理措施缺乏个性化,没有做好对患者身心状况的评估工作,仅简单执行预防性DVT的护理常规,对因患者体力不足不能够完成者重视不够,未进行个性化的调整。这警示我们,作为医学生和未来的护理工作者,必须具备高度的责任心,爱岗敬业,精益求精,在观察病情的过程中,要具体问题具体分析,重视每一位患者的身体及心理状况,要有爱心,要细心,尊重和爱护患者,维护患者权益,保证患者安全。相反,如果工作中缺乏高度的责任心,不够细心,疏忽大意,则会给患者的身心健康带来不良后果。培养学生的爱心、耐心、责任心和乐于奉献的精神,激发学生对护理的热爱之情,积极传承和践行宝贵的南丁格尔精神。

4. 知识点三:休息与睡眠

4.1 热点分享

热点分享

"火场中的逆行者,睡眠被剥夺!"

盛夏高温干旱来临,某地区突发山林火灾。每当此时,永远有一群人主动请战,冲锋在前,成为火场中的逆行者,他们就是消防员。为挽救人民群众财产及生命安全,他们往往通宵奋战,睡眠被严重剥夺。累到筋疲力尽之时,他们只能和衣而睡,有的睡在地板上,有的直接睡在山林路边。他们的睡姿让人心疼。救民于水火,助民于危难,向每一位逆行的消防官兵致敬。

【思政元素】

家国情怀:大局意识,激发家国情怀;胸怀祖国、服务人民的爱国精神。

职业素养:敬佑生命、救死扶伤、甘于奉献、大爱无疆的医者精神。

【融入路径】

当人民群众生命和财产安全受到威胁时,消防官兵总是不顾自身安危,逆行而上,去保障生命财产安全。这高度体现了他们的大局意识和服务人民的爱国精神,也表现了他们高度的职业使命感和责任感。这也启发学生,作为未来的医务工作者,救死扶伤是职业使命,维护人民健康是职业责任,要学好专业知识和技能,有大局意识,将个人价值与社会价值相结合为社会做贡献。培养学生成为把人民群众生命安全和身体健康放在首位、值得党和人民信赖的新时代好护士。

4.2　小组讨论

案例:患者李某,70 岁,入院诊断为"腰椎压缩性骨折",入院后给予一级护理,绝对卧床,神志清楚,生命体征平稳,因腰部疼痛睡眠较差,其家属聘请一名护工 24 小时看护。入院第四天 23:00,患者想去洗手间小便,因护工睡在一米以外的折叠床上,怕麻烦不想叫醒她,于是自己尝试起身去洗手间,起身过程中站立不稳,摔坐在地上,导致股骨颈骨折,后进行了关节置换手术。

问题:请对该事件发生的原因进行分析,并提出纠正措施。

参考答案:

(1) 事件发生原因分析。

①直接原因:患者本人的跌倒风险意识和自我保护意识不强,不了解卧床休息的必要性。过于逞强,擅自离床活动而致跌倒。

②护士对该患者防跌倒的健康宣教不足,未做好防坠床、防跌倒的预防与警示工作。

③当班护士对患者病情及睡眠情况评估不足,未能将其作为重点患者进行高密度巡视,也未对患者的睡眠情况进行护理干预。

④所请护工对患者照护不足,自己睡觉前未对患者做好夜间安全防护,未嘱咐患者随时呼叫。

(2) 纠正措施。

①病床使用床边护栏,限制患者离床活动。按疾病护理常规嘱咐卧床休息。

②责任护士对患者病情、身体情况、睡眠情况及跌倒风险重新评估,根据评估结果制订完善的护理计划和安全护理措施。

③耐心指导患者了解自己的病情和身体状况,建立自我安全意识,对患者及其家属进行有效的疾病常识和防跌倒宣教,悬挂相应的警示标志。

④针对腰椎压缩性骨折,培训陪护人员对患者的生活照护、卧位护理和安全护理等的技能;对不负责的护工进行批评教育或更换。

【思政元素】

职业素养:心怀敬畏、充满热爱的职业认同感;博爱仁心、无私奉献的职业品格;爱岗敬业、精益求精的职业精神;敬佑生命、救死扶伤、甘于奉献、大爱无疆的医者精神。

南丁格尔精神:细心,具有爱心、耐心、责任心,乐于奉献。

【融入路径】

将学生分成若干小组,每 3～4 人为一个小组,小组成员间充分交流和讨论后将本组讨论结果进行汇总,然后派一位代表向其他同学分享答案。通过小组合作,培养学生的团队合作能力、表达交流能力。通过临床案例分析,培养学生的临床思维能力和批判思维能力。分析案例中不良事件发生的原因,引导学生增强风险意识和树立以患者安全为中心的意识,对待患者细心,具有爱心、耐心和责任心,激发学生对护理的热爱之情,积极传承和践行宝贵的南丁格尔精神。增强学生敬佑生命、救死扶伤的医者精神和科学严谨、精益求精、慎独的工作精神,增强职业使命感。案例中患者不幸在医院发生了跌倒,导致患者又进行了手术,给患者身心都带来很大伤害。患者本人的跌倒风险意识和自我保护意识不强,不了解卧床休息的必要性。过于逞强,擅自离床活动而致跌倒。其中很重要的原因是护士对该患者防跌倒的健康宣教不足,未做好防坠床、防跌倒的预防与警示工作。同时当班护士也忽视了患者存在的睡眠问题,这一系列的工作失误导致了不良后果。这警示我们,作为医学生和未来的护理工作者,必须具备高度的责任心,爱岗敬业,精益求精,在观察病情的过程中,要具体问题具体分析,重视每一位患者的身体及心理状况,要有爱心,要细心,尊重和爱护患者,维护患者权益,保证患者安全。相反,如果工作中缺乏高度的责任心,不够细心,疏忽大意,则会给患者的身心健康带来不良后果。

4.3　小组汇报:失眠

汇报主题:住院患者的睡眠有什么特点?

要点提示:失眠的发生率、睡眠缺乏的危害、改善睡眠的方法等。

【思政元素】

职业素养:职业认同感、职业使命感和职业责任感。

科学精神:批判创新的科学精神,互助合作的团队精神。

【融入路径】

将学生分成若干小组,每3～4人为一个小组,小组成员间既有分工又有合作,通过小组合作,收集资料、准备课件、课堂汇报,培养学生的团队合作能力、表达交流能力;小组汇报住院患者睡眠特点,让学生关注住院患者睡眠问题,了解住院患者睡眠特点,重视睡眠问题对患者身心健康的危害,并应用所学护理知识和技能帮助患者改善睡眠,帮助患者恢复健康。培养学生良好的职业认同感、使命感和责任感。增强学生敬佑生命、救死扶伤的医者精神。

4.4　知识拓展

知识拓展

《中国睡眠研究报告2024》

2024年3月19日,由社会科学文献出版社出版的《中国睡眠研究报告2024》(以下简称《报告》)发布,全面分析了数字化时代对大众睡眠质量的深度影响,提出手机成瘾影响睡眠,互联网数字化相关职业睡眠问题突出。《报告》指出,2023年我国居民睡眠指数为62.61分,比上一年下降了5.16分;63.7%的被调查者在22—24时上床睡觉,71.2%的被调查者在6—8时起床,48.2%的被调查者能在半小时左右入睡;每晚平均睡眠时长为7.37 ± 1.35小时,与2022年的7.37 ± 2.21小时持平。随着科技的进步和社会的发展,智能手机在扩展了社交、娱乐和学习方式的同时也带来了手机过度使用和可能增长的手机成瘾问题,手机成瘾也是影响睡眠质量的重要因素。因此,提高睡眠质量,需要降低居民的手机成瘾程度。

【思政元素】

职业素养:心怀敬畏、充满热爱的职业认同感,爱岗敬业、精益求精的职业精神;始终把人民群众身体健康放在首位,做值得党和人民信赖的新时代好护士。

【融入路径】

睡眠障碍现已成为影响全球人类健康的一个突出问题。其中生活方式对睡眠有着直接的影响。特别突出的是大学生群体,大学生手机使用时长偏高。为了改善睡眠健康,建议加强睡眠科普教育,培养健康的睡眠习惯,特别是对于年轻一代。通过这些与大学生息息相关的权威调查数据,让学生意识到,睡眠与生活习惯直接相关,良好的生活习惯有利于睡眠。良好的睡眠更是健康生活的基石。维护健康、促进健康本身就是医务工作者的职业使命。作为医学生,要从自身做起,养成良好的生活习惯,追求健康、科学的睡眠模式,呈现好的睡眠状况,维护自身健康。同时,更要学好专业知识和技能,通过了解人们当前的睡眠状况和面临的挑战,在以后的工作中采取相应的措施,帮助人们改善睡眠质量,从而提升他们整体的生活质量。以此培养学生心怀敬畏、充满热爱的职业认同感和爱岗敬业、精益求精的职业精神,培养学生成为始终把人民群众身体健康放在首位、值得党和人民信赖的新时代好护士。

4.5 小组作业

案例:患儿,女,30天,因"新生儿呼吸窘迫综合征、早产儿、极低出生体重儿"收住新生儿科无陪护病房。置于早产儿培养箱内保暖并进行机械通气。为防止患儿头部转动而发生脱管,按医嘱使用新生儿头部固定架进行头部约束,约束前对家属简单告知。护士每天查看头部约束情况一次,但未改变患儿头部体位。7天后,护士发现患儿枕部发生 2 cm×2 cm 压力性损伤、局部皮肤坏死。查无护理记录。

问题:导致此事件发生的原因有哪些?针对此事件可以给予哪些纠正措施?

参考答案:

(1)事件原因分析。

①直接原因:患儿头部约束固定于一个体位的时间过长,导致枕部压力性损伤。

②约束前对患儿家属告知不足:只做了简单告知,未详细向患儿家属说明约束的适应证、实施约束的目的、约束的目标、约束的起始时间、约束存在的风险等。

③约束工具选择不当:头部固定架无弹性,作为约束工具使用时间过长,容易造成约束部位压力性损伤。

④护士约束操作技能不足:护士未掌握约束工具的使用原则,对头部固定架约束护理操作方法不正确。

⑤约束期间护理不到位:未对约束患儿重点看护,未挂警示标识;约束后未及时巡视观察,护士每天才查看一次;未定时改变患儿头部体位;未观察患儿约束部位皮肤及血液循环情况;未进行床边交接班;亦无护理记录。

(2)纠正措施。

①立即解除头部约束,请压力性损伤专科小组及儿外科医生会诊,对头部压力性损伤伤口进行清创缝合,严密观察病情变化,及时换药。

②安抚患儿家属情绪,防止矛盾激化。

③防止患儿头枕部继续受压,将患儿头部取侧卧位,每2小时转动头部一次,头部垫减压装置。

④完善知情同意书内容,将约束的适应证、实施约束的目的、约束的目标、约束的起始时间、约束存在的风险等均列入知情同意书内。

⑤规范约束护理管理流程,并对护士进行有效教育和培训,着重培训约束安全护理的方法及约束操作技能。

⑥寻找有效的护理方法来改良或代替约束用具的使用,如通过环境、体位及安抚技术来代替约束用具,以缩短约束的时间,减少约束的并发症。

【思政元素】

职业素养:职业责任感和使命感,心怀敬畏、充满热爱的职业认同感;爱岗敬业、精益求精的职业精神。

南丁格尔精神:细心,具有爱心、耐心、责任心,乐于奉献。

【融入路径】

通过小组合作完成案例分析,培养学生的团队合作能力、表达交流能力,辩证思维能力、发现和解决临床护理问题的能力。引导学生分析事件中由不规范操作给患儿带来的不利影响,增强风险意识和树立以患者安全为中心的意识。引导学生在以后的临床护理工作中要细心,有爱心、耐心、细心和责任心,培养学生的仁爱之心、爱伤观念,尊重患者和生命,保证患者的安全,增强学生的职业使命感和责任感。激发学生对护理的热爱之情,积极传承和践行宝贵的南丁格尔精神。

5. 情感升华

带领学生深入社区参与社会实践,开展科学睡眠的知识宣讲活动。

【思政元素】

职业素养:职业使命感和责任感。

科学精神:严谨科学的工作态度和良好的实践能力。

【融入路径】

教师带领学生深入社区宣讲睡眠健康知识,指导科学睡眠小妙招,帮助居民养成科学的睡眠习惯。学生在课外实践活动直接面对居民进行交流,能了解到居民平时睡眠状况。进而利用所学知识和技能帮助居民提高对睡眠健康的重视程度,帮助居民提高睡眠健康水平。在此过程中,学生既强化了知识和技能,增强了实践能力,又增加了职业成就感和践行健康中国行动的自豪感,培养学生的使命感和职业责任感,提升职业素养。

（柯　丽）

第四讲 生命体征的评估与护理、冷热疗法、疼痛患者的护理

第一课 体温、脉搏、血压的评估与护理及冷热疗法

一、思政目标

（1）学生能够坚定理想信念、坚定拥护"两个确立"、坚定"四个自信"，做到政治认同。

（2）学生具有较高的职业素养，包括诚实守信、严谨求实的职业操守；博爱仁心、无私奉献的职业品格；心怀敬畏的职业认同感；爱岗敬业、精益求精的职业精神；敬佑生命、救死扶伤、甘于奉献、大爱无疆的医者精神；互助合作的团队精神，以及良好的职业道德、职业情感。

（3）学生具有探索求知的理性精神，实验验证的求实精神，批判创新的科学精神。

（4）学生能够尊重中华民族的优秀文明成果，弘扬优秀文化，坚定文化自信，提升文化素养。

二、思政方法

1. 导入

"深圳三院-南科大"医工团队经过两年的持续攻关，攻克了光学生理监测技术在国产嵌入式芯片上的落地难题，成功研制出我国首个可用于居家婴儿监护的脉氧监护机器人 iBaby I20，仅通过一枚微小的摄像头，即可非接触地监测婴儿心率、呼吸等生命体征。

【思政元素】
科学精神：崇尚创新的科学精神；细心观察、勤学善思的研究精神。

【融入路径】
将"深圳三院-南科大"医工团队成功攻关非接触式生命体征监测的新闻导入教学内容。"深圳三院-南科大"医工团队针对传统穿戴式传感器极易造成新生儿疼痛刺激，医源性皮肤损伤发生率高的问题展开科学研究，研发了非接触式脉氧监护机器人，破解了新生儿医源性

皮肤损伤难题,实现了居家、无痛无感监测,测量结果更加准确可靠。激发学生对专业的兴趣,鼓励学生拓展思路、勇于创新。引导学生要善于从生活中、从临床实践中发现问题并开展科学研究或技术革新,引导学生思考自身的价值,帮助学生建立对自身行业和学科身份的认同感及责任感。

2. 知识点一:异常体温的评估及护理

2.1　小组汇报

汇报主题:中暑。

汇报要点提示:中暑的概念、分类、危害性及处理措施,举例说明天气炎热时如何预防中暑等。

【思政元素】

职业素养:互助协作的团队精神;高度的责任心、爱岗敬业、精益求精的职业精神;医者的社会责任感和使命感。

政治认同:坚定理想信念、坚定拥护"两个确立"、坚定"四个自信"。

【融入路径】

小组合作,课前广泛收集中暑的相关资料,增加学生对中暑的全面了解,使学生认识到中暑的危害,严重时会危及患者的生命安全,特别是一些户外体力劳动者更容易发生中暑,教会学生预防中暑的方法。引导学生及时、恰当地采取有效的救治措施和防治措施,减少中暑导致的伤残和死亡,保障人民群众的生命安全。帮助学生掌握中暑的临床表现,使学生认识到只有努力掌握精湛的医术,才能为人民群众的健康保驾护航。呼吁每位学生利用自己的专业知识、技能和沟通技巧等加强预防中暑相关知识的宣传和普及,增强学生的职业认同感。引导学生始终把人民生命安全和身体健康放在首位,让学生明白只有共同努力才能用"健康梦"托起"中国梦",强化学生实施健康中国战略和推进中国式现代化建设的责任感与使命感,为推动实现中华民族伟大复兴踔厉前行。同时,小组成员共同整理、归纳资料,准备课件,课堂汇报,提升学生主动探求新知识的能力,培养团队协作精神、沟通交流和表达能力,增强学生的勇气和表达自信。

在学生汇报结束后,向学生介绍有关中暑的拓展知识,帮助学生了解中暑已被列为国家法定职业病。原卫生部发布的 GBZ 41—2002《职业性中暑诊断标准》规定,自 2002 年 6 月 1 日起,根据高温作业人员的职业史(主要指工作时的气象条件)及体温升高、肌痉挛或晕厥等主要临床表现,排除其他类似的疾病,可诊断为职业性中暑。该标准还将职业性中暑的诊断及分级标准划分为轻症中暑与重症中暑。其中,轻症中暑包括中暑先兆;重症中暑包括热射病(包括日射病)、热痉挛和热衰竭 3 型。2012 年 6 月 29 日起实施的《防暑降温措施管理办法》规定,劳动者因高温天气作业发生中暑的,可以申请工伤认定;经诊断为职业病、认定为工伤的,享受工伤保险待遇。通过教师讲解,帮助学生扩充知识面,加深对中暑的了解,使学生从各种政策文件中深刻领悟社会主义制度的优越性以及中国共产党始终坚持人民至上、生命至上的宗旨,把为民造福作为最大政绩,激发学生的爱国爱党情怀,引导学生自觉做到坚定中国共产党的领导、坚定拥护"两个确立"、坚定"四个自信"。

基础护理学理实一体化翻转课堂思政教程　76

2.2　知识拓展

知识拓展

温度计的发明——从伽利略的"气体"开始

有一天，伽利略正在给学生演示实验，他问："我们烧开水的时候，为什么水温升高了，水面也会上升呢？"一个学生回答道："这是因为'热胀冷缩'的原理，水的温度高，体积膨胀，水面就上升；当水冷却后，体积缩小，水面自然就下降了。"伽利略点点头，说这是一个基本的物理学常识。听到学生的回答后，伽利略想起了之前有些医生曾找过他，希望能够想个办法准确测出人的体温，以协助病情诊断。联想到这个问题后，伽利略在学生的启发下，利用热胀冷缩的原理，经历十几年的钻研、多次的失败，终于在1593年发明了世界上第一支标有刻度的泡状玻璃管温度计——气体温度计。历经200多年，经过科学家们不断地改进，1867年，伦敦医生奥尔巴特研制了一种专门测量人或动物体温的，使用方便、性能可靠且小巧玲珑的体温计，至此体温计正式诞生，并一直被沿用至今，且广泛应用于临床。随着现代科学技术的发展，体温计也在不断地更新换代。

【思政元素】

科学精神：求真务实、开拓创新、锲而不舍、不怕困难，勇于探索的科学精神；追求真理、崇尚创新、批判进取的科学精神。

【融入路径】

通过分享伽利略发明温度计的艰辛历程彰显科学家的优秀品质：一是善于观察、勤于思考。伽利略通过生活中烧开水时水温升高了，水面也会上升的这种常见的现象，联想到"热胀冷缩"的原理，最终发明了温度计。引导学生在学习的过程中努力训练"心有猛虎，细嗅蔷薇"的耐心和拔草瞻风的洞察力，培养学生"处处留心皆学问"的学习态度，使学生在勤学善思中感受科研的乐趣，培养学生细心观察、勤学善思的研究精神。二是坚持不懈。伽利略用了十几年的时间，经历了无数次失败，最终制作出世界上第一支温度计。引导学生遇到困难不要轻言放弃，困难并不可怕，重要的是相信"世上无难事，只要肯登攀"，只要坚持不懈，持之以恒，终会收获成功。作为学生，更应该具有敢想、敢拼的精神，应培养自身求真务实、开拓创新、锲而不舍、不怕困难，勇于探索的科学精神。从第一支气体温度计到现代体温计，经历了200多年，是一代又一代的科学家不断地实践，始终保持怀疑、批判和创新的科学精神，不断追求真理、崇尚创新、批判进取才有了现在的小巧玲珑、使用便利的体温计。激发学生求真务实的精神，培养追求真理、崇尚创新、批判进取的科学精神。在温度计发明之前，人们对温度的概念只有冷和热，没有可以量化的工具，温度计的发明打开了新世界的大门，望远镜、显微镜以及实验用的玻璃皿的使用都得益于精准温度的控制。温度计的出现，造福了千千万万的后人，正是由于像伽利略一样的一代代科学家们的努力，才推动了社会的发展和人类的进步，使学生明白个人的发展要靠个人的努力奋斗，国家的发展更要依赖每一个人的奋力拼搏，激励学生为实现中华民族的伟大复兴而努力奋斗。

2.3　问与答 1

问题:什么是体温过高?

参考答案:体温过高是指体温升高超过正常范围。体温过高分生理性体温升高和病理性体温过高。剧烈运动、女性月经前期与妊娠期、应激状态下体温升高均属于生理性体温升高。病理性体温过高又分为发热和过热。发热是由各种原因引起下丘脑体温调节中枢的调定点上移,产热增加而散热减少导致的调节性体温升高。过热是指体温调定点未移动,但由于体温调节障碍、散热障碍、产热器官功能异常等引起的被动性体温升高。

【思政元素】

科学精神:探索求知的理性精神,批判创新的科学精神。

【融入路径】

引起发热的因素很多,除感染性因素外,很多非感染性疾病也会导致发热,如白血病、红斑狼疮、肺栓塞、癌症等。引导学生要学会透过现象认识疾病的本质,看清发热的真相。掌握其规律、摸索其起因、了解其过程,透过发热的临床表现来发现其形成的原因。健康中国要从健康知识、健康自我做起,提高健康认知、做好自我健康管理才能守护健康。呼吁学生承担起自己的社会责任,强化学生实施健康中国战略和推进中国式现代化建设的责任感与使命感,为推动实现中华民族伟大复兴踔厉前行。

2.4　问与答 2

问题:体温过高如何进行临床分级?

参考答案:以口腔温度为例,发热程度可划分为低热、中等热、高热、超高热 4 个等级。人体最高的耐受热为 41.4 ℃,42 ℃ 已达到人体的极限,达到 43 ℃ 时会出现多器官衰竭,极少有人存活。

体温过高的临床分级

临 床 分 级	温 度 范 围
低热	37.3～38.0 ℃(99.1～100.4 ℉)
中等热	38.1～39.0 ℃(100.6～102.2 ℉)
高热	39.1～41.0 ℃(102.4～105.8 ℉)
超高热	41.0 ℃ 以上(105.8 ℉ 以上)

【思政元素】

职业素养:敬佑生命、甘于奉献、大爱无疆的医者精神;医者的职业使命感和社会责任感;德法兼修的职业素养。

科学素养:探索求知的理性精神;批判创新的科学精神。

【融入路径】

临床中发热是一种常见的症状,不同程度的发热所采取的措施也不尽相同。例如,低热时一般不需要特殊处理,注意观察患者的精神和体温即可。若为高热,则要进行处理。因此,要牢牢掌握发热的临床分级,这样才能根据患者的体温采取恰当的护理措施,保证患者安全。通过介绍发热程度的分级,激发学生的职业认同感和责任感,引导学生时刻牢记以患者安全为中心的理念。另外教会学生在学习的过程中要开动脑筋,善于总结,发现事物之间的联系,如每一分级数字之间的规律,引导学生抓住问题实质,从多个角度考虑问题,培养科学严谨、勇于创新的精神。

2.5 问与答3

问题:发热分为哪几期? 每一期的临床表现是什么?

参考答案:发热主要分为三期。①体温上升期。此期产热大于散热。患者主要表现为疲乏无力、皮肤苍白、干燥无汗、畏寒,甚至寒战。②高热持续期。此期产热和散热在较高水平趋于平衡。患者主要表现为面色潮红、皮肤灼热、口唇干燥、呼吸脉搏加快、头痛头晕、食欲不振、全身不适、软弱无力等。③退热期。此期散热大于产热。患者主要表现为大量出汗、皮肤湿冷。

【思政元素】

职业素养:爱岗敬业、精益求精的职业精神。

【融入路径】

选取两名学生分享一下自己发热的经历。先是体温上升,然后高热一直持续,最后吃了药或者输液治疗后大量出汗,然后就退热了,这就是发热的过程。通过理论联系实际,激发学生的学习动力和热情,培养学生的自主学习能力,引导学生养成良好的学习习惯,树立终身学习的意识。在第一期(体温上升期),患者主要表现为疲乏无力、皮肤苍白、干燥无汗、畏寒,甚至寒战。为什么体温上升时会出现畏寒,甚至寒战,而感觉不到热呢? 这是因为体温上升时体温调节中枢的调定点上移,如由36.5 ℃升高到38.5 ℃,人体就通过增加产热,减少散热来达到38.5 ℃,而人体原来的温度36.5 ℃相对于环境来说是比较舒适的,当体温升到38.5 ℃时,相对环境来说就会觉得冷,就像冬天没有穿羽绒服出门一样,所以这一期患者表现为畏寒、寒战。在学习过程中要知其然,还要知其所以然,既要知道事物的表面现象,也要知道事物的本质及产生的原因。这样才能做到干一行精一行,不断提高自身的专业技能,更好地为患者服务,提高护理服务质量,构建和谐护患关系,培养学生的爱岗敬业、精益求精的职业精神。

2.6 问与答4

问题:常见的热型有哪些? 分别见于哪些疾病?

参考答案:常见的热型有稽留热、弛张热、间歇热、回归热和不规则热。稽留热指体温持续在39～40 ℃,达数天或数周,24 小时波动范围不超过1 ℃,常见于肺炎球菌性肺炎、伤寒等。弛张热指体温在39 ℃以上,24 小时内温差达2 ℃以上,体温最低时仍高于正常水平,常见于败血症、风湿热、化脓性疾病等。间歇热指体温骤然升高至39 ℃以上,持续数小时或更长,然后下降至正常水平或正常水平以下,经过一个间歇,又反复发作,即高热期和无热期交替出现,常见于疟疾。回归热指体温升至正常水平以上数天后再降至正常水平1～2天后再升高,如此交替出现,常见于回归热、霍奇金病等。不规则热指发热无一定规则,且持续时间不定,见于流行性感冒、癌性发热。

【思政元素】

职业素养:严谨求实的职业操守;精益求精的职业精神;透过现象看本质的哲学思维。

科学素养:探索求知的理性精神;实验验证的求实精神;批判创新的科学精神。

政治认同:坚定理想信念、坚定拥护"两个确立"、坚定"四个自信"。

【融入路径】

将体温绘制在体温单上,互相连接,就构成了体温曲线,各种体温曲线的形状称为热型。一些疾病的热型很独特,加强观察有助于诊断疾病。临床中遇到患者发热时,要加强观察、多思考,帮助患者尽快确诊以促进患者早日康复。要做到这一点,归根结底还是需要拥有扎实的医学知识,爱岗敬业、精益求精。目前抗生素、解热药、肾上腺皮质激素等的广泛使用(甚至滥用)使热型变得不再典型。引导学生抓住问题实质,学会从多个角度分析问题,透过现象看本质,培养学生科学严谨、求真务实的科学精神。

疟疾对全世界危害严重,中国古代行军出征,最惧怕的"瘟疫"就是疟疾。时至今日,我国本土疟疾感染率已显著降低,并在 2017 年首次实现本土零感染,这与屠呦呦团队的努力是分不开的。屠呦呦团队在从青蒿提取青蒿素的研究过程中,经历了 190 次失败,把现代科学方法运用到传统中草药研究,才获得了重大突破,最后终于成功提取并分离出了能够有效抗疟疾的药物——青蒿素。2015 年 10 月,屠呦呦因发现了青蒿素,并成功开发为有效的抗疟疾药物,拯救了数百万患者的生命,获得了诺贝尔生理学或医学奖,成为首获自然科学类诺贝尔奖的中国人。通过榜样的力量引导学生学习先辈们精益求精、敬业实干和敢于创新的工匠精神。把自己的命运和祖国的发展、强盛相连,把爱国情、强国志、报国行自觉融入为建设社会主义现代化强国、实现中华民族伟大复兴的奋斗之中,从而自觉做到坚定中国共产党的领导、坚定拥护"两个确立"、坚定"四个自信"。

2.7　问与答5

问题:感冒发热就一定是坏事吗?

参考答案:感冒发热不一定是坏事,发热是身体对病毒或者细菌入侵时产生的一种反应,发热时体内的白细胞增加,抵抗外来入侵的病毒或细菌,提升机体的抵抗力,低热时应多喝水,加强观察,当出现高热或其他异常时应及时到医院进行治疗,防止意外发生。

【思政元素】

科学精神:探索求知的理性精神,批判创新的科学精神。

职业素养:严谨求实的职业操守;爱岗敬业、精益求精的职业精神;大医精诚的职业品质。

【融入路径】

通过生活中的常见现象引导学生思考,凡事都有两面性,要以辩证的思想正确看待工作、生活中的得与失、荣与辱,以平常心为人处事。"塞翁失马,焉知非福"。当下的行为,可能会存在不利的一面,但长远来看可能是明智之举。任何事情都有好的一面,在学习、生活中也一样,遇到困难要以积极面为起点,做一个乐观、积极向上的人。培养学生的辩证思维能力,激励学生勇于探索、敢于创新。同时,作为一名医学生,要具备扎实的理论知识,积极投身到医学知识的宣传中,向公民宣讲发热的相关知识,提高公民的健康素养。引导学生从内心深处意识到自身从事职业所肩负的责任,引导学生思考自身的价值,帮助学生树立严谨求实、爱岗敬业、精益求精、大医精诚的职业品质。

2.8 知识拓展

知识拓展

术后发热患者护理分类及护理要点

发热是术后最常见的症状,约 72% 的术后患者体温超过 37 ℃,41% 高于 38 ℃。术后发热不一定表示伴发感染。非感染性发热通常比感染性发热来得早,常在术后 1.4～2.7 天出现。

(1)吸收热:术后患者多有体温升高,但一般不超过 38.5 ℃。小手术后患者的体温升高在 24 小时以内消失,中等手术后患者的体温升高在 48 小时内消失,大型手术后患者的体温升高在 72 小时内消失。吸收热常由血液中的坏死组织被吸收导致,故又称为外科吸收热。

护理要点:观察体温变化,不超过 38.5 ℃不需处理,超过 38.5 ℃,酌情给予地塞米松(5～10 mg)肌内注射或静脉滴注,体温一般在 30～60 分钟降至正常水平。做好心理护理,术前交代注意事项,使其有心理免疫,对于周身不适者给予酒精擦浴,用阿尼利定(安痛定)2 mL 肌内注射等。

(2)感染热:若在手术后早期感染热与吸收热交叉出现多不易被发现,但多数的感染热在吸收热期过后呈持续热,或体温降至正常水平后又出现发热。一般是术后 3～5 天体温恢复正常后,再度发热,或者体温升高后持续不退,伴切口皮肤红、肿,疼痛加重。

护理要点:让患者休息、多饮水,给予解热镇痛及抗感染等支持与对症治疗。做好心理疏导,让患者树立信心,配合治疗。一般先用一些效果可靠的抗生素 7～10 天,争取用非手术方法缓解,少数不能缓解者,可采取切开引流等措施。

(3)反应热:即输血、输液反应所致的发热,多为致热原进入机体所致,但有时与药物热夹杂在一起。这种热型多在输液后数分钟出现,或在患者由手术室回到病房的过程中出现,可能与麻醉药本身的作用及辅助用药等使致热原的反应被抑制有关,一旦麻醉药作用消失,反应热的表现就会出现。

护理要点:地塞米松 5～10 mg 加入溶液中静脉滴注,10 分钟左右即可缓解,或者用异丙嗪/氯丙嗪,25～50 mg 肌内注射,还可配合 75% 酒精擦浴。做好心理护理,鼓励患者配合治疗及消除紧张情绪。反应热一般发生迅速,消退也快。除非是非输不可的液体,否则应停掉正在输注的液体及血液制品,待缓解后再改用其他代用品。

(4)药物热:长期应用某些药物,特别是滥用抗生素,可导致药物热。发热出现在用药 5 天以后,多为高热,一般情况良好,无明显中毒症状,无感染灶及其他可解释原因,停用抗生素后体温在 48 小时内迅速恢复正常,再次应用又出现高热。

护理要点:高热时给予物理降温,并停止使用引起发热的药物。如不打算停药,在输注溶液中加入地塞米松 5～10 mg 可短期纠正。

(5)脱水热:多发生在夏秋季,术前禁食、过度出汗而补液不足等,可导致患者出现高热、烦躁、口渴、尿少而黄、血清钠和氯偏高,补足液体后体温恢复正常,即可诊断。

护理要点:轻者只需喝足开水或果汁,症状即可完全消除;重者适当静脉输注 1/4~1/3 低张液体。

【思政元素】

职业素养:爱岗敬业、严谨认真、精益求精的职业精神。

【融入路径】

分享术后发热患者护理分类及护理要点扩大学生的知识面,增加学生的知识储备,使学生明确术后发热要根据患者的具体情况进行处理,不同发热类型处理方式也千差万别。

临床工作情况复杂多变,作为医护人员肩负着重大的责任。学生在校期间应把学习作为首要任务,作为一种责任、一种精神追求、一种生活方式,树立梦想从学习开始、事业靠本领成就的观念,勤思考,多钻研,不断地学习新知识,更新自己的知识积累,提高自己的专业修养和业务能力,以适应不断提高的医疗专业发展的需要,保证患者的安全。引导学生在护理工作中爱岗敬业、严谨认真、精益求精。

3. 知识点二:冷疗法

3.1 问与答 1

问题:同学们都喜欢运动,如果在运动时不小心扭伤了脚踝应该怎么办?

参考答案:如果在运动时不小心扭伤了脚踝应第一时间使用冰袋进行冰敷,如果没有冰袋可以在自来水下面冲洗 15~20 分钟。

【思政元素】

职业素养:学以致用的动手能力,理论知识用于实践的迁移能力;以患者安全为中心的爱伤观念。

【融入路径】

冷疗知识在日常生活中运用比较多,常见的有用湿毛巾放置在前额降温,还有烫伤后用自来水冲洗烫伤部位等。脚踝扭伤后使用冰袋进行冰敷也属于冷疗知识的具体运用,可以达到消肿止痛的目的。向学生强调,在使用冷疗法时要严格掌握冷疗的使用时间和注意事项,即软组织损伤的初期(48 小时内)使用冷疗法,48 小时以后就要使用热疗法,以保证患者安全。通过将理论知识与生活中常见的现象联系起来,锻炼学生的思考能力,提升学生的理论知识用于实践的迁移能力,培养学生学以致用的应用能力。引导学生时刻树立以患者安全为中心的理念,维护患者的生命及权利,关心爱护患者。

3.2 谈体会

案例:夜班护士与护理组长在床边交接班,2 床是行膝关节镜检术后的患者。护理组长检查患者术后敷料时发现冷敷的冰袋已经融化,患肢术口局部仍有少许肿胀,于是就对夜班护士说,你为患者换个冰袋继续冷敷吧。夜班护士直接将套有冰袋的防水冰套盖在患者患肢术口敷料上,未将冰套用绑带系在腿上,也没有向患者交代使用冰袋的注意事项。2 小时后,患者诉健侧小腿有少许麻木,护理组长到床边查看时,发现冷敷术口的冰袋已滑落到腘窝,患者腘窝冻得通红冰凉,冻伤了腓总神经,引起患者小腿麻木。请结合上面的案例谈一下自己的心得体会。

参考答案:在临床护理工作中,要有高度的责任心,对每一个操作都不能掉以轻心。冰敷操作虽然简单,但如果操作不当也会导致患者出现不可逆的功能损害。冰敷时,要注意观察患者情况,及时更换冰袋和了解冰敷效果。遇到特殊专科操作,要及时向其他护士请教,避免发生意外。

【思政元素】

职业素养:爱岗敬业、精益求精、始终把患者的生命安全和身体健康放在首位的职业精神;严谨求实的职业操守;分析问题和解决问题的临床思维能力。

【融入路径】

本案例中夜班护士忽视了"冰袋使用"的一些细节,如使用冰袋冰敷时要注意用毛巾等其他布类物品包裹冰袋,使用时间一般不超过 30 分钟,在使用的过程中需要加强观察等。对本案例出现的问题进行梳理和总结,使学生认识到严格掌握操作标准和履行自己的岗位职责在临床护理工作中的重要意义,使学生认清医护人员在维护患者安全方面应担当的责任和使命,认识到任何环节的疏忽都可能影响患者的安全,甚至威胁患者的生命。通过临床真实事件引导学生进行反思,加深学生对患者安全无小事的理解。培养学生分析和解决问题的能力,提升其临床思维能力,引导学生树立风险意识和以患者安全为中心的责任意识。始终把患者的生命安全和身体健康放在首位,尊重和爱护患者,维护患者权益,爱岗敬业,严谨求实,时刻牢记"健康所系、性命相托"的誓言,提升学生的职业素养。

3.3 知识拓展 1

知识拓展

儿童发热不推荐物理降温

2016 年 4 月发布的《中国 0 至 5 岁儿童病因不明急性发热诊断和处理若干问题循证指南》及《儿童发热家庭护理指南(2016 版)》,基本否定了物理降温的作用,虽然对乙酰氨基酚联合温水擦浴短时间内退热效果更好,但会明显增加患儿的不适感,所以不推荐使用温水擦浴来退热,更不推荐使用冰水或酒精擦浴方法来退热。

【思政元素】

科学精神:与时俱进、勇于探索和创新的科学精神。

【融入路径】

发热是小儿最常见的症状,每个人在儿童期都有发热的经历。大多数家长对孩子发热都较为恐惧和焦虑。当孩子发热时,有些家长会使用酒精擦浴进行降温,还有一些家长会要求医生给孩子肌内注射退热针剂,甚至要求应用激素类药物解热,导致对发热进行了过度治疗,甚至出现一些本来可以避免发生的严重后果。2016 年 4 月发布的《中国 0 至 5 岁儿童病因不明急性发热诊断和处理若干问题循证指南》及《儿童发热家庭护理指南（2016版）》不推荐对 5 岁以下的儿童进行物理降温，以免增加患儿的不适感。实际上，大部分急性发热性疾病不需要过度使用药物治疗，一般 3～5 天不经特殊治疗也会退热。

因此，临床上可根据患儿的精神状态和舒适度合理用药。若患儿无不适表现，即使体温超过了 38.5 ℃也可不使用退热药；若患儿精神状态不好，舒适度不佳，即便体温未达到38.5 ℃，也可以使用退热药。通过拓展知识的学习提高课堂内容的趣味性，介绍学科最新进展，帮助学生更新知识，激发学生的求知欲，引导学生在学习知识的过程中关注学科前沿和动态，积极查阅各种资料，培养学生的自主学习能力和与时俱进、勇于探索、勇于创新的科学精神。

3.4　知识拓展 2

知识拓展

打马过天河

打马过天河，出自陈氏《小儿按摩经》"卷十·小儿·手诀"，又名打马过天门，是一种在前臂内侧进行运法、拍打等操作的小儿推拿复式手法，多用于小儿实热、高热等症的治疗。此手法有即时退热的效果，随访监测体温复发率较低，临床安全性好，单用即有很好的退热效果，并且和退热药配合使用时能够减少药量。

【思政元素】
文化素养：尊重中华民族的优秀文明成果，弘扬优秀文化，坚定文化自信。

【融入路径】
打马过天河是一种传统的中医降温疗法，用于治疗小儿感冒发热。习近平总书记在2019 年对中医药工作做出重要指示：遵循中医药发展规律，传承精华，守正创新，坚持中西医并重，推动中医药和西医药相互补充、协调发展，为建设健康中国、实现中华民族伟大复兴的中国梦贡献力量。推拿按摩技术是我国固有的传统中医治疗手法之一，是中华民族的宝贵文化遗产。推拿按摩技术内容博大精深，几千年来，在物竞天择、适者生存的人类社会环境里，它能常青不衰，有其自身的存在价值。它不仅是个技术问题，而且是一种文化现象，是经过千锤百炼凝聚而成的一种优秀的传统文化。它是中华民族的瑰宝，是祖国医学的宝贵遗产，它蕴含着丰富的哲学思想和人文精神。通过传统中医文化的教育，促进学生对古代智慧和文化的了解，引导学生从古代经典著作中汲取优秀文化，树立文化自信，从而推动中华优秀传统文化的传播和复兴，从而使学生坚持"四个自信"和增强民族自豪感。

3.5　问与答 2

问题：生活中烫、烧伤后如何处理呢？

参考答案：烫、烧伤后五步处理法。

一冲：烫伤部位用清洁的流动冷水冲洗 30 分钟以上，水流不宜过急。流动的冷水可迅速带走局部热量，减少烫伤或烧伤部位残余的热量继续损伤皮肤组织，缓解疼痛，减轻组织水肿、减少水疱形成。

二脱:在冷水中,去除伤口表面的衣物,切记不可强行剥脱,避免弄破水疱和撕破皮肤。必要时用剪刀剪开衣服。脱掉热液浸透衣物后可脱离致热原,进一步检查明确烫伤部位。

三泡:将烫伤的部位在冷水中持续浸泡 10～30 分钟,散发热量。

四盖:以洁净或无菌的纱布、毛巾等覆盖伤口并固定保护,保持伤口清洁、减少感染。

五送:将需要送医的送到可治疗烧伤的专科医院进行治疗。

【思政元素】

职业素养:求真务实、严谨慎独的职业操守。

科学精神:探索求知的理性精神。

【融入路径】

发生烫伤或者烧伤后,第一时间用流水冲,给局部降温,让被烫的部位温度降下来,减少损伤和疼痛,应用流水冲 30 分钟以上,水流不能过急,冲到不痛为止。同时,清洁的流水对伤口也可起到清洁作用。不要相信民间的偏方如抹牙膏、撒盐、泼醋等,这不仅不会起到治疗效果,反而可能会损害人体,耽误最佳的治疗时间。通过知识拓展,扩充学生的知识面,改变学生的错误观念,引导学生透过现象看本质,培养学生的知识应用能力,分析解决问题能力及辩证分析的能力,激发学生探索求知的理性精神。同时,让学生意识到作为医学生所担负的责任和使命,只有在校期间努力学习,掌握基本的医学知识,提高自身的专业技能,求真务实、严谨慎独,才能成为健康知识的传播者,才能更好地为患者服务。

3.6 知识拓展3

知识拓展

人体冷冻技术

人体冷冻技术被美国生命科学列为人类大脑十大未解之谜。该技术也被国外杂志列为十大超越人类极限的未来科学技术。人体冷冻技术是一种处于试验中的医疗科学技术,把人体或动物在极低温(−196 ℃以下)的情况下冷冻保存,梦想未来能通过先进的医疗科技使他们解冻后复活及得到治疗。人体冷冻技术的主要前设是,人类所有记忆、性格、身份、意识都是以细胞结构及化学形式(主要在脑部)储存。人体冷冻技术希望透过冷冻科技,防止脑部损害,以达到暂停生命的效果,希望未来可以通过科技把冷冻者复活及使他们医治。2015 年 5 月 30 日国内出现首个"人体冷冻"实施案例。

【思政元素】

科学精神:探索求知的理性精神,批判创新的进取精神。

【融入路径】

进行人体冷冻,是寄希望于多年后能再次被复活。虽然不知道未来这个愿望能不能实现,但是这种探索求知的精神是值得学习的。"生命不息,奋斗不止"这句话指的是生命不停息,奋斗就永无止境,这恰恰与中华民族自强不息的精神相吻合。在人类发展的历史长河中,承载着一代又一代担负使命的科学家和医务工作者的奋斗,蕴含着探索求真、开拓奉献的科学精神。科学无极限,可能我们现在认为不可能的事情,在未来都有可能实现,这需要一代代科学家和医务工作者的共同努力。我们在学习的过程中要有这种开拓创新的精神,鼓励学生追求梦想创新,去探索国内空白领域,勇挑人民健康事业重担,勇攀医学科研事业高峰,为实现中华民族伟大复兴的中国梦努力奋斗。

4.知识点三:热疗法

4.1 事件分享

高温下躺鹅卵石"热疗"治病

淮北某日的气温高达 36 ℃,却有不少大爷大妈带着浴巾、太阳伞、太阳眼镜,躺在鹅卵石地面进行"热疗",据说这是冬病夏治的最佳方法,大爷大妈们对此也是深信不疑,长久以往,利用鹅卵石进行"热疗"逐渐成了一道风景。一名大妈介绍,三伏天里,经过太阳炙烤的鹅卵石可以祛风寒,治疗湿毒、哮喘、滑膜炎、肩周炎等,起到"冬病夏治"的效果,属于民间的一种偏方。

【思政元素】
职业素养:学以致用的动手能力;以患者安全为中心的爱伤观念;爱岗敬业的职业精神和严谨慎独的职业操守。

【融入路径】
热疗法是理疗的一种方式,是利用各种热源作为媒介,将热传到机体上,以达到治疗疾病目的的方法。该法具有消炎、消肿、镇痛,改善局部血液循环、缓解粘连等作用。相关专家介绍,在鹅卵石上躺一躺,算是冬病夏治的一种方法。鹅卵石有散热功能,而背部主一身之阳气,是阳脉之海,这么做可以起到给人体除湿的效果。引导学生正确看待新闻热点事件,及时传递正能量,帮助学生树立正确的世界观、人生观和价值观,学会运用从热疗法中学习到的知识去解释生活中的一些现象,锻炼学生的思考能力,提升将理论知识用于实践的能力,培养学生学以致用的能力。同时向学生强调,在使用热疗法时要严格掌握热疗法的禁忌证和注意事项,保证患者的安全。有专家表示,接触石头的身体面积较大,热气捂着不易发散,容易引起热疮、股疮等。先前就有大妈相信民间疗法,喜欢躺在公园大石头上,有些人没注意石头温度太高,皮肤被烫得又痛又痒,还有人被烫出水疱。因此作为医学生,要加强对热疗法相关知识的宣传,提高居民对热疗法的认识,避免意外发生。引导学生从内心深处意识到相关责任的艰巨,从而发自肺腑地对自身身份和责任产生认同感,培养学生爱岗敬业的职业精神以及严谨慎独的职业操守。

4.2 知识拓展

知识拓展

肿瘤热疗

肿瘤热疗泛指用加热来治疗肿瘤的一类治疗方法。通俗来讲,就是通过加热的原理达到治疗肿瘤的目的,是继手术治疗、放化疗、免疫治疗后的另一种治疗手段,俗称第五种治疗手段。其基本原理是利用物理能量加热人体全身或局部,使肿瘤组织温度上升到有效治疗温度,并维持一定时间,利用正常组织和肿瘤细胞对温度耐受能力的差异,达到既能使肿瘤细胞凋亡、又不损伤正常组织的治疗目的。1866年,德国医生Busch首先报道了1例面部晚期肉瘤患者2次感染丹毒高热后肿瘤消失的现象。近年来,随着临床热疗技术的发展,肿瘤热疗进入一个新的发展时期。首先,从全身热疗迈向局部热疗(如超声热疗、微波热疗、射频热疗、内生场热疗等),从低温热疗发展到高温热疗,提高了热疗对局部尤其是深层肿瘤的疗效。其次,现代电子技术和医学影像学的发展,使得热疗过程中的精确控温和体内精确定位成为可能。

【思政元素】

科学精神:探索求知的理性精神,批判创新、与时俱进的科学精神。

【融入路径】

向学生介绍肿瘤热疗,帮助学生全面了解学科前沿和新进展,拓宽知识面,培养学生探索求知、批判创新和与时俱进的科学精神。激励学生把个人理想与国家前途、民族命运融合在一起,实现人生价值。

4.3 小组讨论

案例:患者张某,男,84岁,因"畏寒、发热伴咳嗽1天"入院,诊断为"肺炎",既往有"陈旧性脑梗死、脑血管性痴呆、左侧肢体偏瘫、肌力0级"等病史。

入院第7天23:00,责任护士按照护理操作规范要求的水温给予患者热水袋保暖,并告知陪伴患者的家属使用了热水袋,在得到家属肯定回答能够观察的情况下,就未采用其他防止烫伤的护理措施。次日晨08:10,护士交接班时发现患者左下肢被热水袋烫伤,浅Ⅱ度至深Ⅱ度,伴有水疱,表皮破损,露出鲜红色创面,面积9.5 cm×4.0 cm。

问题:导致此事件发生的原因有哪些? 针对此事件可以给予哪些纠正措施?

参考答案:

(1) 事件原因分析。

①主要原因:责任护士忽视了"热水袋使用"的一些细节,如热水袋应加毛巾等布类物品包裹,忽视了患者因脑血管性痴呆、左侧肢体偏瘫而感觉功能减退,不能自主提出不适,且放置热水袋后完全依赖患者家属,造成事件的发生。

②责任护士未定时进行临床护理观察、巡视、评估及记录。热水袋使用时间过长(热疗时间应该小于30分钟)。

③未详细告知患者家属使用热水袋保暖中可能出现的不良情况,也没有强调或通过举例说明不良后果的严重性。

④此不良事件说明该科室在临床护理操作培训、考核方面的不足,未能确保护士融会贯通。

(2) 纠正措施。

①立即停止热水袋的使用,按照要求上报。

②保持创面清洁,保护创面免受污染。

③请护理伤口造口小组和烧伤科会诊,根据专科意见进行处理。

④检查各项护理工作指引是否健全、实用,涉及内容是否广泛和是否具有科学指导作

用,并进行完善。

【思政元素】

职业素养:爱岗敬业、精益求精、始终把患者的生命安全和身体健康放在首位的职业精神;严谨求实的职业操守;分析问题和解决问题的临床思维能力;互助合作的团队精神。

【融入路径】

将学生分成若干小组,每 3～4 人为一个小组,小组成员间充分交流和讨论后将本组讨论结果进行汇总,然后派一位代表向其他同学分享答案。通过小组成员间的团结合作、热烈讨论,实现人人参与、相互协作、共同进步,培养团队合作的能力。通过对临床不良事件进行原因分析并找出纠正措施,培养学生分析问题和解决问题的能力,提升其临床思维能力,引导学生树立风险意识和以患者安全为中心的责任意识。通过对案例的剖析,学生能够从内心深处意识到相关责任的严重性,从而发自肺腑的对自身的责任产生认同感。本案例发生的直接原因是责任护士忽视了"热水袋使用"要加毛巾等布类物品包裹,也忽视了患者因脑血管性痴呆、左侧肢体偏瘫而感觉功能减退,不能自主提出不适,最终导致患者左下肢被热水袋烫伤。通过对案例中问题进行梳理和总结,学生能够认识到严格掌握操作标准在临床护理工作中的重要意义,认清医务人员在维护患者安全方面应担当的责任和使命,认识到任何环节的疏忽都可能影响患者的安全,甚至威胁患者的生命。通过临床真实事件警示学生:必须增强风险意识和安全意识,始终把患者的生命安全和健康放在首位。学生牢记在临床工作中一定要时刻保持高度的责任心,爱岗敬业,严谨求实,切不可麻痹大意,玩忽职守。必须牢固树立风险意识和以患者安全为中心的责任意识,始终把患者的生命安全和身体健康放在首位,尊重和爱护患者,维护患者权益,严格遵守职业规范,时刻牢记"健康所系、性命相托"的誓言,提升学生的职业素养。

4.4　小组汇报

汇报主题:微波理疗在临床中的运用。

汇报要点提示:微波理疗的概述,微波理疗的作用以及在临床中的具体运用等。

【思政元素】

职业素养:以患者安全为中心的理念,爱岗敬业、精益求精、严谨求实;互助合作的团队精神。

【融入路径】

小组合作,课前广泛收集微波理疗相关资料,增加学生对微波理疗的全面了解,认识到微波理疗在临床工作中的重要性。剖析由于微波理疗操作不当引起的医疗事故,有助于警示学生临床工作无小事,必须时刻保持高度的责任心,爱岗敬业,精益求精,严谨求实;时刻牢记以患者安全为中心的理念,敬佑生命,维护患者的生命及权利。

小组成员共同整理、归纳资料,准备课件,在课堂上汇报,以锻炼学生的自主学习能力,提升学生主动探求新知识的学习能力,并在此过程中培养学生对专业的兴趣,使其主动通过学习和思考感受知识的力量和求知的乐趣,同时培养其团队协作精神、沟通交流和表达能力。

5. 知识点四：脉搏的评估及护理

问题：古代悬丝诊脉真的存在吗？谈谈你的看法。

参考答案：历史上确有过悬丝诊脉，但只是一种形式。中医诊病由"望、闻、问、切"四要素组成，即观气色，听声音，问症状，切脉象。能进入太医院的都是医术超群的医生。唐代著名的医学家、药王孙思邈医德高尚，医术精湛。据记载，他也进行过悬丝诊脉。不过他为皇室的后妃、公主们看病总是先询问发病过程，了解生活习惯、既往病史，经过"望、闻、问"和患者身边人的详细介绍，就已经胸有成竹，得出病因，然后再进行悬丝诊脉。如果他不通过这些途径对患者进行详细了解获知病情，医术再高明也无法凭借悬丝诊脉对病情做出准确的判断。

【思政元素】
科学精神：探索求知的理性精神，实验验证的求实精神，批判创新的科学精神。
文化素养：尊重中华民族的优秀文明成果，弘扬优秀文化，坚定文化自信。

【融入路径】
在学生讨论完后，给学生讲述悬丝诊脉的故事。悬丝诊脉最早是由我国唐朝时期著名医学家孙思邈发明的。因古代男女授受不亲，他的手不能直接触皇后的脉搏，于是他将丝系在皇后的手腕上，通过感知丝的振动来诊断病情。历史上是否真的有悬丝诊脉之事？患者的脉象能否通过丝线传导给医生呢？为了弄清这个问题，曾有人专门请教过北京四大名医之一的施今墨先生。施先生曾给清廷皇室内眷看过病。他介绍说，这悬丝诊脉可说是亦真亦假。所谓真者，确曾有其事；所谓假者，悬丝纯粹是一种形式。原来，但凡后妃们生病，总要由贴身的太监介绍病情，太医也总是详细地询问这些情况，诸如胃纳、舌苔、二便、症状、病程等。当这一切问完之后，太医也就成竹在胸了。到了悬丝诊脉时，太医必须屏息静气，沉着认真。这样做，一是为了谨守宫廷礼仪，表示臣属对皇室的恭敬；二是利用此时暗思处方。如果太医事先不通过各种途径获知详细病情，不论他医术多高明，光靠悬丝诊脉是看不好病的。

通过探讨悬丝诊脉是否可行以及诊脉的起源，展示中医文化的博大精深，培养学生文化自信，增强学生的批判性思维能力和爱国情怀，鼓励学生不要人云亦云，在面对临床问题时要独立思考，科学求证，批判创新，不断改进护理工作，更好地解决患者的健康问题。

6. 知识点五：血压的评估与护理

6.1　问与答 1

问题：不同部位血压有什么差别？体位变化对血压有什么影响？

参考答案：一般右上肢的血压高于左上肢，主要是因为右侧肱动脉来自主动脉弓的第一大分支——无名动脉，而左侧肱动脉来自主动脉弓的第三大分支——左锁骨下动脉，由于能量消耗，故右侧血压比左侧高 $10 \sim 20$ mmHg。下肢血压高于上肢 $20 \sim 40$ mmHg，主要是因为股动脉的管径比肱动脉大，血流量大，因此下肢血压较上肢高。体位变化导致血压变化和重力引起的代偿机制有关，一般立位血压高于坐位血压，坐位血压高于卧位血压。

【思政元素】
职业素养：大医精诚的医学情怀；以患者安全为中心，关心爱护患者。

【融入路径】

选取两名学生,一人扮演患者,另一人扮演护士,向全体成员展示不同部位及不同体位血压的变化,通过游戏互动法,活跃课堂气氛,激发学生的学习兴趣,使学生在轻松愉悦的学习氛围中感受求知的乐趣,牢固掌握专业知识,实现对知识的理解和运用。日常生活中,长时间下蹲后突然站起来会感到头晕,眼前发黑等。这是因为不同体位下血压的数值不一样,当体位发生改变时(如从卧位突然转为直立)或长时间站立时,可能导致脑供血不足,引起低血压。因此,在临床中为了保证测量的正确,护士为患者测量血压要做到四定,即定时间、定部位、定体位、定血压计。长期卧床患者或使用降压药的患者,突然改变体位如坐起时,可出现体位性低血压,表现为头晕、心慌、站立不稳甚至晕厥等,非常危险,应加强防护。对于高血压的患者,可嘱咐患者早上起床时注意 3 个半分钟:早上醒后在床上躺半分钟,慢慢坐起后等半分钟,双脚垂在床沿后等半分钟再站起,这样可以有效防止意外的发生。引导学生将所学的知识运用于临床实践,培养学生扎实的理论功底,提升学生学以致用的实践能力,引导学生牢固树立以患者安全为中心的理念,关心爱护患者。

6.2　警示教育

血压"正常"突发脑出血:家庭错误测量血压后果很严重!

患者张某,每天早晚各测量一次血压,而且都做了记录,血压一直很"正常",基本都在 115/75 mmHg 左右。几天前突然晕倒,不能活动,不能说话,急诊查头颅 CT,诊断为脑出血。经过医生详细检查后确定是"高血压"惹的祸。可是患者家属坚持认为张某的血压是正常的,结果真的是这样吗? 原来张某一直测的都是左上肢的血压,而恰恰巧合的是他左上肢的动脉血管(锁骨下动脉)重度狭窄,导致测出的血压偏低。接诊医生为其测量的右上肢血压是 180/110 mmHg,属于高血压极高危。如果该患者偶然测量一次右上肢血压,或者第一次测量双侧血压,可能会意识到问题,从而避免脑出血。

【思政元素】

职业素养:牢固树立以患者安全为中心的理念,关心爱护患者,培养学生严谨求实、精益求精的职业操守。

【融入路径】

随着人们健康意识的不断提高,越来越多的中老年人开始在家监测血压。家庭监测血压虽然方便,能够及时发现血压升高,可以尽早诊断和治疗高血压,预防并发症的发生,但是如果测量不当,会影响监测的意义和药物治疗方案的制订,甚至造成重要器官的严重损害。通常情况下,人体左、右上肢测量血压数值会有 10~20 mmHg 的差别,但主动脉夹层、血管炎、先天动脉畸形及严重的动脉粥样硬化造成锁骨下动脉、肱动脉血管狭窄等患者左、右上肢测量的血压差异较大。因此,测量血压时需要参照《中国家庭血压监测指南》进行,最好两侧都测量一遍,然后以较高的那一侧为准。案例中的患者锁骨下动脉重度狭窄导致左右两侧血压差异较大,而患者恰好监测的是患肢血压,导致测量的血压较实际血压值偏低而引起不良后果。此案例使学生意识到在临床工作中正确掌握血压监测方法的重要性,只有保障测量数据的准确性,才能为医疗决策提供可靠的依据,保证患者的安全;引导学生牢固树立以患者安全为中心的理念,关心爱护患者,培养学生严谨求实、精益求精的职业操守。

6.3　问与答 2

问题:什么是高血压?

参考答案:高血压指在未使用降压药的情况下,非同日 3 次测量诊室血压,18 岁以上成人收缩压≥140 mmHg 和(或)舒张压≥90 mmHg。高血压分为原发性高血压和继发性高血压两种。

【思政元素】

政治认同:坚定理想信念、坚定拥护"两个确立"、坚定"四个自信"。

职业素养:甘于奉献、大爱无疆的医者精神。

【融入路径】

临床中不能以患者某次的血压≥140/90 mmHg 就判断该患者为高血压患者,需要非同日 3 次测出的收缩压≥140 mmHg 和(或)舒张压≥90 mmHg 才可进行诊断,此外,患者既往有高血压史,目前正服抗高血压药,血压虽已低于 140/90 mmHg,也应诊断为高血压。学生只有掌握血压的正常值及高血压的诊断标准,才能对患者进行相关的健康指导。习近平总书记指出,没有全民健康,就没有全面小康。保障人民的健康每个医学生责无旁贷。这需要医学生们有扎实的医学基础知识做支撑。关爱健康,从关注血压开始,强化学生实施健康中国战略的责任感和使命感。

我国古代医学家就提出"治未病"思想。21 世纪医学从"注重治疗"向"注重预防"发展,从"疾病医学"向"健康医学"发展。注重疾病的预防才能从根本上减少疾病的发生。向学生介绍"世界高血压日"(每年的 5 月 17 日)和"全国高血压日"(每年的 10 月 8 日)。高血压是一种世界性的常见病、多发病,严重威胁着人类健康。为此,WHO 和国际心脏病学会联合会决定将每年的 5 月 17 日定为"世界高血压日",旨在引起人们对防治高血压的重视。1998年,原卫生部为提高广大群众对高血压危害的认识,动员全社会都来参与高血压预防和控制工作,普及高血压防治知识,决定将每年的 10 月 8 日定为"全国高血压日"。高血压除本身的直接危害外,还会显著增加脑卒中、缺血性心脏病、肾脏疾病等其他疾病的风险,因此,防治高血压是降低这些疾病发病率和死亡率的有效手段,也是心血管病防治的重中之重。目前高血压也已成为我国儿童常见的心血管疾病,儿童高血压的防治对国家未来发展至关重要。因此,将高血压防治策略的战略前移,降低高血压的发病率,遏制患病率的继续上升刻不容缓。现阶段卫生健康工作要把以治病为中心转变为以人民健康为中心。作为医学生,要积极投身于医学知识宣传中,向公民宣讲高血压的危险因素及如何预防高血压的发生,提高公民疾病预防意识与能力。引导学生关心人民健康水平,意识到每个人的身体健康和未来发展都与国家未来发展息息相关,增强学生的自豪感,用实际行动彰显甘于奉献、大爱无疆的医者精神。

6.4　事件分享

今天,你"被高血压"了吗?

国家心血管病中心、中国医师协会等权威机构联合发布了《中国高血压临床实践指南》(简称"《指南》")。推荐将高血压的诊断标准由 140/90 mmHg(收缩压≥140 mmHg 和(或)舒张压≥90 mmHg)下调到 130/80 mmHg(收缩压≥130 mmHg 和(或)舒张压≥80 mmHg)。虽然收缩压和舒张压只是各降低了 10 mmHg,却让 2 亿多人直接"被高血压"了。

【思政元素】

文化素养：尊重中华民族的优秀文明成果，弘扬优秀文化，坚定文化自信。

职业素养：爱伤观念和职业责任感。

【融入路径】

中国是继美国后，全球第二个下调高血压诊断标准值的国家。高血压标准到底该不该改在国际上还没有统一的说法。目前我国血压水平在 130～139 mmHg 和（或）80～89 mmHg 的人群多为中青年，下调诊断标准体现了防线前移、加强初始预防的理念，对降低血压相关的靶器官损伤有很大意义，会让更多的心血管风险人群获益。《指南》更新不是杞人忧天，而是居安思危。如果仅仅纠结于是否变成了高血压患者，那么《指南》的更新将失去意义，只会增加人们对健康的担忧和恐惧。作为医学生，我们要引导社区居民通过《指南》了解自己的血压情况并建立良好而健康的生活习惯，提升国民的健康素养，助力健康中国战略，培养学生的爱伤观念和职业责任感。

高血压标准下调体现了中医文化中"良医治未病，防病于未然"的思想。《黄帝内经》中有这样的一段记载："上工治未病不治已病。"意思是医术最高明的医生并不是擅长治病的人，而是能够预防疾病的人，以此激发学生成为良医的职业理想。通过介绍中医文化，帮助学生了解古代智慧和文化，引导学生从古代经典著作中汲取优秀文化，树立文化自信，从而推动中华优秀传统文化传播和复兴。

6.5　问与答3

问题：听诊器是怎么发明的？对你有什么启发？

参考答案：听诊器是 1816 年由法国医生雷奈克发明的。当时，雷奈克为一名肥胖的胸痛患者看病，他将耳朵贴在患者的胸前，但是听不到从内部传出来的声音。雷奈克非常懊恼，事后在小路上漫步时也在思考这个问题。此时，正好有两个小孩蹲在一条长木梁两端游戏，一个小孩敲他那一端的木梁，另一端的孩子则把耳朵贴在木梁上，静听彼端传来的声音。雷奈克思路顿开，立刻返回医院，将纸卷成圆锥筒，然后将宽大的锥底置于患者的胸部，惊喜地发现可以听到患者胸部内的声音了。经过多次试验，他试用了金属、纸、木等材料制成的不同长度、形状的棒或筒，经改进最后制成长约 30 厘米、中空、两端各有一个喇叭形的木质听筒。发明了听筒后，雷奈克能借助听筒诊断出多种胸腔疾病，被后人尊为胸腔医学之父。

启示：听诊器的发明，告诉我们创新和发明需要不断地探索和尝试。听诊器的发明并不是一蹴而就的，它需要科学家们不断地研究和试验。听诊器的发明还告诉我们，专业与专注是取得成功的关键。发明者需要具备丰富的医疗知识和深厚的专业素质，才能够研发出如此卓越的医疗器械。在我们的生活中，只有专注于自己的领域，才能够在其中取得更大的成功。

【思政元素】

科学精神：探索求知的理性精神，批判创新的进取精神。

职业素养：博爱仁心、无私奉献的职业品格，敬佑生命、救死扶伤的医者精神。

【融入路径】

创新是民族进步的灵魂，是一个国家兴旺发达的不竭动力，是推动人类社会向前发展的重要力量。《周易》中"穷则变,变则通,通则久,是以自天祐之,吉无不利"。中华民族的发展离不开创新。从思想到器物,从制度到文化,从艺术到科技,中华民族的发展史就是不断创新的历史。作为医学生,要学习先驱们孜孜不倦的努力探索精神。可以从课本知识和开展的实验课中开始挖掘,不断提升自己的创造力,努力训练耐心和洞察力。听诊器发明小故事激发了学生的创新意识,培养学生勇于创新的时代精神;引导学生学习雷奈克博爱仁心、无私奉献的职业品格和敬佑生命、救死扶伤的医者精神;鼓励学生在面对临床问题时要独立思考,科学求证,批判创新,不断改进护理工作,更好地解决患者的健康问题。

6.6　问与答 4

问题:血压的测量方法有哪些?

参考答案:血压的测量方法有直接测量法和间接测量法。直接测量法是将溶有抗凝剂的长导管经皮插入动脉内,导管与压力传感器相连接进行测量,可连续动态地测量血压的变化。直接测量法的优点是测得的结果准确、可靠;但缺点是有创,会给患者带来痛苦,而且操作不方便,所以在临床中适用于急危重症、特大手术及严重休克患者。间接测量法是通过血压计间接测量血压,是根据血液通过狭窄的血管形成涡流时发出响声而设计的。间接测量法简单方便,而且没有痛苦,在临床上广泛应用。

【思政元素】

科学精神:求真务实、开拓创新、锲而不舍、不怕困难、勇于探索的科学精神;追求真理、崇尚创新、批判进取的科学精神。

【融入路径】

血压与生命和健康息息相关,通过监测血压可早发现、早诊断、早治疗高血压,以遏制其发展,从而促进国民的健康。通过强调血压监测的重要性引导学生关心人民健康水平,认识到每个人的身体健康和未来发展都与国家未来发展息息相关,增强学生作为医学生的自豪感。1733 年黑尔斯牧师用尾端接有小金属管的长 9 英尺(约 274 厘米)、直径六分之一英寸(约 15.24 厘米)的玻璃管插入一匹马的颈动脉内,首次为马测量血压。后来法国医生普赛利采用内装水银的玻璃管来测量血压,此法大大减少了所用玻璃管的长度,比起黑尔斯,普赛利的测量方法更加简便。直到 1856 年,才有医生开始用上述方法即直接测量法测量人的血压。但是由于这种测量血压的方法太恐怖,难以被患者接受而很难推广。学者们开始探索无创方法,即间接测量法。意大利医生里瓦罗基在前人测量血压的试验基础上进行了深入的分析与研究,经过大胆的试验,终于改制成了一种可以兼顾安全性和准确性的血压计。后来经过俄国外科医生尼古拉柯洛特的改进,就变成了今天所熟悉的血压计的样子了。人类从认识血压的存在到测量出血压经历了漫长的过程。这说明科学发现不是一蹴而就的,以此引导学生遇到困难不要轻言放弃,认识到困难并不可怕,重要的是相信"世上无难事,只要肯登攀",只有坚持不懈,持之以恒,才能收获成功。作为学生,应该具有敢想敢拼、求真务实、开拓创新、锲而不舍、不怕困难、勇于探索的科学精神。从直接测量法到间接测量法,一代又一代的科学家不断实践,始终保持怀疑、批判和创新的科学精神,不断追求真理、崇尚创新、批判进取。以此激发学生求实、求真,追求真理,崇尚创新,批判进取。血压计的出现,造福了千千万万的后人,正是由于黑尔斯等科学家们的努力,才推动了社会的发展和人类的进步,以此让学生明白个人的发展要靠个人的努力奋斗,国家的发展依赖每一个人的奋力拼搏,并激励学生为实现中华民族的伟大复兴而努力奋斗。

6.7　小组演示

案例:患者徐某,男,68岁,3天前突发左侧肢体无力,伴头疼、头晕,左上肢肌力4级,左下肢肌力4级,患者神志清楚,精神欠佳,门诊以"脑梗死"收入院。模拟医嘱如下。

长期医嘱单

姓名　徐某　　科别　神经内科　　病室　神经内科1　　床号　15　　住院号　1675233

起　　始						停　　止			
日　　　期	时间	医　　　嘱	医生签名	护士签名		日期	时间	医生签名	护士签名
20＊＊-＊＊-＊＊	10:00	神经内科 常规护理	＊＊＊	＊＊＊					
20＊＊-＊＊-＊＊	10:00	Ⅰ级护理	＊＊＊	＊＊＊					
20＊＊-＊＊-＊＊	10:00	清淡饮食	＊＊＊	＊＊＊					
20＊＊-＊＊-＊＊	10:00	测体温、脉搏、 呼吸、血压 Bid	＊＊＊	＊＊＊					

【思政元素】

职业素养:爱岗敬业、精益求精、敬佑生命、救死扶伤的职业精神。

道德修养:尊重和爱护患者。

【融入路径】

课前1周教师向学生发布小组演示任务"生命体征的测量",课前2天,教师组织演示小组提前到实验室进行操作练习。课堂上,演示小组按照创设的临床情境进行操作演示,其他学生以患者身份认真观看,演示结束后,由扮演患者的学生谈感受和体会,指出问题及需要改进的地方,以榜样示范法激发学生的学习动力和热情,培养学生自主学习能力。角色扮演可直达患者内心,引导学生换位思考,以己度人,牢固树立以患者安全为中心的理念,尊重爱护患者。教师总结点评时强调测量时要根据评估的具体情况选择合适的测量方法,临床中一般选择测量腋温,但腋下有创伤、手术、炎症及出汗较多者,及肩关节受伤或因消瘦夹不紧体温计者禁忌测量腋温。可选择口腔、直肠等部位进行测量。另外案例中患者左侧肢体无力,应选择右侧肢体来测量血压。通过此案例使学生认识到脑梗死不仅给人类健康造成严重危害,致残、致死率高,还给患者及其家庭带来沉重的负担;使学生树立以患者为中心和以人为本的理念,重视医患沟通,注重团队合作,以实际行动践行健康中国的伟大梦想;培养学生爱岗敬业、精益求精、敬佑生命、救死扶伤的职业精神。教师通过讲解,帮助学生理解事物的多样性,懂得具体问题具体分析的重要性,培养其临床思维能力。学生为顺利完成教师布置的小组演示任务,为达到较好的示范效果,愿意花时间相互讨论、沟通协作,一遍遍模拟演练,从而激发学习的动力和热情。学生在此过程中培养了对专业的兴趣,并通过学习和思考感受到知识的力量和求知的乐趣,且培养了良好的学习习惯、自主学习能力、独立思考能力以及互助合作的团队精神。

6.8　小组练习

小组演示完成后,学生们分组练习,以小组为单位,到各自对应的床单位进行操作练习,教师巡回指导,每人至少练习2遍。第1遍,一人练习,其他成员对照操作步骤给予指导。第2遍,其他成员对照操作步骤给予评分,告知错误并给予纠正。小组成员共同完成练习,反馈"帮帮我"(自己不懂、不会、容易犯错的地方),"考考你"(觉得别人可能存在困惑的地方,可以挑战别人的地方),"亮闪闪"(感受最深、受益最大的内容)。

【思政元素】

职业素养:博爱仁心、无私奉献的职业品格;敬佑生命、救死扶伤的医者精神;发现问题并不断改进的精益求精的职业精神;以患者安全为中心的爱伤观念。

【融入路径】

在小组练习时,采用体验式教学方式,要求学生轮流体验患者角色,加强护患沟通,增加人文关怀,培养学生高尚的道德情操,增强学生的职业使命感,树立敬佑生命、救死扶伤的南丁格尔精神。"帮帮我"有助于培养学生观察能力、发现问题的能力,使其对自己不懂、不会、容易犯错的地方有更清醒的认识,并带着这个目标去学习和提高,从而激发学习的主动性;"考考你"有助于培养学生的质疑和反思能力,提升其在反思中不断改进的精益求精的职业精神;"亮闪闪"有助于培养学生客观、严谨和理性精神。教师引导学生思考"脉搏短绌的患者如何测量脉搏?""危重患者呼吸微弱时如何测量患者的呼吸?"等问题,引导学生学会理论联系实践,以患者为中心,关心爱护患者,培养学生的爱伤观念;最后在总结环节再次测量血压时讨论放置袖带的位置以及松紧度,引导学生树立科学严谨的职业精神。

6.9　小组讨论

案例:患者曾某,男,40岁,诊断:胆囊结石。腹腔镜胆囊切除术后行心电监护,护士刘某将测血压的袖带放在了肘窝以下,导致本来正常的血压值在心电监护仪上显示为偏高的数值。护士刘某报告医生后立即给予降压药物,致患者血压迅速下降,并出现休克症状。请思考事件发生的原因,并提出纠正措施。

参考答案:

(1) 事件原因分析。

①护士没有按照心电监护的操作规范将测血压的袖带放置准确,导致测量血压错误。

②护士过于依赖监护仪,护理观察被弱化。

③医生给患者用降压药前未核实患者的病情,仅根据一次心电监护测得的血压值为患者盲目用药。

(2) 纠正措施。

①立即给予患者升压的药物,稳定患者的血压,严密观察患者的血压变化及其他生命体征,若出现变化,及时对症处理。

②培训医生和护士,提高其病情观察能力、临床分析能力和综合判断能力。

③要求护士严格遵守各项操作规范,避免出错导致对患者病情的错误判断,提高护士的业务素质和责任心。

【思政元素】

职业素养:爱岗敬业、精益求精、始终把患者的生命安全和身体健康放在首位的职业精神;严谨求实的职业操守;分析问题和解决问题的临床思维能力;互助合作的团队精神。

【融入路径】

将学生分成若干小组,每3～4人为一个小组,小组成员间充分交流和讨论后将本组讨论结果进行汇总,然后派一位代表向其他同学分享答案。通过小组成员间的团结合作、热烈讨论,实现人人参与、相互协作、共同进步,培养团队合作的能力。通过对临床不良事件进行原因分析并找出纠正措施,培养学生分析问题和解决问题的能力,提升其临床思维能力,引导学生树立风险意识和以患者安全为中心的责任意识。通过剖析案例,学生能够认识到这些原因导致的严重问题,从内心深处意识到相关责任的严重性,从而发自肺腑的对自身的职业产生认同感。本案例发生的直接原因是护士刘某将测血压的袖带放在了患者肘窝以下,导致血压测量结果偏高。护士刘某提供的错误信息导致医生采取了错误的治疗方案,最终导致患者出现休克症状。该案例中护士刘某对测量血压这项操作技能掌握得不熟练,且过于依赖监护仪,弱化了护理观察。长期的医疗实践也证明了无论多智能的仪器,永远都不能替代人的作用,机器无法像人脑那样根据患者的病史对复杂的变化加以综合分析后做出判断。该案例有极大的警示作用,使学生深刻地认识到扎实掌握操作技能的重要性。患者安全无小事,任何一个环节的失误都可能给患者带来伤害,甚至威胁患者的生命安全,以此激发学生的责任意识,引导学生敬佑生命、心怀敬畏,牢固树立以患者安全为中心的理念和风险意识,尊重和爱护患者,维护患者权益,时刻牢记"健康所系、性命相托"的医学誓言,培养学生的大医精诚的医学情怀。

6.10　文献分享

李杨,程志明,胡庆常,等.舒张压与高龄老年高血压患者死亡的关联性研究[J].中国临床保健杂志,2018,21(5):599-602.

问题:

(1) 这篇文献中哪些内容与本次学习内容相关?

(2) 这篇文献存在哪些缺陷?

(3) 你有哪些收获?

参考答案:

(1) 这篇文献中介绍了人体理想血压为115/75 mmHg,随着年龄的增加,收缩压和舒张压会相应升高,在进入老年期后舒张压不会再随着年龄的增加而上升,甚至会出现舒张压逐年下降,并且年龄越大,舒张压下降趋势越明显,因此老年高血压最常见的类型是单纯收缩期高血压。其中,部分高龄老年高血压患者舒张压进一步下降,甚至会下降至60 mmHg以下,这种类型的高血压为低舒张压的收缩期高血压。

(2) 缺陷:没有介绍研究对象的纳入和排除标准。高血压的判断标准如何? 患者死亡是因为高血压还是其他原因? 均没有介绍。所以,这篇文献的科研设计不太严谨,需要完善。

(3) 了解到高龄老年高血压患者,随着年龄的增加,收缩压会上升但舒张压会下降。对于高龄老年高血压患者降压治疗不仅仅要关注收缩压,还应当关注舒张压。

【思政元素】

科学精神:探索求知的理性精神、批判创新的进取精神、科学严谨的科研态度。

【融入路径】

这篇文献探讨了舒张压与高龄老年高血压患者死亡的关联性,并提出了在高龄老年高血压患者降压过程中不仅仅要关注收缩压,还应当关注舒张压。通过介绍学科最新进展,帮助学生补充新知识,激发学生的求知欲,引导学生在学习知识的过程中关注学科前沿和动态,积极查阅各种资料,从而培养学生的自主学习能力。教师通过带领学生批判性地学习文献,分析文献中的不足,培养学生科学严谨的科研态度。通过结合文献谈论自身的收获,让学生了解书本中的基础知识在临床中的实际运用情况,深刻认识到降压目标要因人而异,高龄老年高血压患者降压治疗过程中要关注舒张压对预后的影响,过低的舒张压可能带来副作用。临床中应根据患者的年龄、病情等采取个性化的护理措施。随着现代医学科技的迅速发展,社会对学生的综合素质提出了更高的要求。为适应社会发展的需要,学生不仅要具备深厚的基础理论、扎实的专业知识,还要有良好的科学素养和科研能力。

6.11 小组作业

案例:某孕妇测体温时,因护士忙于其他工作未及时收回体温计,该孕妇因离床活动水银体温计滑落至地上摔碎,水银溅出,散落在四周。该孕妇呼叫人员来处理,10分钟后一清洁工人用扫把和拖布进行了清扫。该孕妇对水银外泄的处理很不满,认为清理不及时,且未能有效清除散落的水银,对病房环境已造成污染,并可能对自己及胎儿造成不良影响。

问题:导致此事件的原因有哪些? 针对此事件可以给予哪些纠正措施?

参考答案:

(1) 事件原因分析。

①直接原因是护士及清洁工人未能及时、正确处理外泄的水银。

②测量体温时间过长,护士未能及时结束测量,也可能未交代测量时间。

③接到该孕妇呼叫的护士对体温计破损、水银外泄的危害性认识不足,没有及时赶到病房进行处理,而是通知清洁工人做常规清扫。

④科室未建立体温计破损处理流程,未明确水银外泄是否可由清洁工人处理。

⑤医院在水银外泄处理方面对护士的培训欠缺。

(2) 纠正措施。

①开窗通风或开启空调,使室内温度降低,减少水银蒸发的危害。

②让该病房所有人暂时离开半小时,彻底清扫病房。

③组织医护人员学习水银外泄后的紧急处理方法,提高对水银危害的认识水平和重视程度。

④禁止清洁工人独自处理水银,对清洁工人进行必要的培训和教育。

【思政元素】

职业素养:以患者安全为中心的理念和风险意识,求真务实、严谨求实的职业操守。

家国情怀:践行健康中国战略,增强生命至上、人民至上的意识。

【融入路径】

将学生分成若干小组,每 3～4 人为一组,小组成员间经过充分交流和讨论后以书面形式将讨论结果汇总后提交,实现人人参与、相互协作、共同进步,培养学生的团队协作精神。通过剖析问题,充分调动学生求知的能动性,启发学生的求知欲和好奇心,使学生认识到医护人员严格掌握操作技能和拥有扎实基本功的重要性,任何环节的疏忽都可能影响患者的安全,甚至威胁患者的生命。激发学生的责任意识,引导学生敬佑生命、心怀敬畏,牢固树立以患者安全为中心的理念和风险意识,尊重和爱护患者,维护患者权益,时刻牢记"健康所系、性命相托"的医学誓言。培养学生求真务实、严谨求实的职业操守。

在进行作业反馈时向学生介绍水银(汞)是一种具有高强毒性的重金属,容易蒸发。汞蒸汽一旦被人体吸入,就会通过血液循环进入到人体内部的各个组织,严重时损害人体的中枢神经系统。不仅如此,外泄的汞进入生态环境中,与水结合过后会转化成甲基汞。甲基汞进入人体后容易被吸收且不易降解,排泄慢。孕妇若服用被汞污染的水源,会对正在发育中的胎儿造成不可逆转的伤害。总之,汞会随着食物链的传播最终富集到人类身上,威胁全人类的生命健康。考虑到水银体温计潜在的汞危害,许多国家已经采取了禁止措施。早在 1992 年,瑞典就已禁止销售所有含汞的医疗设备。随后,英国、法国、丹麦和荷兰也先后禁止使用和销售。至今,水银体温计仍旧作为家庭测温仪器被广泛使用。据 2020 年统计,我国每年大约生产 1.2 亿支水银体温计,然而每年因水银体温计破损而作为废物处理的水银就有 10 吨以上。鉴于此,国家药监局发布了《国家药监局综合司关于履行〈关于汞的水俣公约〉有关事项的通知》(简称《通知》)。《通知》中指出,我国自 2026 年 1 月 1 日起,全面禁止生产含汞体温计和含汞血压计产品。为了改善环境质量、保障人民健康,我国积极推动无汞低汞技术的应用和推广,实现汞污染减排及用汞产品替代,推动我国形成绿色发展方式和生活方式。我们在日常生活中也应该加强对水银体温计、水银血压计危害以及汞外泄紧急处理方法的宣传,保证人民的安全,积极践行健康中国战略,增强生命至上、人民至上的意识。

6.12　情感升华

高血压的义诊和宣教(在社区开展讲座,为社区居民测量血压)。

【思政元素】

职业素养:学以致用的动手能力和实践能力;爱伤观念和职业责任感。

政治认同:坚定拥护"两个确立",坚决做到"两个维护"。

【融入路径】

带领学生深入社区为居民测量血压,并进行高血压相关知识的健康教育。测量血压是每个医护人员必备的基本功,是服务人民健康全周期的必备技能。通过课程实践提高学生对知识的理解和运用能力,培养学生学以致用的动手能力和实践能力。高血压重在预防,通过监测血压做到早发现、早诊断、早治疗,以遏制高血压的发生和发展。引导学生关心人民健康,认识到每个人的身体健康和未来发展都与国家未来发展息息相关,增强学员作为医学生的自豪感。向学生宣讲国家关于高血压等慢性病的相关政策。2021 年 4 月,慢性病管理正式被纳入"国家标准"。国家发展改革委联合 20 个相关部门共同研究起草《国家基本公共服务标准(2021 年版)》,慢性病患者健康管理服务项目列入其中。高血压、2 型糖尿病公共卫生项目明确 35 岁以上常住居民中高血压和 2 型糖尿病慢性病患者的健康管理由医疗服务体系免费提供,由财政出资,患者可就近到辖区的社区卫生服务机构或乡镇卫生院、村卫生室获得相应的免费健康服务。在一系列政策的指导下,慢性病管理惠民服务举措"遍地开花":从高血压、糖尿病等门诊用药纳入医保报销,到推动国产降压、降糖药降价提质;从推行慢性病长处方制度,到逐步扩大医保对常见病和慢性病"互联网+"医疗服务支付的范围;从医生通过电话随访等多种方式加强患者用药的远程指导,到全民传播健康知识、提高患者自我用药管理能力和用药依从性。慢性病管理既让患者减少病痛,也有效降低了医疗成本。使学生了解国家对于慢性病患者采取的一系列便民惠民措施,极大改善了慢性病患者及其家庭"看病贵""因病致贫、因病返贫"的现象。通过课程实践,将理论联系实际,引导学生坚定理想信念、坚定拥护"两个确立"、坚决做到"两个维护",利用所学知识帮助身边的人提升健康素养。在以学生为星星之火,推动健康教育普惠群众,助力健康中国战略的过程中,培养学生的爱伤观念和职业责任感,坚定学生的民族自豪感和爱国情操,为推动实现中华民族伟大复兴踔厉前行。

（肖　娟）

第二课　呼吸的评估与护理及疼痛患者的护理

一、思政目标

（1）学生能够坚定理想信念、坚定拥护"两个确立"、坚定"四个自信",做到政治认同。

（2）学生具有较高的职业素养,包括诚实守信、严谨求实的职业操守,博爱仁心、无私奉献的职业品格,心怀敬畏的职业认同感,爱岗敬业、精益求精的职业精神,敬佑生命、救死扶伤、甘于奉献、大爱无疆的医者精神,互助合作的团队精神以及良好的职业道德、职业情感。

（3）学生具有探索求知的理性精神、实验验证的求实精神、批判创新的进取精神和弘扬科学的精神。

（4）学生具有社会主义法治理念。

二、思政方法

1. 导入

2022 年,从西宁到德令哈的 K6877 次列车上,一名五旬女子因痰液黏着在喉咙排不出,瞬间呼吸困难。青海省人民医院超声科医生尹秋萍在得知消息后第一时间赶到,在急救的过程中她发现如果不及时将痰液清除,患者很容易发生窒息甚至死亡。紧急关头,尹秋萍没有一丝犹豫,立即俯下身为患者口对口吸痰,将患者口腔异物清理干净后,又开展人工呼吸等救治,最终患者恢复意识,呼吸通畅。

【思政元素】

职业素养:敬佑生命、救死扶伤的医者精神。

【融入路径】

通过青海省人民医院超声科主治医生尹秋萍在列车上口对口吸痰救治突发窒息患者的新闻导入本次课的教学内容。吸痰是一项简单的操作,但在危急情况下,这一简单的操作,却能够在突变的病情中挽回患者的生命。尹医生在危机时刻,挺身而出,冒着被疾病传染的风险,奋不顾身用嘴吸出患者的痰液,用实际行动诠释了敬佑生命、救死扶伤的医者精神,捍卫了医学的神圣与光荣。通过该新闻鼓励学生学习榜样,练就扎实本领,踏踏实实地学好操作技能,对自己负责,对患者负责,用责任和信念,助力"健康中国"。

2. 知识点一:异常呼吸的评估及护理

2.1 事件分享

护士听患者打呼噜声不对,挽救一条命!

一天深夜,德安医院神经康复科护士王洁正在病区内巡视时,突然听到病房里传来了一阵异样的打鼾声,这引起了她的警觉:"平时带了呼吸机,不是这个声音啊?"发出异常鼾声的32 岁的韩某,此时呼吸急促,牙关紧闭,口角流涎,小便失禁。王洁试图叫醒患者但未果,便立即向值班医生进行汇报。医生判断患者由于呼吸机面罩绑得太紧,导致气道堵塞,出现了严重的低通气的睡眠呼吸障碍,有窒息的危险。医护人员第一时间为患者开放气道,予以氧气吸入,经过一系列的抢救,患者的呼吸声明显好转,并且慢慢苏醒。

【思政元素】

职业素养:敬佑生命、救死扶伤的医者精神;爱岗敬业、精益求精的职业精神。

【融入路径】

引导学生结合新闻案例思考:这则新闻给了你什么启示?如果护士王洁没有及时发现并识别出患者呼吸异常,没有及时通知医生并第一时间为患者开放气道,立即予以氧气吸入,患者最后的结局会怎样?睡觉打呼噜是一种非常普遍的现象,大多数人对此习以为常,其实睡觉打呼噜是由于气道阻塞导致的,严重时会损伤大脑,甚至会危及患者的生命。护士王洁通过巡视病房发现患者的呼吸异常从而挽救了患者的生命,展示了她作为医务工作者所具备的扎实的医学知识、严谨的工作作风、高度的责任心和敏锐的观察能力。临床工作中,护士与患者接触最密切,也往往是最先发现患者病情变化的人。护士要沉着、冷静地思考,运用专业知识和经验,对病情进行分析、判断和处理,并且在医生到达前采取力所能及的措施为后续的抢救和治疗赢得时间。以此引导学生在校期间努力学习,打好基本功,提升职业素养,培养学生敬佑生命、救死扶伤的医者精神和爱岗敬业、精益求精的职业精神。

2.2 教师讲解

潮式呼吸又称陈-施呼吸,患者呼吸先由浅慢逐渐变为深快,然后再由深快转为浅慢,经一段呼吸暂停(5～20秒)后,又开始重复以上过程,其形态犹如潮水起伏。潮式呼吸的周期可长达30秒至2分钟,见于中枢神经系统疾病,如脑炎、脑膜炎、颅内压增高及巴比妥类药物中毒。潮式呼吸与体内二氧化碳的浓度有关,发生机制是呼吸中枢的兴奋性降低。只有当缺氧严重,二氧化碳积聚到一定程度时才能刺激化学感受器,使呼吸中枢兴奋,从而使呼吸恢复并逐渐加强;当积聚的二氧化碳慢慢呼出时,化学感受器所受刺激逐渐减弱,呼吸中枢的兴奋性也逐渐降低,呼吸也慢慢减弱;当体内积聚的二氧化碳全部呼出以后,缺氧对化学感受器的刺激消失,呼吸中枢的兴奋性暂停,呼吸也暂停;经过5～20秒后体内的二氧化碳浓度又开始升高,呼吸开始恢复并逐渐增强,继续重复以上过程。

【思政元素】

职业素养:以患者安全为中心的意识;救死扶伤的医者精神。

【融入路径】

教师通过提问"海水涨落的过程是怎样的?"引导学生进行互动。海水有涨潮和落潮现象,涨潮时,海水上涨,波浪滚滚,景色十分壮观;落潮时,海水悄然退去,露出一片海滩。在涨潮和落潮之间有一段时间水位处于不涨不落的状态,叫作平潮。潮式呼吸,顾名思义,呼吸犹如潮水起伏一样,涨潮的过程好比呼吸恢复并慢慢加强,落潮的过程就像呼吸慢慢变弱到停止,平潮就好比中间的呼吸暂停。教师通过结合生活中常见的现象进行讲解,使抽象的事物具体化、形象化,加深学生对知识的印象,激发学生的学习兴趣。通过讲解潮式呼吸产生机制加深学生对知识的理解和记忆。作为医学生我们要加强基础和业务知识学习,有了扎实的基本理论知识和技能,才能更好地为患者服务,获得患者的信任,给患者及其家属以安全感,从而提高护理服务质量,构建和谐护患关系。培养学生救死扶伤的医者精神和以患者安全为中心的意识。

2.3 问与答

问题:呼吸异常患者的护理措施包括哪些方面?

参考答案:对于呼吸异常的患者,在护理时主要从以下几个方面进行。①提供舒适环境:保持环境整洁、安静、舒适,室内空气流通、清新,温湿度合适,一般室内温度应保持在22～24 ℃,湿度保持在50％～60％。根据患者的病情或呼吸困难的程度,为患者安置合适的体位,嘱患者卧床休息,以减少耗氧量,改善呼吸困难。②加强观察:观察患者呼吸的频率、深度、节律、声音、形态有无异常;观察患者有无咳嗽、咳痰、咯血、发绀及呼吸困难等现象,观看药物的疗效及不良反应等。③提供营养和水分:在饮食方面应选择营养丰富,容易咀嚼和吞咽的食物,注意摄入足够的水分,避免饮食过饱及食用易产气的食物,以免膈肌上移而影响患者的呼吸。④吸氧:对于呼吸困难者给予氧气吸入。必要时可用呼吸机辅助呼吸。⑤心理护理:指导患者保持情绪稳定,维持良好的心理状态。⑥健康教育:指导患者戒烟限酒,以减少对呼吸道黏膜的刺激;培养良好的生活习惯;教会患者缩唇呼吸、腹式呼吸等。

【思政元素】

职业素养:敬佑生命、救死扶伤的医者精神。

【融入路径】

临床工作中,在护理呼吸道疾病患者时要严格遵守职业道德规范,加强病情观察,及时采取措施保护患者的生命安全。除此之外,医学生还需要具备强烈的社会责任感,及时关注社会公共卫生问题,积极参与呼吸疾病的预防和控制工作。当发生重大突发公共卫生事件时能够利用自己的专业知识,用实际行动守护人民的生命安全和身体健康,践行敬佑生命、救死扶伤的医者精神。

2.4 小组汇报

汇报主题:体外肺膜氧合(ECMO)的临床应用。

汇报要点提示:ECMO 的临床应用、护理要点、注意事项等。

【思政元素】

政治认同:坚定理想信念、坚定拥护"两个确立"、坚定"四个自信"。

职业素养:社会责任感、职业使命感。

【融入路径】

通过小组合作,发动学生课前广泛收集 ECMO 的相关资料,从而增加对 ECMO 的了解,使学生能够认识到 ECMO 在临床危重急救中发挥的重要作用。同时,小组成员共同整理、归纳资料,准备课件,课堂上汇报,可提升学生主动探求新知识的能力、沟通交流和表达能力,培养其团队协作精神,增强勇气和表达自信。在学生汇报结束后,向学生介绍 ECMO 的相关知识。ECMO 是代表一个医院甚至一个地区、一个国家危重症急救水平的一门技术。ECMO 可为重症心肺功能衰竭患者提供持续的体外呼吸与循环,为抢救赢得宝贵时间。但是其核心关键技术长期被国外垄断,设备及耗材价格昂贵。推动 ECMO 技术向基层医院普及,使更多急危重症患者受益需要我们医务工作者的不懈奋斗。让学生意识到自身肩负着民族复兴的使命担当,促使他们努力学习,为我国医疗行业的腾飞贡献自身力量。疫情期间,ECMO、人工肝、血浆置换等尖端医疗技术设备随需随用,重症患者的诊疗费从十几万元到上百万元,治疗费用全部由医保报销。这充分体现出党和国家始终坚持人民至上,生命至上原则。以此引导学生感悟中国共产党领导下的社会主义制度的优越性,深刻认识我党始终把人民群众的利益放在最高位,把全心全意为人民服务作为根本宗旨,把为民造福作为最大政绩,激发学生的爱国爱党情怀,从而自觉做到坚定中国共产党的领导、坚定拥护"两个确立"、坚定"四个自信"。

3. 知识点二:清除呼吸道分泌物的护理技术

3.1 学生演示

抽选两名学生扮演护士和患者,演示有效咳嗽,然后由其他学生指出问题,最后教师点评总结。

【思政元素】

职业素养:学以致用的动手能力;爱岗敬业、严谨认真、精益求精的职业操守;以患者安全为中心的责任意识;爱伤观念和职业使命感。

【融入路径】

随机抽选两名学生,一人扮演患者,另一人扮演护士,向全体成员展示有效咳嗽。通过角色扮演及情景体验的互动式教学,激发学生的学习兴趣,使其在学习和思考中感受求知的乐趣,提高学生对知识的理解和运用能力,培养学生学以致用的动手能力和实践能力。在学生演示完后,向学生讲解操作的注意事项。引导学生在指导患者有效咳嗽时,如果患者有切口,应指导其将双手压在切口的两侧,避免用力咳嗽引起切口出血。要具体问题具体分析,切不可一知半解、盲目执行,教师通过讲授知识点,使学生牢固掌握专业知识,提升自信心。唐朝孙思邈在《大医精诚》中对天下行医之人提出了要求。所谓"精"是说医者要有精湛的技术,而"诚"则是说医者还要有良好的道德品质,才能称为"大医"。学生在校期间应严格遵守每一项操作规范,练就扎实的基本功,将来才能成为一名合格的护士。引导学生在护理工作中爱岗敬业、严谨认真、精益求精,始终把患者的生命安全和健康放在首位。培养学生的安全意识和严谨的工作作风,增强学生的爱伤观念和职业使命感,用责任和信念,助力"健康中国"。

3.2 知识拓展1

知识拓展

拍背排痰的适应证和禁忌证

拍背排痰适用于大量黏液和稠厚分泌物,呼吸功能降低或咳痰无力的患者,如长期卧床、活动障碍、营养缺乏及术后患者。拍背排痰不仅适用于大部分临床科室,还可运用于家庭护理中。但应注意,以下患者不能进行拍背排痰。

(1)不稳定的头颅/脊髓损伤患者:各种致病因素引起脊髓横贯性损伤后,造成损伤平面以下的脊髓神经功能(运动、感觉、括约肌及植物神经功能)的障碍。叩击会加重脊髓神经的损害,因而该类患者禁忌拍背叩击。

(2)肺栓塞患者:栓子堵塞肺动脉主干或分支,引起肺循环障碍。肺栓塞患者即使无明显症状,也应卧床,床上活动时应避免突然坐起、转身及改变体位等。拍背易引起血栓脱落,阻塞肺动脉而危及生命。

(3)大咳血、活动性出血患者:拍背易导致出血情况恶化,甚至血管破裂。

(4)胸部骨折患者:多表现为胸骨肿胀、疼痛,可伴有呼吸、循环功能障碍。拍背振动会加重患者的疼痛,甚至导致呼吸循环功能障碍。

(5)多发肋骨骨折患者:拍背易引起肋骨断端移动,刺破胸膜,产生气胸、血胸、咯血等。

(6)主动脉夹层动脉瘤患者:应严格卧床休息,避免碰撞、身体突然用力等改变体位,而导致血压波动,更不能进行胸背部叩击,防止主动脉夹层破裂大出血,危及患者生命。

【思政元素】

职业素养:爱岗敬业、严谨求实、始终把患者生命安全和身体健康放在首位的职业精神。

【融入路径】

拍背排痰是指用手叩打胸背部,借助振动,使分泌物松脱而排出体外。拍背时患者取坐位或侧卧位,操作者将手背隆起,使手掌中空,手指弯曲,拇指紧靠示指,有节奏地从肺底开始自下而上、由外向内轻轻地进行叩打,使痰液脱落。该方法有助于痰液黏稠的患者排痰,但是需要注意,并不是所有患者都适用,如果操作不当,反而会影响患者的健康甚至生命安全。因此作为一名学生,只有在校期间严格掌握拍背排痰的适应证和禁忌证,才能在临床中正确使用,从而保障患者的安全。通过知识拓展的学习,扩充学生的知识面,引导学生树立风险意识和以患者安全为中心的责任意识,始终把患者的生命安全和身体健康放在首位,尊重和爱护患者,维护患者权益,爱岗敬业,严谨求实,时刻牢记"健康所系、性命相托"的誓言,提升学生的职业素养。

3.3　小组演示

案例:患者徐某,男,68岁,3天前突发左侧肢体无力,伴头疼头晕,左上肢肌力4级,左下肢肌力4级,患者神志清楚,精神差,门诊以"脑梗死"收入院。入院后患者持续低流量吸氧,护士巡视病房时发现患者有痰咳不出,立即报告医生。模拟医嘱如下。

临时医嘱单

姓名　<u>徐某</u>　科别　<u>神经内科</u>　病室　<u>神经内科1</u>　床号　<u>15</u>　住院号　<u>1675233</u>

日　　期	时　　间	医　　嘱	医生签名	执行时间	护士签名
20**-**-**	**:**	吸痰,立即执行	**		

要求:演示小组的学生分别扮演患者和护士,按照吸痰法的操作流程为患者进行吸痰。演示结束后,其他学生指出问题,然后教师点评和讲解重要步骤。

【思政元素】

职业素养:爱岗敬业、精益求精、敬佑生命、救死扶伤的职业精神。

道德修养:尊重和爱护患者。

【融入路径】

采用情景式教学和互动式教学。演示小组在1周前接到学习任务后,通过观看《基础护理学》慕课中的操作视频,知晓吸痰法的流程,同时要求其他学生也做好预习。在课堂教学前2天,开放实验室,供演示小组的学生自由练习,教师对关键步骤进行讲解。在此过程中激发学生学习的动力和热情,培养学生良好的学习习惯和自主学习能力。课堂上,用案例和医嘱创设临床真实情景,演示小组中的3名学生自行分工,分别扮演护士、患者、患者家属,完整地演示吸痰法(使用吸痰模型),锻炼学生的团队合作能力。小组演示时要求其他学生带着任务在一旁仔细观看,演示结束后,指出演示时存在的问题和不足,帮助演示小组纠正,培养学生的观察能力。最后由教师点评和演示关键部分。教师在点评时,首先给予演示小组表扬,通过榜样示范法激励其他学生努力学习;要求学生在日常的学习中不断锻炼沟通交流能力,在与患者及其家属的沟通中做到自信、娴熟,保证收集资料的全面、有效和准确,为成为一名优秀的护士打好基础。在操作过程中要注意尊重、爱护患者,体现爱伤观念。引导学生始终把患者安全放在首位,务必严格控制每次吸痰的时间不超过15秒,以免造成缺氧。如果给患者吸痰时,患者的血氧饱和度明显下降,建议在吸痰前的30~60秒,给患者提供100%的氧以提高氧浓度后再吸痰。虽然吸痰在临床中只是一项简单的操作,但关键时刻可以拯救患者的生命。学生应意识到该项操作的重要性,认识到作为医学生所肩负的职业使命和社会责任；只有努力学习专业知识，提高专业技能，才能为患者提供高质量的护理服务，保障患者的安全。培养学生爱岗敬业、精益求精、敬佑生命、救死扶伤的职业精神。

3.4 小组练习

小组演示完成后，学生们分组练习，以小组为单位，到各自对应的床单位进行操作练习，教师巡回指导，每人至少练习2遍。第1遍，一人练习，其他成员对照操作步骤给予指导。第2遍，其他成员对照操作步骤给予评分，告知错误并给予纠正。小组成员在练习过程中共同完成练习，反馈"帮帮我"（自己不懂、不会、容易犯错的地方），"考考你"（觉得别人可能存在困惑的地方，可以挑战别人的地方），"亮闪闪"（感受最深、受益最大的内容）。

【思政元素】

职业素养：心怀敬畏、充满热爱的职业认同感；爱岗敬业、精益求精的职业精神；慎独精神；临床思维能力；诚实守信、严谨求实的职业操守；敬佑生命、救死扶伤的医者精神。

道德修养：尊重和爱护患者。

【融入路径】

采用练习和合作式学习。各小组到对应的床单位开展技能练习，相互督促和帮助，遇到不明确的地方可请教教师或者身边的榜样（演示小组的学生）。要求学生：①严格按照吸痰法的操作流程练习，始终贯彻无菌操作原则和秉承慎独精神，规范戴好无菌手套、连接吸痰管。②虽然是在简易模型上进行练习，但是也要融入护患沟通和人文关怀，体现对患者的尊重和爱护。例如，操作前要准确评估患者鼻腔黏膜、口腔黏膜和痰液的位置，结束后向患者讲解清除呼吸道分泌物、保持呼吸道通畅的相关知识；始终把患者的生命安全放在首位，培养学生心怀敬畏、充满热爱的职业认同感；体现爱岗敬业、精益求精的职业精神。③自己练习结束后，在其他同学练习的时候，认真思考在学习吸痰法中"你感受最深、受益最大的内容是什么？"（亮闪闪：如操作前要认真仔细地做好评估）、"你觉得其他学生可能存在困惑的地方或可以挑战别人的地方是什么？"（考考你：如何避免吸痰管污染？）、"你自己仍然不懂、不会、容易犯错的地方是什么？"（帮帮我：如何确定吸痰管插入到准确的位置？如何判断患者的痰液已经吸干净？）。通过这个环节促进学生自我反思和总结，培养学生的临床思维能力，肯定自己阶段性的学习成果，激励学生更加勤奋学习；同时，用自己在学习过程中领悟的精髓去挑战别人，相互学习；再及时查找学习中存在的不足，促使学生带着问题进行第二轮的学习。④练习反馈环节，教师收集和查看每个小组的"亮闪闪""考考你""帮帮我"环节内容并进行总结和反馈。同时，引导学生围绕三个问题（"在练习操作的过程中犯了哪些错误？""为什么会犯这些错误？""犯了这些错误会给患者带来什么影响？"）讨论并反思，以此培养学生诚实守信、严谨求实的职业操守和敬佑生命、救死扶伤的医者精神。

3.5 小组讨论

案例：护士为一名痰培养提示大量铜绿色假单胞菌感染的患儿经鼻腔吸痰，由于痰液量多、黏稠，堵塞吸痰管，拔出吸痰管时痰液不慎滴入患儿眼睛，导致患儿第二天眼部出现脓性分泌物，并且逐渐增多，呈感染症状。请分析原因并提出预防措施。

参考答案：导致该事件的原因可能有患儿痰中带菌，痰液量多且黏稠；护士操作失误，没有严格遵守操作规程；吸痰时患儿眼睛暴露。

纠正措施：①加强呼吸道护理：加强拍背，充分湿化痰液，对症应用抗菌药。②严格遵守吸痰操作流程:吸痰前充分湿化气道,特别是痰液黏稠患者。可协助患者变换体位,配合叩击、雾化吸入等方法,稀释、松动痰液,使之易于吸出。

【思政元素】

职业素养:诚实守信、严谨求实、爱岗敬业、精益求精的职业精神。

【融入路径】

将学生分成若干小组,每 3~4 人为一个小组,小组成员间经过充分交流和讨论后将本组讨论结果进行汇总,然后派一位代表向其他同学分享答案。通过对临床不良事件进行原因分析并找出纠正措施,培养学生分析问题和解决问题的能力,提升其临床思维能力,引导学生树立风险意识和以患者安全为中心的责任意识。本案例中由于护士操作失误,没有严格遵守操作规程,拔管时痰液不慎滴入患儿眼睛导致患儿眼部感染。通过对案例的剖析,使学生认识到医护人员在临床工作过程中严格掌握操作技能的重要性,任何一个环节的失误都可能给患者带来伤害,甚至威胁患者的生命安全。告诫学生以本案例中的护士为鉴,不断提升自己的职业素养,始终把患者的生命安全和身体健康放在首位,刻苦努力学习,熟练掌握护理操作技能,严格遵守操作规范,做到诚实守信、严谨求实、爱岗敬业、精益求精。培养学生的安全意识和严谨的工作作风,增强学生的爱伤观念和职业使命感,用责任和信念助力"健康中国"。

3.6　知识拓展 2

知识拓展

专利:一种一体式吸痰管及连接管结构

本实用新型专利属于吸痰管技术领域,提供了一种一体式吸痰管及连接管结构,包括主体机构以及控制机构。控制机构安装在主体机构外部,主体机构包括伸缩连接管,伸缩连接管前端固定连通有控制管道,控制管道前端固定连通有吸痰管道,吸痰管道前端固定连通有吸痰头,主体机构还包括固定连通在伸缩连接管后端的橡胶连接头。本实用新型通过将本装置的伸缩连接管与吸痰管道设计成一体化,可直接使用,不需要在吸痰前,再做将伸缩连接管与吸痰管道连接一体的步骤,简化操作,减少工作量,其次,能够快速投入使用,减少细菌污染的可能性,最后,在吸痰结束后,对伸缩连接管进行丢弃处理,能够避免伸缩连接管一端与管道密封连接而造成污染。

【思政元素】

科学精神:崇尚创新的科学精神;探索求知的理性精神;细心观察、勤学善思的研究精神。

【融入路径】

向学生介绍与吸痰技术相关的实用新型专利,对学生进行科研启蒙,拓宽课堂教学的宽度、广度及深度,激发学生对专业的兴趣,鼓励学生拓展思路、勇于创新。在进行吸痰操作时觉得连接吸痰管的过程比较费时间,而且在连接的过程中容易导致吸痰管污染。为解决这个问题,临床护士通过查阅相关文献,反复实验,发明了这种一体式吸痰管连接装置。培养学生"处处留心(皆学问)"的学习态度,使学生在勤学善思中感受科研的乐趣;培养学生细心观察的研究精神。帮助学生养成深入思考的习惯,引导学生善于从生活、临床实践中发现问题并开展科学研究或技术革新,引导学生思考自身的工作价值和社会价值,帮助学生建立对自身行业和学科身份的认同感及责任感。

4. 知识点三:疼痛患者的护理

4.1 问与答

问题:痛经时能不能吃镇痛药?

参考答案:痛经时可以吃镇痛药。一般来说,原发性的痛经主要是子宫内膜分泌的前列腺素增加,引起子宫平滑肌剧烈收缩造成的。在痛经非常强烈的情况下,口服镇痛药可以改善疼痛,缓解炎症的进一步的发展,所以痛经时可以吃镇痛药。但是要排除继发性的痛经,因为继发性痛经时吃镇痛药是没有效果的,要及时就医,查找原因后进行治疗。

【思政元素】

职业素养:职业认同感和使命感,甘于奉献、大爱无疆的医者精神。

科学精神:探索求知的理性精神,批判创新的进取精神。

【融入路径】

痛经对于女性来说是个很熟悉的话题,很多女性都经历过痛经。但是大部分人在痛经的时候却很少通过吃镇痛药来缓解疼痛,因为大家觉得吃镇痛药会影响健康。其实这个观点是错误的,痛经的时候吃镇痛药对身体是没有影响的。痛经的女性在月经前期服用1~2片解热镇痛药(如布洛芬)能够很好地缓解疼痛,从而更好地进行学习或者工作。通过生活中常见现象引导学生在面对问题时独立思考,科学求证,批判创新,培养学生的知识应用能力和批判性思维能力;增强学生的职业认同感和使命感。作为医学生,要积极投身于医学知识宣传中,向公民宣讲生活中的一些健康知识,纠正错误观念,提高公民的健康素养,用实际行动彰显甘于奉献、大爱无疆的医者精神。

4.2 知识拓展1

> **知识拓展**
>
> **无痛分娩**
>
> 　　通常所说的"无痛分娩",在医学上称为"分娩镇痛",是使用各种方法使分娩时的疼痛减轻甚至消失。分娩镇痛可有效缓解产妇在分娩过程中的疼痛感受,减轻分娩时的恐惧和产后的疲倦,让她们在时间最长的第一产程得到休息。当宫口开全时,产妇因之前积攒的体力而有足够的力量完成分娩。
>
> 　　目前的分娩镇痛方法包括非药物性镇痛和药物性镇痛两大类。非药物性镇痛方法包括精神安慰法、呼吸法、水中分娩等,其优点是对产程和胎儿无影响,但镇痛效果较差;药物性镇痛包括笑气吸入法、肌内注射镇痛药物法、椎管内分娩镇痛法等。

【思政元素】

职业素养:爱伤观念和职业使命感。

【融入路径】

分娩镇痛起源于国外,至今有1万多年历史,分娩镇痛伴随着人类文明的进步和医学的发展而日臻完善。早在远古时代,人们为了减轻分娩时的疼痛,采取念咒挂符等方法;19世纪中后期酒精、氯仿、笑气相继用于分娩镇痛,此后,20世纪初腰椎麻醉、骶管麻醉、低位硬膜外麻醉用于产科分娩镇痛。经过100多年的发展,分娩镇痛在全世界范围内开展和推广,并且随着新技术在临床的应用,分娩镇痛也更趋于理想化。无痛分娩技术的出现与推广,开创了一个全新的分娩体验新纪元,让育龄女性免除了心头最大的忧虑,让分娩过程可以真正摆脱痛苦的枷锁,感受新生命诞生的神圣与乐趣。分娩镇痛是有温度、有尊严的医疗,是我国医疗理念进步的体现。通过介绍医学前沿和最新进展,扩充学生的知识面,增加学生的知识储备,培养学生的爱伤观念和职业使命感。

4.3　小组汇报

汇报主题:癌痛控制现状。

汇报要点提示:癌症患者疼痛控制常用药物、疼痛控制率及在控制疼痛方面存在的一些问题。

【思政元素】

职业素养:心怀敬畏的职业认同感;爱岗敬业的职业精神;团队协作的团队精神。

【融入路径】

通过小组合作,课前广泛收集癌痛控制相关的资料,从而增加学生对癌症患者疼痛现状的了解及在控制疼痛方面存在的一些问题。在今后的工作中,要学会运用专业知识纠正患者在疼痛控制方面存在的误区,帮助患者减缓或解除疼痛,提高癌症患者的生存质量。培养学生的仁爱之心和批判性思维能力。同时,小组成员共同整理、归纳资料,准备课件,课堂上汇报,锻炼学生的自主学习能力,提升学生主动探求新知识的学习能力,在此过程中培养学生对专业的兴趣,使其通过学习和思考感受知识的力量和求知的乐趣,并培养团队协作精神、沟通交流和表达能力。

在小组汇报结束后,向学生介绍"世界镇痛日"(每年10月的第三个周一)。作为每个人一生中体验最早、最多的主观内在感觉——疼痛,是每个人生活中经常遇见的问题。但由于长期以来人们对疼痛的认识比较片面,认为疼痛只是疾病的症状,只要疾病治好,疼痛就会消失,所以至今还有众多患者正在忍受着疼痛的折磨。据WHO统计,全球每天有550万癌症患者忍受疼痛的折磨,初诊癌症患者的疼痛发生率为25%,而在晚期癌症患者中,这个比例高达70%。很多癌症的患者因为怕镇痛药上瘾而导致疼痛不能得到有效的控制,严重影响患者生活质量和工作质量。因此,从2004年起,国际疼痛学会将每年10月的第三个周一确定为"世界镇痛日",旨在提高人民对及时防治疼痛之必要性的认识。护理专业的学生要加强对疼痛相关知识的宣传,利用所学知识帮助身边的人正确认识疼痛,及时采取相关措施解除疼痛,提高生活质量,助力"健康中国"。

4.4　知识拓展 2

知识拓展

癌痛认识误区

疼痛不是病,能忍才英雄;镇痛药会成瘾;镇痛药用量越大,病情越重。

打针比吃镇痛药效果好;疼的时候服药,不疼的时候不服药。

【思政元素】

职业素养:爱伤观念,敬佑生命、救死扶伤的医者精神和社会责任感。

科学精神:探索求知的理性精神,批判创新的进取精神。

【融入路径】

癌痛就像癌症患者身上的一道"魔咒",严重地干扰患者的睡眠、饮食等,使患者产生焦虑、抑郁情绪。有关癌症患者不堪折磨而轻生的报道屡见不鲜。癌痛虽然可怕,但理论上通过规范化治疗,90％的癌痛是能够得到控制的。然而,在我国仅三成患者的疼痛能得到有效控制,究其原因,主要还是大家对癌痛及其治疗的认识不足,存在着一些误区。作为医学生,要应用自己所学的知识纠正患者在疼痛控制方面存在的误区,消除或缓解癌痛,减轻患者及其家属的痛苦,延长患者的生命和提高患者的幸福感。通过知识拓展,改变学生的错误观念,增加学生的知识储备,增强学生的批判性思维、爱伤观念,培养学生敬佑生命、救死扶伤的医者精神和社会责任感。

4.5　小组讨论

患者,男,72 岁,以"右肺癌 1 个月余,双肩部疼痛半月,加重 2 天"入院。1 个月前诊断为右肺癌伴两肺、多发骨转移,全身疼痛不适,未予镇痛处理。近半个月双肩部疼痛加重,夜间显著,遂入院进一步治疗。入院时精神差,咳嗽、有少量白色黏痰,主诉双肩部疼痛,NRS 5 分。遵医嘱给予 1 级护理、普食。

问题:

(1)疼痛的评估工具有哪些?

(2)如何缓解患者的疼痛?

参考答案:

(1)疼痛的评估工具有以下几种:数字评分法(NRS),文字描述评定法(VDS),视觉模拟评分法(VAS),面部表情疼痛评定法(FPS),按 WHO 的疼痛分级标准进行评估,Prince-Henry 评分法。

(2)疼痛的护理措施包括以下几个方面:减少或消除引起疼痛的原因;合理运用缓解或解除疼痛的方法,如药物镇痛、物理镇痛、针灸镇痛和经皮神经电刺激疗法等;为患者提供社会心理支持;恰当地运用心理护理方法及疼痛心理疗法;积极采取促进患者舒适的措施;做好健康教育和随访。

【思政元素】

职业素养:以患者安全为中心的服务理念;爱岗敬业、精益求精的职业精神;分析问题和解决问题的临床思维能力;团队协作精神。

【融入路径】

将学生分成若干小组,每3~4人为一个小组,小组成员间经过充分交流和讨论后将本组讨论结果进行汇总,然后派一位代表向其他同学分享答案。通过小组成员间的团结合作、热烈讨论,实现人人参与、相互协作、共同进步,培养团队合作的能力。疼痛评估是有效缓解疼痛的重要步骤,包括对疼痛程度、性质和范围的评估,对治疗效果和治疗引起的不良反应的评价,可为下一步疼痛管理提供可靠的依据,使学生意识到疼痛评估的重要性。通过对临床案例的学习引导学生在护理实践中注重疼痛管理知识和技能的学习,通过参加培训、阅读专业书籍等方式,不断提高自身的疼痛评估、疼痛控制和疼痛缓解能力,树立以患者为中心的服务理念,尊重患者的权利和尊严,关心患者的需求和感受;培养学生爱岗敬业、精益求精的职业精神。

4.6　问与答

问题:三阶梯镇痛疗法的具体内容是什么?

参考答案:三阶梯镇痛疗法主要用于癌痛的药物治疗,其目的是逐渐升级,合理应用镇痛剂来缓解疼痛。

三阶梯镇痛疗法

阶　梯	适　应　证	常　用　药　物
第一阶梯	适用于轻度疼痛的患者	使用非阿片类镇痛药,常用的非阿片类镇痛药有阿司匹林、对乙酰氨基酚、布洛芬、吲哚美辛等,酌情加用辅助药。主要给药途径是口服
第二阶梯	适用于中度疼痛的患者	选用弱阿片类镇痛药,常用的有可待因、右旋丙氧酚、曲马朵等,加非阿片类镇痛药,酌情加用辅助药。给药途径中,除了可待因可以口服或肌内注射外,其他均为口服
第三阶梯	用于重度和剧烈癌痛的患者	选用强阿片类镇痛药,主要用于重度和剧烈癌痛患者。常用强阿片类镇痛药有吗啡、美沙酮等,加非阿片类镇痛药,酌情加用辅助药

【思政元素】

职业素养:严谨求实的职业操守和救死扶伤职业素养。

法治素养:宪法法治意识、严谨的法治观念。

【融入路径】

在讲解三阶梯镇痛疗法时强调药物是一把双刃剑,使用得当可以解除人类病痛,使用不当反而会给人类带来更多的痛苦。突出强调在医疗工作中,不仅要让患者"病有所医",

还要让患者"病有良医"。让学生懂得合理使用药物的重要性,帮助学生树立严谨求实的职业操守和救死扶伤的职业素养,在学生的心中埋下真善美的种子,引导学生扣好人生第一粒扣子。在教学过程中融入毒麻药的法治教育,让学生更好地理解与记忆,做好学生的思想引领和价值引领,不断提高育人实效。同时要让学生明白,吗啡是强大的镇痛药,对于重度癌痛的患者,合理使用吗啡,既能减轻患者的疼痛,又能缓解患者因疼痛带来的紧张、焦虑、恐惧等痛苦,提高生存质量,而极少出现依赖及成瘾现象。医学生要牢记习近平总书记的讲话精神,医学生只有政治强、情怀深、思维新、视野广、自律严、人格正,才能使用好药,才能实现从"病有所医"到"病有良医"的转变,才能更好地解除患者痛苦,为人类带来福音。

4.7 知识拓展3

知识拓展

阿司匹林——源自柳树皮的重磅炸弹

阿司匹林是一种古老的药物,它衍生于柳树皮中发现的化学物质。早在2400多年前,希腊的希波克拉底便发现了阿司匹林中的重要成分——柳酸。一次希波克拉底在农村为一个初产妇助产,产妇痛得大叫,她的外婆从口袋里掏了一些柳树皮,放进产妇口里让她咀嚼。神奇的是,产妇的疼痛减轻,婴儿也顺利出生。希波克拉底万万没有想到,满山遍野的柳树,其树皮会有此神奇的作用。后来他就用柳树皮为患者治疗多种痛疾,并逐渐地发展到为发热患者退热。1763年,牛津大学的爱德华·斯通首次从柳树皮中提炼出了阿司匹林的有效成分水杨酸。1853年,化学家查尔斯·格哈特将水杨酸钠以乙酰氯处理,首次合成乙酰水杨酸,也就是现在的阿司匹林。1897年,德国医药公司拜耳开始研究乙酰水杨酸的医疗用途,并在两年后,以阿司匹林(Aspirin)为商品名,将此销售至全球。从此,阿司匹林跃升成为使用最广泛的药物之一,每年的消费量约40000吨。阿司匹林位列于WHO基本药物标准清单之中,是基础公共卫生体系必备药物之一。

【思政元素】

科学精神:求真务实、开拓创新、锲而不舍、不怕困难、勇于探索、批判进取的科学精神。

职业素养:博爱仁心、无私奉献的职业品格,敬佑生命、救死扶伤的医者精神。

【融入路径】

"百年老药"阿司匹林是一种全世界人们最为熟悉不过的药物。自从问世以来,它成为世界上使用最广泛的药物。它与青霉素、安定并称为"医药史上三大经典药物",在临床中主要用于治感冒、发热、头痛、牙痛、关节痛和风湿病,除此之外还能抑制血小板聚集和预防和治疗缺血性心脏病、心绞痛、心肺梗死、脑血栓形成等。它是第一个被人工合成的药物,并且它的成功合成为当代医药合成工业的发展奠定了基础。虽然各类新药物层出不穷,但阿司匹林的地位却从未被撼动过。它的发现却源于咀嚼树皮这么一件不起眼的事情,说明生活中"处处留心皆学问"。只要我们在学习、生活中要时刻保持好奇心和勇气去探索,就有可能发现新的知识和宝藏。从发现咀嚼树皮可以镇痛到阿司匹林的发现经历了一个非常漫长的过程,是一代又一代的科学家不断努力的结果。这充分展示了科学家们坚韧不拔、追求真理的精神。以此引导学生明白科学探索并非一蹴而就的事情,需要长期的积累和努力,明白个人的发展要靠个人的努力奋斗,国家的发展更要依赖每一个人的奋力拼搏;激励学生为实现中华民族的伟大复兴而努力奋斗。作为医学生,我们应该具有求真务实、开拓创新、锲而不舍、不怕困难,勇于探索的科学精神。

4.8　文献分享

曾梁楠,杨昌美,罗世洪,等. 神经外科气管切开病人吸痰深度的探究[J]. 护理研究, 2017,31(4):438-441.

问题:

(1) 这篇文献中哪些内容与本次学习内容相关?

(2) 你有哪些收获?

参考答案:

(1) 这篇文献中介绍吸痰的目的在于保持呼吸道通畅,进而降低气管切开导管阻塞、缺氧和肺部感染等并发症的发生率,本研究所有患者均采用了深部吸痰和浅部吸痰。

本研究均选择 150 mmHg(1 mmHg＝0.133 kPa)为吸痰负压,吸痰操作时间控制在 15 秒内。

(2) 了解了浅部吸痰对患者 HR、SPO_2 影响较深部吸痰小,吸痰效果与深部吸痰无明显差异,是神经外科行气管切开患者呼吸道管理时较理想的吸痰方式。

【思政元素】

科学精神:探索求知的理性精神、实验验证的求实精神和批判创新的进取精神。

【融入路径】

这篇文献调查研究了不同吸痰深度对神经外科气管切开患者心率、平均动脉压、脉搏血氧饱和度和脑组织血氧饱和度的影响,为吸痰深度的选择提供依据。让学生意识到在日常的护理工作中要积极思考、不断总结,才能不断优化护理工作,更好地为患者服务,促进患者早日康复。通过文献分享,帮助学生补充新知,激发学生的求知欲,引导学生在学习知识的过程中关注学科进展和临床新进展,积极查阅各种资料,培养学生的自主学习能力。随着现代医学科技的迅速发展,社会对医学生的综合素质提出了更高的要求。为适应社会发展的需要,医学生不仅要具备深厚的基础理论、扎实的专业知识,还要有良好的科学素养和科研能力。教师通过带领学生批判性地学习文献,分析文献中的不足,并谈论自身的收获,对学生进行科研思维的启蒙,提升学生发现问题、辩证分析的能力,可激发学生探索求知的理性精神、实验验证的求实精神和批判创新的进取精神。

（肖　娟）

第三课　氧气疗法

一、思政目标

（1）学生能够坚定理想信念、坚定拥护"两个确立"、坚定"四个自信"，做到政治认同。

（2）学生具有较高的职业素养，包括诚实守信、严谨求实的职业操守，博爱仁心、无私奉献的职业品格，心怀敬畏的职业认同感，爱岗敬业、精益求精的职业精神，敬佑生命、救死扶伤、甘于奉献、大爱无疆的医者精神，团队协作精神以及良好的职业道德、职业情感。

（3）学生具有探索求知的理性精神，实验验证的求实精神，批判创新的进取精神，以及弘扬科学精神。

（4）学生能够尊重中华民族的优秀文明成果，弘扬优秀文化，坚定文化自信，提升文化素养。

二、思政方法

1. 导入

海拔 5000 米以上边防哨所实现"吸氧自由"

2022 年 8 月，海拔 5418 米的新疆军区河尾滩边防连传来消息：官兵巡逻途中随身携带的单兵便携式氧气瓶再度升级，重量更轻、携行更方便。中央军委后勤保障部有关部门负责人介绍，随着高原部队陆续配发单兵便携式氧气瓶等单兵制供氧器材，全军海拔 5000 米以上边防哨所实现便携式吸氧全覆盖。如今，海拔 5000 米以上哨所官兵每天至少吸氧 1 小时，被纳入日常作息制度，高原官兵吸氧需求得到较好满足，急性高原病发病率大幅下降，为保障提升部队战斗力发挥了积极作用。

【思政元素】

政治认同：坚定理想信念、坚定拥护"两个确立"、坚定"四个自信"。

【融入路径】

驻西藏、新疆等高原高寒部队，战时持续保持战斗力，平时执勤、巡逻、训练和生活，都离不开适时、适地、适量的氧气保障。近年来，中央军委后勤保障部把吸氧作为维护高原官兵身心健康的一项重要工作，先后制定相关配套规定和标准，指导展开单兵制供氧技术方案研究论证，持续投入配套资金，为部队安装配发制供氧设备器材提供保障，为提升部队战斗力、凝聚力、保障力发挥了积极作用。以此引导学生从不同角度思考和感悟国家和民族的发展，激发爱国主义精神和民族自豪感，坚持中国共产党领导的自觉意识，拥护"两个确立"，坚定

"四个自信",坚定中国共产党和我国政府拥有克服一切艰难险阻,带领全国人民实现中华民族伟大复兴能力的必胜信念。

2. 知识点一:缺氧分类和氧气疗法(氧疗)适应证

2.1 事件分享

男子吸氧成瘾,医生判断是心理原因

患者武某,55岁,几个月前在一次检测时,发现血氧饱和度很低,于是便购买了制氧机在家吸氧。两个月来,他每天晚上坚持睡前吸氧,而且每次吸完氧后睡眠都很好。最近一段时间,该患者由于外出,睡前无法吸氧,他忽然感觉睡眠质量下降,呼吸也不顺畅,同时还感到心慌、乏力,但这些症状随着回家吸氧后就逐渐消失。随着吸氧越来越频繁,他有些担心。于是来到呼吸内科就诊。呼吸内科医生接诊后,经过详细检查,发现他心脏、肺部功能都没有任何问题。他担心自己产生了吸氧依赖,害怕以后难以戒掉。医生解释说,氧气不是"药物",不会产生依赖性,该患者这种情况,大部分是心理原因造成的。

【思政元素】

职业素养:敬佑生命、救死扶伤的医者精神和以患者安全为中心的意识。

科学精神:批判创新的科学精神。

【融入路径】

日常生活中可能存在一种误区,认为吸氧会上瘾。其实这种说法是没有科学依据的,是错误的。吸氧不会上瘾。在遇到缺氧的情况,应该及时补氧。氧气不是药物,吸氧只是增加氧的摄入量,以增加血液中的氧含量,从而改善缺氧,并不会产生人体陌生的需要适应的物质。氧疗只是改善而不是改变人体的自然生理状态和生物化学环境,停止吸氧后不会产生"戒断症状"。该案件中的患者认为自己产生吸氧依赖,是心理原因造成的。以此引导学生要根据自己所学知识,对生活中的一些现象做出正确的判断,当身边的亲朋好友存在医学误区时,要敢于站出来,用自己所学的专业知识为他们答疑解惑,传播健康相关知识,提升他们的健康素养;增强学生的批判性思维、爱伤观念;培养学生敬佑生命、救死扶伤的医者精神和以患者安全为中心意识。

2.2 问与答1

问题:低张性缺氧的特点有哪些? 常见于哪些疾病?

参考答案:低张性缺氧的主要特点为 PaO_2 降低,SaO_2 减少,组织供氧不足。由于吸入气体氧分压过低,外呼吸功能障碍,静脉血分流流入动脉血所致。常见于高山病、慢性阻塞性肺疾病、先天性心脏病等患者。

【思政元素】

政治认同:坚定理想信念、坚定拥护"两个确立"、坚定"四个自信"。

职业素养:专业严谨、细致认真的职业精神。

【融入路径】

向学生分享与低张性缺氧相关的两部电影。电影《中国机长》讲述了"中国民航英雄机组"成员与119名乘客遭遇极端险情,在万米高空直面强风、低温、座舱释压等多重考验的故事。川航机组成员面对突发威胁,临危不惧、默契配合,圆满化解危机。高海拔空气稀薄,氧

气含量低,诱发低张性缺氧,但全体机组成员凭借着临危不惧的专业素养、娴熟过硬的专业技能、坚决果断的专业作风、顽强拼搏的信念意志以及为生命负责、为人民负责的担当使命,克服种种困难,顺利返航。而本次事件的起因仅仅是细小的驾驶舱玻璃破损,说明细节决定成败,以此引导学生在学习、工作、生活中培养专业严谨、细致认真的职业精神。电影《攀登者》以1960年和1975年中国登山队两次登顶珠峰事迹为背景,讲述了中国攀登者怀揣着最纯粹的梦想集结于珠峰,肩负时代使命勇攀世界之巅的故事。登山是挑战性极高的高海拔极限运动,易出现低张性缺氧。我国航空航天事业、载人航天技术、深海下潜等和缺氧相关的重大工程都取得了令人瞩目的成绩,充分体现了中华人民共和国成立以来,尤其是改革开放以来,综合国力强盛,经济科技水平发展,人民生活水平提升。以此引导学生从不同角度思考和感悟国家和民族的发展,激发其爱国主义精神;引导学生拥护"两个确立",坚定"四个自信"和强烈的民族自豪感。

2.3 问与答2

问题:高山病为什么会引起缺氧?

参考答案:高山病是人体在高山环境中出现缺氧而出现的各种临床症状,又称高山适应不全症。因为海拔越高,空气越稀薄,氧气含量越低,但是初到高海拔地区的患者,需求氧的能力不变,而高山的环境无法满足其供养能力,所以就出现了缺氧的症状,从而出现了呼吸急迫、发热、呕吐、耳鸣、头痛、睡意蒙眬,严重者还可出现感觉迟钝、水肿、休克、痉挛等表现。

【思政元素】

政治认同:坚定理想信念、坚定拥护"两个确立"、坚定"四个自信"。

【融入路径】

去过西藏的同学都知道,那边海拔高,空气稀薄,大部分没有在高海拔地区生活的人都会适应不了高海拔地区的气候环境,出现高原反应,表现为头痛、头晕、恶心、呕吐、心慌气短、胸闷等缺氧症状。所以为了提升旅客的进藏体验,预防高原反应的发生,进藏的专列上安装有吸氧设备。这些都是我们祖国强大的表现,让我们的生活更加便捷、舒适,作为中国人,我们内心充满了幸福感。以此引导学生从不同角度思考和感悟国家和民族的发展,激发其爱国主义精神和强烈的民族自豪感,引导学生拥护"两个确立",坚定"四个自信",坚定中国共产党拥有克服一切艰难险阻,带领全国人民实现中华民族伟大复兴能力的必胜信念。同时,这也拓宽了医学生的担当与使命,激励他们努力学习,以期推动国家向更深、更广的领域发展。

2.4 问与答3

问题:血液性缺氧的原因是什么? 常见于哪些疾病?

参考答案:血液性缺氧是由血红蛋白数量减少或性质改变造成血氧含量降低或血红蛋白结合的氧不易释放所致,常见于贫血、一氧化碳中毒、高血红蛋白血症等。

【思政元素】

职业素养:爱岗敬业、精益求精的职业精神;敬佑生命、救死扶伤、甘于奉献、大爱无疆的医者精神。

【融入路径】

贫血时血红蛋白数量减少,而血红蛋白在体内主要负责氧气的运输和二氧化碳的排出,所以血红蛋白减少的时候,运输氧气的细胞减少,组织就会出现缺氧的表现。一氧化碳与血红蛋白的亲和力比氧与血红蛋白的亲和力高200～300倍,所以一氧化碳极易与血红蛋白结合,形成碳氧血红蛋白,造成组织缺氧。抢救一氧化碳中毒患者的关键是使血内一氧化碳分离,高压氧舱是治疗一氧化碳中毒最有效的方法,因为吸入氧浓度越高,血内一氧化碳分离越多,排出越快。

冬天使用煤炭烤火的时候要注意打开门窗,避免一氧化碳中毒,日常生活中使用天然气的时候也要严格按照操作规范,保障自己及他人的安全。作为医学生,要掌握一氧化碳中毒的相关知识,这样有利于今后医疗实践中的健康宣教,从而更好地预防。同时,要深刻理解发展才是硬道理,科技的发展,国家经济社会的进步,能够更好从源头上降低一氧化碳中毒的概率,更好地保障人民生命安全。习近平总书记说过:"人民安全是国家安全的基石。要强化底线思维,增强忧患意识,时刻防范卫生健康领域重大风险。"人民生命安全和身体健康是第一重要的。只有首先把"人民安全"这个"基石""基础""根基"打扎实、打牢固,才能保证"国家安全"这座大厦的稳固。呼吁学生在护理工作中自觉遵守职业道德规范,不断提高自身的业务素质和安全意识,坚持爱岗敬业、精益求精的职业精神,视维护和促进民众健康为己任,秉承敬佑生命、救死扶伤、甘于奉献、大爱无疆的医者精神,始终把人民群众的生命安全和健康放在首位,积极投身健康中国行动中。

3. 知识点二:缺氧程度判断与氧疗监护

3.1　小组讨论

案例:患者谢某,男,70岁。患慢性阻塞性肺疾病多年,最近自感胸闷不适、呼吸困难,门诊以"慢性呼吸衰竭"收治入院。入院后血气分析结果为:PaO_2 40 mmHg,$PaCO_2$ 76 mmHg,SaO_2 70%,根据患者的Ⅱ型呼吸衰竭的临床表现回答以下问题。

问题:

(1)该患者的低氧血症属于哪种程度?

(2)为了改善该患者的缺氧程度,给其吸氧的流量应为多少? 理由是什么?

(3)给该患者吸氧后,护士如何判断其缺氧症状得到了改善?

参考答案:

(1)该患者的低氧血症属于中度。

(2)该患者吸氧的流量应为1～2 L/min。理由是Ⅱ型呼吸衰竭的患者 PaO_2 低,$PaCO_2$ 高,由于 $PaCO_2$ 长期处于较高水平,呼吸中枢失去了对二氧化碳的敏感性,而呼吸的调节主要依靠缺氧对外周化学感受器的刺激来维持。若让患者吸入高浓度氧,会消除缺氧对呼吸的刺激作用,使呼吸中枢抑制加重,甚至导致呼吸停止。因此对Ⅱ型呼吸衰竭的患者,应给予低浓度、低流量(1～2 L/min)氧气持续吸入。

(3)患者若由烦躁不安变为安静,心率变慢,血压上升,呼吸平稳,皮肤红润,发绀消失,说明缺氧症状改善。

【思政元素】

职业素养:分析问题和解决问题的临床思维能力;精益求精、严谨求实的职业操守;敬佑生命、救死扶伤的医者精神。

【融入路径】

采用案例式教学和合作式学习。将学生分成若干小组，每3～4人为一个小组，小组成员间经过充分交流和讨论后将本组讨论结果进行汇总，然后派一位代表向其他同学分享答案，培养学生分析问题和解决问题的能力，提升其临床思维能力。根据临床表现及动脉血氧分压和血氧饱和度判断患者的缺氧程度：$PaO_2 > 50$ mmHg，$SaO_2 > 80\%$属于轻度低氧血症；$PaO_2\ 30\sim50$ mmHg，$SaO_2\ 60\%\sim80\%$属于中度低氧血症；$PaO_2 < 30$ mmHg，$SaO_2 < 60\%$属于重度低氧血症。根据本案例中患者的缺氧情况，可以判断该患者属于中度低氧血症。以此引导学生在学习的过程中善于发现事物的规律，积累扎实的专业知识，严格掌握缺氧程度的判断标准，才能根据患者的情况给予正确的处理措施。培养学生精益求精、严谨求实的职业操守。

对Ⅱ型呼吸衰竭的患者一般给予低浓度、低流量（1～2 L/min）持续吸氧。在临床中可能会遇到有患者家属问："患者缺氧这么严重，为什么氧气流量开这么低呢？"这时要能够运用所学知识解答患者及其家属的疑问。二氧化碳是刺激呼吸最重要的因子。但是对于Ⅱ型呼吸衰竭的患者来说，刺激呼吸最重要的是低氧，所以需要低流量吸氧，氧浓度高了反而致命。任何事情要知其然，也要知其所以然，作为医学生，要加强基础和业务知识学习，有了扎实的基本理论知识和技能，才能独立思考，从容回答患者的各种问题，独立处理问题，从而减轻患者的痛苦，获得患者的信任，给患者及其家属安全感。以此培养学生的爱伤观念，强化学生敬佑生命、救死扶伤的医者精神和以患者安全为中心的意识。

3.2　问与答

问题：氧疗副作用有哪些？

参考答案：常见的氧疗副作用有5种，即氧中毒、肺不张、呼吸道分泌物干燥、晶状体后纤维组织增生和呼吸抑制。

【思政元素】

职业素养：敬佑生命、救死扶伤的医者精神和以患者安全为中心的意识。

科学精神：批判创新的进取精神。

【融入路径】

氧是生命活动所必需的物质，如果组织得不到足够的氧或不能充分利用氧，组织的代谢功能甚至形态结构都可能发生异常改变，这时就需要进行氧疗了。但是吸氧并不是浓度越高，时间越长越好，因为当吸氧浓度高于60%，持续时间超过24小时，会出现氧疗副作用。因此在临床中上要给患者做好健康宣教，告知患者不要随便调节氧流量，以免出现氧疗副作用。以此让学生认识到事物的两面性，物极必反，同时增强学生的批判性思维、爱伤观念，培养学生敬佑生命、救死扶伤的医者精神和以患者安全为中心的意识。

4. 知识点三：氧疗方法

4.1　小组演示

案例：患者徐某，男，68岁，3天前突发左侧肢体无力，伴头疼头晕，左上肢肌力4级，左下肢肌力4级，患者神志清楚，精神欠佳，门诊以"脑梗死"收入院。患者于入院后第2天突发呼吸困难,PaO_2 55 mmHg,SaO_2 85%。模拟医嘱如下。

长期医嘱单

姓名　<u>徐某</u>　科别　<u>神经内科</u>　病室　<u>神经内科1</u>　床号　<u>15</u>　住院号　<u>1675233</u>

起　始						停　止			
日　　期	时间	医　　嘱	医生签名	护士签名		日期	时间	医生签名	护士签名
20 ** - ** - **	10：00	持续低流量 (2 L/min)吸氧	***						

演示小组的学生分别扮演患者和护士,按照鼻氧管给氧法操作流程为患者实施吸氧治疗。演示结束后,其他学生指出问题,然后教师点评和讲解重要步骤。

【思政元素】

职业素养:爱岗敬业、精益求精的职业精神;敬佑生命、救死扶伤的医者精神。

道德修养:尊重和爱护患者。

【融入路径】

采用情景式教学和互动式教学。演示小组在1周前接到学习任务后,通过观看《基础护理学》慕课中的操作视频,知晓鼻氧管给氧法的流程,同时要求其他学生也做好预习。然后,在课堂教学前2天开放实验室,供演示小组的学生自由练习,教师对关键步骤进行部分讲解。课堂上,用案例和医嘱创设临床真实情境,演示小组中的3名学生自行分工,分别扮演护士、患者、患者家属,完整地演示鼻氧管给氧法操作,锻炼学生的团队合作能力。要求其他学生带着任务在一旁仔细观看,演示结束后,指出演示时存在的问题和不足,帮助演示小组纠正,以培养学生的观察能力。最后由教师点评和演示关键部分。教师在点评时,首先给予演示小组表扬,通过榜样示范法激励其他学生努力学习;要求学生在日常的学习中不断锻炼沟通交流能力,在与患者及其家属的沟通中做到自信、娴熟,保证收集到的资料全面、有效和准确,再引导学生始终把患者安全放在首位,务必仔细评估和做好健康宣教。尤其要告知患者吸氧时"四防"的内容,即防震、防火、防油、防热。告知患者及其家属不要在病房吸烟,不要随意搬动氧气筒,不要随意调节氧流量以免发生意外而影响患者的生命安全。培养学生敬佑生命、救死扶伤的医者精神。另外,学生为顺利完成教师布置的小组演示任务,为达到最佳示范效果,愿意花更多的时间相互讨论、沟通协作,一遍遍练习,这样可激发学生学习的动力和热情,并在此过程中培养学生对专业的兴趣引导其通过学习和思考感受知识的力量和求知的乐趣,培养其良好的学习习惯、自主学习能力、独立思考能力以及互助合作的团队精神。

4.2　小组练习

小组演示完成后,学生们分组练习,以小组为单位,到各自对应的床单位进行操作练习,教师巡回指导,每人至少练习2遍。第1遍,一人练习,其他成员对照操作步骤给予指导。第2遍,其他成员对照操作步骤给予评分,告知错误并给予纠正。小组成员在练习过程中共同完成练习,反馈"帮帮我"(自己不懂、不会、容易犯错的地方),"考考你"(觉得别人可能存在困惑的地方,可以挑战别人的地方),"亮闪闪"(感受最深、受益最大的内容)。

【思政元素】

职业素养:心怀敬畏、充满热爱的职业认同感;爱岗敬业、精益求精的职业精神;慎独精神;临床思维能力;诚实守信、严谨求实的职业操守;敬佑生命、救死扶伤的医者精神。

道德修养:尊重和爱护患者。

【融入路径】

采用练习和合作式学习。各小组到对应的床单位开展技能练习,相互督促和帮助,遇到不明确的地方可请教教师或者身边的榜样(演示小组的学生)。要求学生:①严格按照鼻氧管给氧法的操作流程练习,始终贯彻以患者安全为中心的思想和秉承慎独精神,正确安装氧压力表。②在练习的过程中要融入护患沟通和人文关怀,体现对患者的尊重和爱护。例如,操作前要检查氧气筒支架是否牢固,结束后向患者宣教在吸氧过程中的注意事项及安全用氧相关知识。③自己练习结束后,在其他同学练习的时候,认真思考在学习鼻氧管给氧法中"你感受最深、受益最大的内容是什么?"(亮闪闪:如操作前要认真仔细地做好评估),"你觉得其他学生可能存在困惑的地方或可以挑战别人的地方是什么?"(考考你:如何快速安装氧压力表?),"你自己仍然不懂、不会、容易犯错的地方是什么?"(帮帮我:停氧后放余氧时到底是先关闭流量表开关还是先关闭总开关,如何能够牢固掌握这个内容不出错?)。通过这个环节促进学生自我反思和总结,培养学生的临床思维能力,使其肯定自己阶段性的学习成果,并激励学生更加勤奋学习;同时,引导学生用自己在学习过程中领悟的精髓去挑战别人,相互学习,并及时查找学习中存在的不足,促使学生带着问题进行第二轮的学习。④练习反馈环节,教师收集和查看每个小组的"亮闪闪""考考你""帮帮我"环节内容并进行总结和反馈。同时,引导学生围绕三个问题练习并反思"在练习操作的过程中犯了哪些错误?""为什么会犯这些错误?""犯了这些错误会给患者带来什么影响?",以此培养学生诚实守信、严谨求实的职业操守和敬佑生命、救死扶伤的医者精神。

4.3　小组讨论

案例:某医院,在抢救一位突然出现病情变化的肺心病患者准备给氧时,值班护士脱口说了一句:"哎呀,没有氧气了。"实际上,氧气筒内的氧气充足,是该护士初次参与抢救,因过分紧张而操作不当(氧气表未装好),导致鼻导管内无氧气溢出。该护士立即更换另一瓶氧气,并及时给氧。由于该患者已处于极度衰竭状态,经多方抢救无效而死亡。但该护士说的这句话已被患者家属听到,其家属就抓住这句话要求医院承担赔偿责任。医院领导及值班医生反复解释,患者家属仍不相信,认为医院推卸责任,坚持认为是未及时给氧导致患者死亡。

问题:导致此事件发生的原因有哪些?针对此事件可以给予哪些纠正措施?

参考答案:

(1)事件原因分析。

①护士业务不熟,没有掌握氧气筒给氧的操作流程。

②护士的心理素质不好,在抢救时没有做到沉着应对,有条不紊。

③"祸从口出",该护士说话不得当,使患者家属误以为患者死亡是医院的责任。

（2）纠正措施。

①安抚患者家属,做好善后工作。

②立即检查本科室氧气筒给氧操作流程是否完善,如流程不足,应迅速修改完善,并组织讨论,交上级审定后严格执行;如流程完善,则需了解个人因素和有章不循的原因,进行批评和教育。

③对全科护士进行有效的教育和培训,使他们了解并掌握吸氧的重要意义和护理重点,严格执行规章制度和操作流程的重要性;着重培养低年资护士,熟悉操作流程并严格执行,建立慎独和高度的责任心,吸取经验教训,避免同样或类似错误再次发生。

④对事件进行记录,24 小时内书面上报医务科、护理部,写明事情经过、原因分析、后果、当事人的认识。

【思政元素】

职业素养:诚实守信、严谨求实的职业操守;爱岗敬业、精益求精的职业精神;敬佑生命、救死扶伤的医者精神。

【融入路径】

将学生分成若干小组,每 3～4 人为一个小组,小组成员间充分交流和讨论后将本组讨论结果进行汇总,然后派一位代表向其他同学分享答案。通过小组成员间的团结合作、热烈讨论,实现人人参与、相互协作、共同进步,培养团队合作的能力。通过对临床不良事件进行原因分析并找出纠正措施,培养学生分析问题和解决问题的能力,提升其临床思维能力,引导学生树立风险意识和以患者安全为中心的责任意识。通过对案例的剖析,使学生认识到这些原因导致的严重问题,从内心深处意识到相关责任的严重性,从而发自肺腑地对自身的责任产生认同感。本案例中的护士由于专业素质不过硬、职业素养低,导致在患者急需吸氧时,不能在第一时间快速安装好氧气筒给患者吸氧。另一方面护士的心理素质不好,在抢救时没有做到沉着应对,有条不紊。同时该护士说话不得当,导致"祸从口出"。通过对案例出现的问题进行梳理和总结,使学生认识到医护人员在临床工作过程中严格掌握操作技能的重要性,任何一个环节的失误都可能给患者带来伤害,甚至威胁患者的生命安全。告诫学生以本案例中的护士为鉴,刻苦努力学习,熟练掌握护理操作技能,严格遵守操作规范,做到诚实守信、严谨求实、爱岗敬业、精益求精,并不断提升自己的职业素养,始终把患者的生命安全和身体健康放在首位。

4.4　谈体会

案例:患者李某,肺心病患者,长期卧床,吸氧,病情平稳。有一天,患者突然主诉心慌、气短、胸闷,端坐呼吸,不能平卧。值班医生共做 3 次心电图,均提示窦性心动过速,心肌缺血;查心肌酶,结果均正常;急查动脉血气,血氧分压较前所查明显降低,提示 I 型呼吸衰竭,先后多次给予西地兰及速尿(呋塞米)静脉推注,并开大吸氧流量,患者症状均无改善。值班医生怀疑肺栓塞,请示上级医生做肺 CT 及肺灌注显像,上级医生指示:先查一下吸氧管有无漏气。经查,原来之前更换的新的吸氧管漏气了。重新更换吸氧管后,患者病情明显好转。请结合案例谈一下自己的体会。

参考答案:护理工作无小事,本来很容易避免的事情,却因护士的疏忽给患者造成了一定的伤害。吸氧是最基本的护理操作项目,护士操作时一定要注意细节。在临床护理工作中,严格遵守各项操作规程。

【思政元素】

职业素养:诚实守信、严谨求实的职业操守。

【融入路径】

通过对临床不良事件的原因进行分析,培养学生分析问题和解决问题的能力,提升其临床思维能力。通过对案例的分析讨论,使学生能够认识到护士严格遵守操作规范的重要性,警示学生临床工作无小事,必须时刻保持高度的责任心,爱岗敬业,精益求精,严谨慎独,切不可麻痹大意,玩忽职守。本案例发生的根本原因是护士更换吸氧管时没有按要求检查管道是否漏气,说明护士在临床工作中操作技能不扎实,不注重操作细节。“细节决定成败”,行动在于细节,任何事情,最终都是要落实到细节上。细节承载着社会的文明,也是护士应具备的专业素养。通过对本案例中的问题进行梳理和总结,让学生意识到任何时候都要注重细节,培养学生的大医精诚的医学品质。激发学生的责任意识,引导学生敬佑生命、心怀敬畏,牢固树立以患者安全为中心的理念和风险意识,尊重和爱护患者,维护患者权益,时刻牢记“健康所系、性命相托”的医学誓言。

4.5　小组汇报

汇报主题:家庭氧疗。

汇报要点提示:家庭氧疗的现状、影响因素、改进措施等。

【思政元素】

职业素养:心怀敬畏的职业认同感,爱岗敬业的职业精神,互助合作的团队精神。

【融入路径】

通过小组合作,课前广泛收集家庭氧疗相关的资料,从而增加学生对家庭氧疗的全面了解。在今后的工作中,运用自己所学的知识对患者进行相关指导,使患者掌握家庭氧疗的方法,从而提高家庭氧疗的效果,保证患者的安全。同时,小组成员共同整理、归纳资料,准备课件,课堂上汇报,以此锻炼学生的自主学习能力,提升学生主动探求新知识的学习能力,在此过程中培养学生对专业的兴趣,使其通过学习和思考感受知识的力量和求知的乐趣,并培养团队协作精神、沟通交流和表达能力。在小组汇报结束后,向学生介绍,提到氧疗时不少患者或其家属都有一种误解,他们认为只有在急性病抢救时才会需要,或是认为需要吸氧的患者都是病情非常危重的。事实上,对于一些急性病症得到缓解的患者或者定期到医院门诊就诊的慢性疾病患者,医生会在药物以外增加一个特别的处方——家庭氧疗。家庭氧疗是医院治疗在院外的延伸和维持,主要针对病情需要经常吸氧的患者。但是维持性的氧疗并不意味着需要时刻不停地吸氧。根据患者不同的疾病种类和病情严重程度,医生会建议采用不同强度的家庭氧疗。因此,医学生要能够指导患者掌握家庭氧疗的相关知识及注意事项,保证患者的氧疗效果及用氧安全。以此让学生意识到自己所肩负的职业使命和社会责任,引导学生牢固树立以患者安全为中心的理念和风险意识,尊重和爱护患者,做一名认真负责的好护士。

4.6　警示教育

患者吸氧时抽烟致爆炸

患者余某,因慢性阻塞性肺疾病在某医院呼吸内科治疗。因吸烟30多年,住院期间烟瘾难忍,余某经常无视医护人员劝阻,躲在卫生间吸烟。一天晚上,余某看到同病房的人已经入睡,便不顾自己正在进行氧疗,偷偷点燃了一根烟,结果引发氧气管爆炸。美国北卡罗来纳州一名叫贝琳达·科布尔的61岁老妇人在家中吸氧时抽烟,不慎点燃氧气瓶引发小规模爆炸,本人也当场死亡。

【思政元素】

职业素养:高度的责任心,爱岗敬业、精益求精的职业精神,心怀敬畏、敬佑生命、以患者安全为中心的职业操守。

【融入路径】

通过新闻案例加深学生对安全用氧知识的印象,让学生深刻体会到不遵守操作规范可能带来的严重后果,进而增强安全意识和自我保护能力。氧疗的注意事项中强调在使用氧气时为了确保用氧安全,要严格遵守操作规程,切实做好"四防",即防震、防火、防油、防热。氧气筒搬动时要避免倾倒撞击。氧气筒应放阴凉处,周围严禁烟火及易燃品,距明火至少5米,距暖气至少1米,以防引起燃烧。这两则新闻都是因为患者在氧疗的过程中吸烟而引发了非常严重的后果。以此让学生明白在临床工作中进行健康宣教非常重要,在安全吸氧的过程中,需要强调个人责任和安全意识的重要性。不管是护士还是患者,都要认识到自己的操作会直接影响到个人安全及他人安全。护士应主动学习和掌握正确的吸氧方法,严格遵守操作规程;严格落实岗位职业,经常巡视病房,发现问题后及时解决。引导学生时刻保持高度的责任心,爱岗敬业,精益求精,严谨求实;时刻牢记以患者安全为中心的理念,敬佑生命,维护患者的生命及权利。

4.7　文献分享

凡国华,谢金兰,宋亚男,等.无湿化中低流量吸氧在呼吸系统疾病患者中的应用研究[J].护理学杂志,2019,34(5):53-55.

请问:

(1)这篇文献中哪些内容与本次学习内容相关?

(2)这篇文献中无湿化吸氧的方法是怎样的?

(3)这篇文献存在哪些缺陷?

参考答案:

(1)两组患者均行中低流量(≤4 L/min)持续双腔鼻导管吸氧。遵循医院的吸氧标准操作流程(中心供氧),采用医院供应室统一环氧乙烷灭菌合格的湿化瓶。对照组采用常规湿化吸氧,湿化瓶内加灭菌注射用水并随时补充、每天更换,湿化瓶及吸氧管每周更换2次。

(2)观察组采用无湿化吸氧,安装氧气装置之后湿化瓶不加水,直接连接吸氧管吸氧,湿化瓶及吸氧管同样每周更换2次。

(3)没有介绍自制吸氧舒适度调查问卷信效度,没有介绍清楚分组方法,所以,这篇文献的科研设计不够严谨,需要完善。

【思政元素】

科学精神:探索求知的理性精神,批判创新的科学精神。

【融入路径】

这篇文献通过比较无湿化与湿化两种吸氧模式在呼吸系统疾病患者中的应用效果,最后总结出呼吸系统疾病患者实施无湿化中低流量吸氧可减少湿化瓶细菌污染率,提高患者的睡眠质量,缩短护士的操作时间,且不增加患者呼吸道不适感。教师通过带领学生批判性地学习文章,分析文章中的不足,并谈论自身的收获,让学生了解在日常的护理工作中要善于应用评判性思维思考和解决问题、才能不断地优化护理工作,更好地为患者提供服务。马克思主义强调实践是检验真理的唯一标准,只有通过大量的临床数据与研究才能形成理论支撑。以此鼓励学生保持探索求知的理性精神和追求真理、崇尚创新的科学态度,追求护理知识的更新与护理技术的进步。

(肖 娟)

第五讲　饮食与营养、排泄

第一课　饮食与营养

一、思政目标

（1）学生能够坚定理想信念、坚定拥护"两个确立"、坚定"四个自信"，做到政治认同和理论自信，能够领悟以人为本的发展思想、社会主义核心价值观及科学发展观。

（2）学生具有较高的职业素养，包括诚实守信、严谨求实的职业操守，博爱仁心、无私奉献的职业品格，心怀敬畏的职业认同感，爱岗敬业、精益求精的职业精神，敬佑生命、救死扶伤、甘于奉献、大爱无疆的医者精神，互助合作的团队精神。

（3）学生具有仁爱之心、爱伤观念和以患者安全为中心的意识，尊重患者和生命，维护患者的尊严和权力，有良好的职业道德、职业情感和人文素养。

（4）学生具有科学、客观、严谨、求实的职业操守，探索求知的理性精神，实验验证的求实精神，批判创新的科学精神。

（5）学生能够尊重中华民族的优秀文明成果，弘扬优秀文化，坚定文化自信，提升文化素养。

（6）学生能够始终把人民群众生命安全和身体健康放在首位，具有及时发现问题并解决问题、具体问题具体分析的临床思维能力。

二、思政方法

1. 导入

2023 年 5 月，央视新闻讲述了一位患有罕见病的刘某某的故事，感动了无数网友。30岁的刘某某患有一种先天性的罕见病，无法像正常人一样进食，只能依靠着一根鼻饲管来维持生命。她说："生病是我生活的常态，但不是生活的全部。我有幸被温暖照亮，也希望带给别人力量。"

【思政元素】

职业素养:医者的社会责任感和职业使命感。

【融入路径】

通过央视新闻视频导入鼻饲患者刘某某的故事,激发学生对肠内营养的学习兴趣,使学生能够正确地认识到鼻饲饮食对维持机体营养的需求、保持组织器官的结构和功能、促进组织修复及康复的重要意义,领悟到医护人员在维持人类健康及生命活动中的重要作用,从而对自身的专业及学科身份产生责任感,引导学生正确思考自身的工作价值和社会价值,培养学生的社会责任感和职业使命感。

2. 知识点一:饮食与营养

2.1 小组讨论 1

案例:患者张某,78 岁,患小脑萎缩 4 年,卧床,生活完全不能自理,无法自主进食,已在医院安置了胃管,需进行鼻饲。在家鼻饲一段时间后张某日渐消瘦,已到了骨瘦如柴的地步,其家属十分心疼,担心其营养不足会导致其病情恶化,于是向医院求助。医院派个案管理师上门为张某进行了全面的饮食评估,发现张某的鼻饲饮食(要素饮食)存在如下问题:①鼻饲次数安排不合理。每天 3 次,鼻饲入量每次 350~450 mL。②鼻饲营养摄入不足。饮食中无肉类、蛋类。③粗纤维食物摄入不足。饮食中只添加少量胡萝卜,无其他蔬菜。④24 小时总量摄入不足。每天鼻饲总入量为 1050~1350 mL。

问题:

(1) 根据该患者目前的情况,如何对其要素饮食进行调整?

(2) 给予患者要素饮食时要注意哪些内容?

参考答案:

(1) 根据该患者目前的情况,应将其鼻饲饮食进行如下调整。

①鼻饲次数调整。24 小时鼻饲频次由 3 次改为 6~7 次,每 2~3 小时一次,每次 200~400 mL。

②优化配餐食谱。每天的食谱改为:鲜牛奶 300 mL、鸡蛋 1 枚、鱼/虾/肉 50 g、食用油 15 g、食盐 5 g、蔬菜 300 g、谷类 200 g,蛋白粉 1 勺(约 30 g),加水至 1000 mL 混合而成。在下午 1 点和上午 9 点注入温开水或果汁 200 mL,时间与鼻饲流食间隔 2 小时。

③总摄入量增加。24 小时总入量由原来的 1050~1350 mL 调整到 2000~2200 mL(鼻饲流食+水或果汁)。但在晚上时减少摄入,以免加重心肺负担,晚上鼻饲时每次注入约 200 mL。

(2) 要素饮食的注意事项如下。

①严格执行无菌操作原则。

②从低浓度、少量、慢速开始,逐步增加。

③4 ℃以下的冰箱内保存,24 小时内用完。

④溶液口服温度为 37 ℃左右,鼻饲或经造口注入温度为 38~40 ℃。

⑤滴注前后温开水冲管,防止食物积滞管腔而腐败变质。

⑥滴注过程中经常巡视患者,如出现恶心、呕吐、腹胀、腹泻等症状,应及时查明原因,按

需要调整速度、温度;反应严重者可暂停滴注。

⑦应用要素饮食期间需定期记录体重,并观察尿量、大便次数及性状,检查血糖、血尿素氮、电解质、肝功能等指标,做好营养评估。

⑧停用时应逐渐减量,骤停易引起低血糖反应。

⑨禁用于消化道出血者,糖尿病和胰腺疾病患者慎用,消化道瘘和短肠综合征患者宜先采用几天全胃肠外营养后逐渐过渡到要素饮食。

【思政元素】

职业素养:爱岗敬业的职业精神,学以致用的实践能力,分析问题和解决问题、具体问题具体分析的临床思维能力,互助合作的团队精神,以患者安全为中心的爱伤观念。

【融入路径】

将学生分成若干小组,每3～4人为一个小组,小组成员间充分交流和讨论后将本组讨论结果进行汇总,然后派一位代表向其他同学分享答案。教师通过讲授知识点,帮助学生牢固掌握相关专业知识,提升对专业的学习信心。通过对案例的分析讨论帮助学生学会用专业知识解决实际问题,培养学生学以致用的实践能力、分析问题和解决问题的能力,提升其临床思维能力。通过小组成员间的团结合作、热烈讨论,实现人人参与、相互协作、共同进步,培养团队合作能力。本案例中的张某居家鼻饲一段时间后骨瘦如柴,重度营养不良,经医院个案管理师评估后发现患者鼻饲次数及总摄入量明显不足、膳食种类搭配不合理等问题。以此引导学生在今后的临床工作中要结合患者的实际情况提供个性化的健康宣教,并定期对健康宣教的效果进行评估和调整,提高患者及其家属的依从性,促进患者早日康复;引导学生具体问题具体分析,不能一概而论。通过头脑风暴,帮助学生掌握要素饮食的注意事项,着重强调鼻饲饮食过程中应保持高度的责任心,爱岗敬业,经常巡视患者,定期监测,且在启用和停用要素饮食时应遵循循序渐进的原则,以免引起患者不适;引导学生牢固树立以患者安全为中心的理念;培养学生的爱伤观念。

2.2　小组汇报1

汇报主题:肠内营养的并发症及其预防。

汇报要点提示:肠内营养的定义、常见并发症及预防措施等。

【思政元素】

职业素养:严谨求实的职业操守,良好的沟通能力,互助协作的团队精神。

【融入路径】

通过小组合作,课前广泛收集肠内营养相关的资料,从而增加学生对肠内营养的全面了解,使学生深刻认识到肠内营养并发症给患者带来的严重危害,警惕肠内营养并发症的发生,促使其在今后的临床工作中,能严格遵守肠内营养的操作流程,严谨求实,预防或减少肠内营养并发症的发生。同时,小组成员共同整理、归纳资料,准备课件,课堂上汇报,以此提升学生主动探求新知识的能力,并在此过程中培养学生对专业的兴趣,使其通过学习和思考感受知识的力量和求知的乐趣,并培养互助协作的精神、沟通交流和表达能力。

2.3　小组演示

案例:患者王某,女,55岁,1天前突发右侧肢体功能障碍和吞咽功能障碍,右上肢肌力2

级,右下肢肌力4级,进食时出现呛咳,说话缓慢,吐字吃力,但尚能简单交流,门诊以"脑梗死"收入院。模拟医嘱如下。

长期医嘱单

姓名　<u>王某</u>　科别　<u>神经内科</u>　病室　<u>神经内科1</u>　床号　<u>10</u>　住院号　<u>1107338</u>

日　　　期	时　　间	医　　嘱	医生签名	执行时间	护士签名
20 ** - ** - **	** : **	留置胃管	**		
20 ** - ** - **	** : **	鼻饲流质饮食	**		

由小组代表向全体成员演示鼻饲法。演示小组的学生分别扮演患者和护士,按照操作流程进行鼻饲法操作。演示结束后,其他学生指出问题,然后教师点评和讲解重要步骤。

【思政元素】
职业素养:以患者安全为中心的爱伤观念,互助合作的团队精神,良好的自主学习能力,学以致用的能力,具体问题具体分析的临床思维能力,良好的沟通能力。

【融入路径】
课前1周教师向学生发布小组演示任务,课前两天,教师组织演示小组提前到实验室进行操作练习。课堂上,演示小组按照创设的临床情境进行操作演示,其他学生认真观看,演示结束后,指出问题及需要改进的地方。通过小组演示,以榜样示范法激发学生的学习动力和热情,培养学生自主学习能力。学生为顺利完成教师布置的小组演示任务,为达到最佳示范效果,愿意花更多的时间相互讨论、沟通协作,一遍遍练习。以此激发学生学习的动力和热情,并在此过程中培养学生对专业的兴趣,使其通过学习和思考感受知识的力量和求知的乐趣,培养良好的学习习惯、自主学习能力、独立思考能力以及互助合作的团队精神。通过模拟教学,学生能深刻地领悟到鼻饲法的动作要领,加深对知识的理解和运用,实现理论到操作技能的迁移和内化,培养学生学以致用的能力。通过角色扮演,学生能掌握扎实的基本功,学会换位思考,关心爱护患者,时刻牢记以患者安全为中心的理念;培养学生的爱伤观念。带领学生分析案例中的患者的特点(脑梗死、能进行简单的交流、说话缓慢、吐字吃力),引导学生在与患者进行沟通交流时,语速宜慢,可借助于非语言表达,提高沟通的技巧,以便与患者建立良好的护患关系,更好地取得患者的理解与配合。提醒学生注意成人鼻饲插管的长度为45~55 cm,但具体到每位患者应根据其身高决定具体的插管长度,因而采取体表定位法更为准确,如前额发际到胸骨剑突处或鼻尖经耳垂至胸骨剑突处,以此培养学生具体问题具体分析的临床思维能力。教师总结点评时反复强调插管的体位、定位、三种检查胃管在胃内的方法等注意事项,帮助学生牢固掌握相关知识点,克服畏难情绪,提升其信心。

2.4　小组练习

小组演示完成后,学生们分组练习,以小组为单位,到各自对应的床单位进行操作练习,教师巡回指导,每人至少练习2遍。第1遍,一人练习,其他成员对照操作步骤给予指导。第2遍,其他成员对照操作步骤给予评分,告知错误并给予纠正。小组成员在练习过程中共同完成练习,反馈"帮帮我"(自己不懂、不会、容易犯错的地方),"考考你"(觉得别人可能存在困惑的地方,可以挑战别人的地方),"亮闪闪"(感受最深、受益最大的内容)。

【思政元素】

职业素养:精益求精的职业精神,以患者安全为中心的爱伤观念,互助合作的团队精神。

【融入路径】

"帮帮我"有助于培养学生观察能力、发现问题的能力,对自己不懂、不会、容易犯错的地方有更清醒的认识,带着这个目标去学习和提高,有助于激发学生学习的主动性;"考考你"有助于培养学生的质疑和反思能力,提升在反思中不断改进的精益求精的职业精神;"亮闪闪",有助于培养学生客观、严谨和理性精神。教师启发学生思考留置胃管时减轻患者不适的方法,引导学生学会换位思考,关心爱护患者,培养学生的爱伤观念;最后在总结环节再次强调无菌原则和查对制度的重要性,使学生从内心深处意识到相关责任的严重性,从而发自肺腑地对自身身份和责任产生认同感和责任感,以此培养学生爱岗敬业的职业精神以及严谨慎独的职业操守。通过练习反思与总结,团队成员间团结互助、共同进步,有助于培养学生的团队协作能力。

2.5 小组讨论 2

案例:患者,男,65 岁,因"突发意识障碍伴言语不清 1 天"于 9:00 急诊入院。入院时无异常。遵医嘱予留置胃管、鼻饲饮食。护士予留置胃管,并采用传统的 3 个标准判断胃管位置,过程顺利。

12:00 护士遵医嘱予鼻饲肠内营养液 200 mL 滴注,1 小时顺利喂完,未见呛咳及反流。给予肠内营养液后 3 小时,患者生命体征监测显示:HR 170 次/分,BP 180/106 mmHg,SPO_2 90%,RR 40 次/分,患者较烦躁;听诊双肺满布湿啰音。

18:00 护士遵医嘱再次予鼻饲营养液 200 mL 滴注,鼻饲结束后给予温开水鼻饲时,患者出现烦躁不安,口内涌出大量营养液。患者 SPO_2 下降至 80%,立即报告医生、护士长,请 ICU 医生会诊,以"误吸? 呼吸衰竭"转入 ICU 进一步治疗。

转入后患者病情持续恶化,患者入院第 9 天死亡。死亡原因:感染性休克,多器官功能障碍综合征(MODS)。请对该事件的原因进行分析,并提出纠正措施。

参考答案:

(1)事件原因分析。

①直接原因:护士在插入胃管后,仅采用了传统的 3 个标准判断胃管位置,而传统的 3 种判断方法在临床实际使用过程中存在较多问题。

②在给予肠内营养过程中,医护人员也未能将患者的临床症状和胃管位置评估结合起来进行有效分析。尽管在第一次鼻饲时,"护士遵医嘱予鼻饲肠内营养液 200 mL,1 小时顺利喂完,未见呛咳及反流"。大量临床案例显示,很多患者特别是老年患者对刺激反应能力较差,即使胃管误插入气管内,经胃管注射液体后,患者不一定会出现呛咳、发绀以及呼吸困难等反应。

③护士在第二次给予患者鼻饲时,未能在输注肠内营养物前,按护理操作常规检查并确认胃管位置,抽吸并估计胃内残留量。

④第二次鼻饲后,患者迅速出现了和原发疾病不符合的症状和体征,病情急剧恶化,医护人员也未能及时怀疑是否和胃管的位置错误有关,未能及时地拔除胃管,重新留置。

（2）纠正措施。

①检查科室留置胃管并鼻饲的操作流程是否完善,如流程不清,应迅速修改完善;如流程完善,则应检查和评估护士对于该知识的掌握程度和执行力,必要时追究个人责任。

②组织护士进行专项操作流程培训以及护理风险管理有关知识培训,明确鼻饲管错位并使用是肠内营养最大的风险,确保患者安全。

③明确判断胃管位置的"金标准":传统的3个方法只能作为判断胃管位置的辅助标准,不能作为金标准。目前国内外已经达成一致意见——放射学是确定胃管位置的最好方法,只有在X线下看到胃管是否完全在胃内,才能经该胃管给予鼻饲,并需选择使用带显影线的胃管。尽管在方便性、及时性上该方法有缺陷,但此法的判断是最直观的。对于患者来说,各项医护措施的安全性是最重要的。

【思政元素】

职业素养:爱岗敬业的职业精神;学以致用的实践能力;分析问题和解决问题、具体问题具体分析的临床思维能力;互助协作的团队精神;以患者安全为中心的爱伤观念;敬佑生命,救死扶伤的医者精神;终身学习的理念。

【融入路径】

将学生分成若干小组,每3~4人为一个小组,小组成员间经过充分交流和讨论后将本组讨论结果进行汇总,然后派一位代表向其他同学分享答案。教师通过讲授知识点,帮助学生牢固掌握相关专业知识,提升对专业的学习信心。通过对案例的分析讨论帮助学生学会用专业知识解决实际问题,培养学生学以致用的实践能力、分析问题和解决问题的能力,提升其临床思维能力。通过小组成员间的团结合作、热烈讨论,实现人人参与、相互协作、共同进步,培养团队合作的能力。通过反面案例触动学生的职业规范意识,引导学生结合本讲涉及的知识,分析案例中不良事件发生的原因,培养风险意识和树立以患者安全为中心的意识,增强学生敬佑生命、救死扶伤的医者精神,树立严谨细致的科学态度以及"患者生命至上"的职业素养。通过引导学生思考纠正措施,培养学生解决临床护理问题的能力,引导其关爱和帮助患者,增强职业使命感。

2.6 案例分享

案例:某天,12床患者家属跑到护士站,"护士,我爸的胃管堵了,想给他打点水都打不进去,快来看看怎么办?"该患者胃管留置不到一周,早上还好好的。护士用注射器抽了抽,抽不动,往里推也推不动,经观察,胃管固定良好,家属说只喂了早上的营养餐,营养餐是比较黏稠的流质食物,如果冲管不到位,就容易造成堵管。后来,护士嘱家属买来可乐,用灌注器连接胃管抽出一些气体,然后关闭胃管,再用灌注器抽取约10 mL可乐,借助胃管内负压推进了胃管,胃管瞬间畅通。

【思政元素】

职业素养:发现问题及分析解决问题的临床思维能力。

科学精神:勤学善思、勇于创新的科学精神。

【融入路径】

引入临床案例,通过分析胃管堵塞的原因及解决措施,帮助学生加深印象,培养学生发现问题、分析并解决问题的能力。本案例中护士巧妙运用可乐的碳酸化作用,溶解软化堵塞物,同时释放二氧化碳产生正压冲击堵塞物,使堵塞物松散碎裂,从而解除了胃管堵塞的问题。以此帮助学生拓宽知识面,激发其学习兴趣,使其通过学习和思考感受知识的力量和求知的乐趣,并学会用专业知识和生活经验解决实际问题;培养学生勤学善思、处处留心皆学问的研究精神;鼓励学生拓展思路、勇于创新。

2.7 专利分享

专利——一种胃管脱出提醒装置

本实用新型专利公开了一种胃管脱出提醒装置,包括定位环,定位环的顶部一侧通过弹性连接线固定温度传感器,温度传感器通过数据线连接电控盒,电控盒的顶部一侧安装电源开关,电源开关的一侧安装蜂鸣报警器,所述电控盒的背部开设有电池盒,电池盒的内部卡接固定充电电池,所述电控盒的内部安装 PLC 控制器,温度传感器电性连接 PLC 控制器的输入端,PLC 控制器的输出端电性连接蜂鸣报警器。本实用新型专利结构新颖,构思巧妙,实时监控胃管状态,提醒医护人员及时进行处理,避免胃管脱出而引发危险。

【思政元素】

职业素养:爱岗敬业、以患者安全为中心的职业操守。

科学精神:崇尚创新的科学精神;探索求知的理性精神;细心观察、勤学善思的研究精神。

【融入路径】

向学生介绍一种胃管脱出提醒装置,对学生进行科研的启蒙,拓宽课堂教学的宽度、广度及深度,激发学生对专业的兴趣。通过介绍专利的设计灵感来源,引导学生养成深入思考的习惯,善于从生活、临床实践中发现问题并开展科学研究或技术革新,在勤学善思中感受科研的乐趣;鼓励学生拓展思路、勇于创新,培养学生崇尚创新的科学精神、探索求知的理性精神、细心观察、勤学善思的研究精神,引导学生思考自身的工作价值和社会价值,帮助学生建立对自身行业和学科身份的认同感及责任感。临床上常有胃管脱出事件发生,一旦胃管滑脱,则有可能引起液体反流,可造成呛咳、窒息,引发吸入性肺炎等一系列并发症。以此让学生认识到相关问题的严重性,引导其在今后的临床工作中,时刻保持高度的责任心,爱岗敬业,及时巡视病房,时刻牢记以患者安全为中心的理念,树立责任意识和风险意识。

2.8 新闻分享

2023 年,一名 16 岁的女孩因为患神经性厌食症,全身瘦到"皮包骨"(身高 165 厘米,体重 24.8 千克),导致呼吸衰竭、昏迷不醒。在 ICU 里抢救了 20 多天后,她的父母无奈选择放弃维持其生命体征……这一切的根源是为了瘦,为了减肥,她不吃米饭、主食,最后完全不进食,只喝水,节食变成了绝食,一年多的时间里,反反复复绝食,直到陷入昏迷,生命垂危。

【思政元素】

职业素养:正确的人生观、价值观和世界观;社会责任感,职业使命感。

【融入路径】

通过典型的实例,聚焦新闻热点,激发学生的学习兴趣,揭示减肥误区以及"以瘦为美"的畸形审美观念,引导学生正确认识自我,树立正确的人生观、价值观和世界观,不盲从,不随波逐流。通过反向举例(女孩因过度减肥患神经性厌食症以致生命垂危),帮助学生认识厌食症,并尽己所能地向周围人群传播"健康的饮食观",积极参与社会实践,加大"神经性厌食症及贪食症"等相关知识的科普宣传,使青春在为人民服务中熠熠发光;培养学生的社会责任感和职业使命感。

2.9 知识拓展1

知识拓展

中国餐馆菜肴过咸,钠严重超标!

2022年,中国疾控中心进行的研究显示,我国餐厅菜肴普遍偏咸,一份菜含钠量几乎是中国成人每日钠推荐量的2.2倍,南方菜更是重灾区。这项研究分析了全国192家餐馆8131道有详细菜谱的畅销菜,且对熟悉菜肴准备和烹饪的厨师进行了深入调查。研究发现,在某些情况下,菜肴中每份食物的钠含量较高,如在南方、小餐馆和冷盘中;而有时虽然菜肴中每份食物的钠含量不高,但是因为分量大,如在北方、大型餐馆和主食/小吃中,均会导致总体钠摄入量偏高。盐和调味品占到了钠含量的82.9%。

这样看来,74.9%的菜超出了成人每日钠摄入量(1500 mg/d),62.6%超出了预防慢性病所建议的摄入量(2000 mg/d)。2010—2012年中国居民营养与健康状况监测数据显示,国人每日平均摄入5013 mg钠,远远高于WHO和中国相关指南所推荐的分量。高钠饮食已成为国人心血管代谢性疾病的首要风险因素。随着生活水平的提高,生活节奏的加快,下馆子、点外卖已是常事。

盐是居民膳食钠的主要来源,盐摄入的下降将直接引起膳食钠摄入总量的下降,这对预防高血压的发生,减少脑卒中和心脏病极其重要。

2007年WHO已将减盐(减少钠摄入)列为预防慢性病的最佳措施,并号召成员国在2020年达到人群钠摄入量减少30%的目标。北京大学临床研究所武阳丰教授发表文章称,在人群中推广低钠盐(也称代用盐),即在普通食盐(氯化钠含量90%~99%)中混入一定比例、同样具有咸味的氯化钾,减少氯化钠的摄入,具有巨大的公共卫生意义。

【思政元素】
职业素养:社会责任感,职业使命感。

【融入路径】
介绍中国疾控中心的研究结果,指出我国居民目前菜肴普遍偏咸,高钠饮食比比皆是的严重现状,公众对健康饮食的认知程度不够,使学生意识到在人群中推广低钠饮食,减少氯化钠的摄入,具有巨大的公共卫生意义,健康宣教和早期干预可以避免很多与饮食相关的慢性疾病,推广低钠饮食知识的普及任重而道远,以此强化学生的职业担当和使命感。介绍高钠饮食已成为国人心血管代谢性疾病的首要风险因素,使学生认识到高钠饮食的健康风险,激发学生的社会责任感,坚定传播"健康低钠饮食"相关知识的信念,提高公众对高钠饮食危害的认识水平,引导人民群众树立正确的饮食观。

2.10　小组汇报 2

汇报主题：糖尿病患者的饮食护理。

汇报要点提示：糖尿病的概念、临床表现及饮食指导等。

【思政元素】

职业素养：职业认同感、使命感和责任感，主动探求新知识的职业态度，互助合作的团队精神，高度的责任心、爱岗敬业、精益求精的职业精神。

【融入路径】

通过小组合作，发动学生课前广泛收集糖尿病知识相关的资料，从而增加对糖尿病的全面了解，使学生能够认识到饮食护理的重要性，合理饮食有助于改善糖尿病患者的病情，提高其生活质量，促使学生强化职业担当，促进专业知识的学习，坚定为患者提供高质量饮食护理的信念，增强学生的职业认同感、使命感和责任感。强调整理资料时需要包含糖尿病的临床表现、诊断和治疗等方面的知识，以便为患者提供专业的医疗和护理服务，并以此体现学生的专业知识和技能。糖尿病患者需要严格控制饮食，不当的饮食可能会导致血糖升高，以此引导学生加强对患者进行健康饮食宣教，秉持高度的责任心，爱岗敬业，精益求精。小组成员共同整理、归纳资料，准备课件，课堂上汇报，有助于增强团队协作精神，提高其主动探求新知识的能力、沟通交流和表达能力，进而增强学生的勇气和表达自信。

2.11　知识拓展 2

知识拓展

健康中国行动之饮食干预

《"健康中国 2030"规划纲要》《国民营养计划（2017—2030 年）》《全民科学素质行动规划纲要（2021—2035 年）》等文件强调合理膳食，加强营养，鼓励全社会参与减盐、减油、减糖，研究完善盐、油、糖包装标准，修订预包装食品营养标签通则，推进食品营养标准体系建设。实施贫困地区重点人群营养干预。重点解决微量营养素缺乏、部分人群油脂等高热能食物摄入过多等问题，逐步解决居民营养不足与过剩并存问题。到 2030 年，成人肥胖增长率持续减缓，5 岁以下儿童生长迟缓率低于 5%。

【思政元素】

政治认同：以人为本；社会主义核心价值观；坚定理想信念、坚定拥护"两个确立"、坚定"四个自信"；科学发展观；预防为主的健康策略。

职业素养：职业使命感和社会责任感。

【融入路径】

引导学生学习国家制定的纲要和计划，深刻领会国家始终关注人民的基本需求，强调以人为本，以提高人民的生活质量和健康水平为目标，促使其坚定拥护党的领导，树立理论自信。倡导全社会树立正确的营养观念，弘扬科学、健康及向上的生活方式，与社会主义核心价值观中的富强、民主、文明、和谐等价值理念相契合；根据我国实际情况，科学制定营养指导方针，推动形成营养健康的民族新风尚，体现了科学发展的观念；深入开展健康中国行动和爱国卫生运动,倡导"三减三健"理念,强调通过改善营养来预防疾病,提升国民整体健康水平,体现了预防为主,重视公共卫生的健康策略。作为未来的医疗卫生工作者,学生通过学习,认识到护士在推进健康中国战略中发挥的重大作用,牢记医护人员的使命和责任担当,努力成为合格的建设者和接班人。

2.12　文献分享

杨燕,吴立新,方秀花,等.误吸风险评估结合约翰霍普金斯循证护理对 ICU 老年鼻饲病人误吸及营养状况的影响[J].护理研究,2022,36(5):910-914.

问题:

(1) 这篇文献拟解决什么问题?

(2) 这篇文献中是如何解决该问题的?

(3) 这篇文献中鼻饲法与本次学习有哪些不一样?

参考答案:

(1) 这篇文献主要是解决 ICU 护士对鼻饲患者误吸的认识不全面,且鼻饲操作过程中尚存在不规范行为的问题。

(2) 这篇文献中通过观察组行误吸风险评估联合约翰霍普金斯循证护理的方式去解决此问题。

(3) 若患者突然出现呕吐、呛咳,血氧饱和度下降等,提示患者可能出现误吸,应立即停止喂养,报告医生,采取相应解决措施,同时,护士应增加巡视次数,加强对鼻饲过程的监督、检查及记录,对鼻饲过程进行查漏补缺、总结、归纳及反馈,不断改进流程。这些与本次学习的鼻饲不太一样。

【思政元素】

科学精神:探索求知的理性精神,批判创新的进取精神,实验验证的求实精神。

职业素养:以患者安全为中心的理念,职业认同感和责任感,互助合作的团队精神。

【融入路径】

这篇文献通过对照实验来探究误吸风险评估联合约翰霍普金斯循证护理对重症监护室(ICU)老年鼻饲患者误吸及营养状况的影响,选取 2018 年 1 月—2019 年 10 月在安徽医科大学附属安庆医院进行鼻饲营养治疗的 ICU 老年患者 76 例为对照组,给予常规护理;选取 2019 年 11 月—2020 年 12 月的鼻饲营养治疗患者 77 例为观察组,给予误吸风险评估联合约翰霍普金斯循证护理,比较两组误吸发生率、营养状态、护理满意度和不良反应发生率,最终得出误吸风险评估联合约翰霍普金斯循证护理可有效降低 ICU 老年鼻饲患者误吸风险及并发症,维持患者体内代谢及营养状态,改善患者预后的结论。以此帮助学生初步了解误吸风险评估结合循证护理在临床操作中的使用,拓宽学生的知识面,对学生进行科研启蒙;培养学生探索求知的理性精神、批判创新的进取精神及实验验证的求实精神。文中指出长期鼻饲患者易发生误吸、反流、肺部感染等风险,可严重影响患者疾病转归,使学生能够认识到误吸风险评估的重要性,并从内心深处对自身角色和责任产生认同感,激发其职业认同感和责任感,引导其时刻牢记以患者安全为中心的理念。教师通过讲解观察组需要成立护理小组,包括 ICU 主任医生 1 人、主治医生 2 人、主任护士 1 人、主管护士 1 人及 ICU 护士 5 人,需要各医生及护士分工明确,根据 ICU 老年患者鼻饲标准操作流程,制订误吸评估表及方案,使学生认识到互助合作的团队精神在研究中的重要作用。

(罗贻雪)

第二课　排　　尿

一、思政目标

(1) 学生具有较高的职业素养,包括诚实守信、严谨求实的职业操守,博爱仁心、无私奉献的职业品格,心怀敬畏的职业认同感,爱岗敬业、精益求精的职业精神,敬佑生命、救死扶伤、甘于奉献、大爱无疆的医者精神,互助合作的团队精神,以及良好的职业道德、职业情感。

(2) 学生具有分析问题和解决问题、具体问题具体分析的临床思维能力;富有同理心和人文关怀意识;具有以患者安全为中心的责任意识、良好的社会责任感和职业使命感。

(3) 学生具有耐心、责任心、勇于奉献的南丁格尔精神、慎独精神和精益求精的工匠精神。

(4) 学生具有探索求知的理性精神、实验验证的求实精神、批判创新的科学精神。

(5) 学生能够尊重中华民族的优秀文明成果,弘扬优秀文化,坚定文化自信,提升文化素养。

二、思政方法

1. 导入

通过视频"一分钟了解尿液的形成",简单回顾尿液形成的生理过程(涉及多种物质的过滤、重吸收和分泌等步骤,多种器官如肾脏、输尿管、膀胱和尿道等的协同工作)。通过此过程,身体能够有效清除废物和多余水分,从而维持体内环境的稳定。

【思政元素】
职业素养:医者的社会责任感和职业使命感。

【融入路径】
通过播放关于尿液形成的视频导入教学内容,生动呈现尿液的形成过程,激发学生学习排尿内容的兴趣,明确排出尿液的过程不仅是将人体代谢的最终产物、过剩盐类、有毒物质等排出体外,更是调节水电解质及酸碱平衡,维持人体内环境的相对稳定的过程,使学生意识到尿液的形成是一个复杂的过程,涉及多个生理系统的协同工作,需要扎实学习基础知识,领悟到医护人员在维持人类健康及生命活动中的重要作用,从而对自身的专业及学科身份产生责任感,引导学生正确思考自身的工作价值和社会价值,培养学生的社会责任感和职业使命感。

2. 知识点一:排尿

2.1 案例分享

案例:患者,男,62 岁。因呼吸衰竭住院并立即送入了 ICU 抢救,在治疗过程中医生通过插管进行机械性通气,并让患者吸入了丙泊酚。五天后,患者的尿液变成了绿色。停止使用丙泊酚后,尿液颜色恢复正常。

【思政元素】

职业素养:爱岗敬业、精益求精的职业精神;分析问题和解决问题、具体问题具体分析的临床思维能力;以患者安全为中心的责任意识。

科学精神:探索求知的理性精神。

【融入路径】

引入临床案例,分享临床中患者尿液因药物发生颜色改变的实例,告诉学生影响尿液颜色的因素有很多。不同药物在体内代谢的途径和产物各异,可能导致尿液颜色变化,如缓解炎症疼痛的吲哚美辛、治疗抑郁症的阿米替林。细菌感染也有可能使尿液变成绿色。以此引导学生不断更新知识,终身学习,爱岗敬业,精益求精;提示学生发现问题和异常现象时要善于思考,寻求原因,勇于探索,从而培养学生探索求知的理性精神,以及科学严谨的工作精神。

另外,通过案例中医护人员及时发现患者的尿液颜色变化,引导学生关注临床观察的重要性。医护人员结合患者的用药,排除个体差异,确定本案例中患者出现尿液颜色变化与丙泊酚有关,以此引导学生分析问题和解决问题,具体问题具体分析。医护人员为患者及时停用药物后其尿液颜色恢复正常,以此引导学生时刻树立以患者安全为中心的责任意识。

2.2 问与答

案例:患者王某,62 岁,因下肢水肿、乏力、腰痛、夜尿每晚 5～6 次到门诊就医,以"慢性肾衰竭"收治入院。入院后第二天患者尿量 300 mL,水肿进一步加重。实验室检查结果为血尿,尿蛋白(＋＋＋),测得尿比重为 1.013。5 天后,患者每天尿量超过 5000 mL。2 周后,尿量为每天 1800 mL。

问题:该患者出现了哪些尿液异常的表现?

参考答案:夜尿增多(夜尿每晚 5～6 次)、血尿、蛋白尿(尿蛋白(＋＋＋))、低比重尿(1.013)、少尿(入院后第二天患者尿量 300 mL)、多尿(5 天后每天尿量超过 5000 mL)。

【思政元素】

职业素养:分析问题和解决问题、具体问题具体分析的临床思维能力。

【融入路径】

引入临床案例,通过尿液异常的表现,引导学生细心观察和分析案例中的各种信息,结合该案例中的实验室检查结果和患者临床症状,来提取关键的诊断线索。如根据本案例中的患者夜尿每晚 5～6 次得出夜尿增多;实验室检查结果尿蛋白(＋＋＋)得出蛋白尿;尿比重为1.013得出低比重尿；入院后第二天患者尿量300 mL得出少尿；5天后每天尿量超过5000 mL得出多尿的信息，以此培养学生的临床思维能力和具体问题具体分析的能力。通过将临床排尿异常症状和所讲知识点紧密结合后分析，培养学生的发现和解决临床护理问题的能力，提醒学生在分析问题时，需要具备扎实的理论知识，从而促进其专业知识的学习，最终为解决患者的实际问题提供坚实的理论基础。

2.3　小组汇报

汇报主题：术后排尿困难。

汇报要点提示：术后排尿困难症状、原因、解决办法、护理措施等。

【思政元素】

职业素养：主动探求新知识的职业态度，良好的沟通能力，互助协作的团队精神，高度的责任心、爱岗敬业、精益求精的职业精神；以患者安全为中心的职业操守。

【融入路径】

采用合作学习教学法。通过小组合作，发动学生课前广泛收集术后排尿困难的相关资料，从而增加对术后排尿困难的了解，使学生认识到排尿困难给患者带来的痛苦。同时，小组成员共同整理、归纳资料，准备课件，课堂上汇报，可提升学生主动探求新知识的能力、团队协作精神、沟通交流和表达能力，增强学生的勇气和表达自信。通过讲解术后排尿困难症状、原因等，学生可意识到手术后患者会面临风险和挑战，术后排尿困难可能会严重影响患者的生活质量，警示学生时刻牢记以患者安全为中心的理念，时刻保持高度的责任心，爱岗敬业，精益求精，为患者提供适宜的方法预防和护理。

2.4　知识拓展 1

知识拓展

导尿术的历史

唐朝孙思邈《备急千金药方》记载："凡尿不在胞中，为胞屈僻，津液不通，以葱叶除尖头，纳阴茎孔中深三寸，微用口吹之，胞胀，津液大通即愈。"

【思政元素】

文化素养：尊重中华民族的优秀文明成果，弘扬优秀文化，坚定文化自信。

科学精神：探索求知的理性精神，实验验证的求实精神，批判创新的科学精神。

职业素养：批判性临床思维，人文关怀和同理心，职业责任感和使命感。

【融入路径】

带领学生学习导尿术的由来和历史。通过孙思邈《备急千金药方》阐述导尿术的适应证、导尿工具以及导尿管插入尿道的深度和具体操作办法。该法的原理在于通过葱管的传导，借助气体的张力，使尿道扩张，迫使气体进入膀胱造成"胞胀"，进而刺激膀胱括约肌，利用尿潴留时膀胱本身的压力将尿液排出体外。使学生意识到孙思邈在医疗条件有限的情况下，利用手边的资源——葱管来设计导尿工具，启发学生培养探索求知的理性精神、批判创新的进取精神及灵活应对问题的能力。因葱管过于软、脆，给操作过程造成一定困难，且古代医家多为男性,口吹式对女性患者不太适宜,后世医家做了有益的改进。通过比较历史中的导尿术和现代技术,促使学生培养批判性临床思维,评估不同方法的优劣,进而在特定情况下选择最合适的治疗方案。孙思邈等的工作动机源于对患者痛苦的同情,以此让学生深刻体会到医学技术的发展与人类对病患痛苦的深切同情和不懈努力紧密相关,这有助于培养其人文关怀精神和同理心。导尿术能及时解除患者痛苦,以此让学生意识到掌握这一技能的重要性,以及自己将承担起传承和发展这些技术的责任,从而激发学生的职业道德感和责任感,强化职业使命,更加努力学习和实践,并以此促使学生对古人的智慧和勇于探索的精神感到敬佩,尊重中华民族的优秀文明成果,弘扬优秀文化,坚定文化自信,激起对中华民族医学文化的自豪感和继续发扬光大的决心。

2.5 小组演示

案例:患者张某,女,43岁,因月经周期缩短、经量增多、经期延长3年,症状加重6个月入院求治。体检:贫血貌。子宫前位,约妊娠3个月大小,宫体表面呈结节感、质硬、宫体活动度好,无明显压痛。诊断为"子宫肌瘤"收入院。入院后,精神、睡眠尚可,拟于明晨行连续硬膜外麻醉下经腹全切子宫切除术。模拟医嘱如下。

长期医嘱单

姓名 <u>张某</u>　科别 <u>妇产科</u>　病室 <u>妇科</u>　床号 <u>1</u>　住院号 <u>1107388</u>

日　期	时　间	医　嘱	医生签名	执行时间	护士签名
20＊＊-＊＊-＊＊	＊＊:＊＊	术晨留置导尿	＊＊		

临时医嘱单

姓名 <u>张某</u>　科别 <u>妇产科</u>　病室 <u>妇科</u>　床号 <u>1</u>　住院号 <u>1107388</u>

日　期	时　间	医　嘱	医生签名	执行时间	护士签名
20＊＊-＊＊-＊＊	＊＊:＊＊	尿培养	＊＊		

由小组代表向全体成员演示导尿术。演示小组的学生分别扮演患者和护士,按照操作流程为患者留置导尿。演示结束后,其他学生指出问题,然后教师点评和讲解重要步骤。

【思政元素】

职业素养:以患者安全为中心、注重人文关怀、不造成二次伤害的职业操守,具体问题具体分析的临床思维能力,慎独精神和精益求精的工匠精神,互助合作的团队精神。

【融入路径】

课前1周教师向学生发布小组演示任务"导尿术",课前2天,教师组织演示小组提前到实验室进行操作练习。课堂上,演示小组按照创设的临床情景进行操作演示,其他学生以患者身份认真观看,演示结束后,由扮演患者的学生谈感受和体会,指出问题及需要改进的地方。以榜样示范法激发学生的学习动力和热情,培养学生自主学习能力,通过角色扮演,直达患者内心,引导学生学会换位思考,以己度人,牢固树立以患者安全为中心的理念,关心爱护患者,注重保护患者隐私。为女性患者留置导尿管前,找准尿道口的位置,避免误插入阴道,插管时,动作轻柔,避免损伤尿道黏膜,尽可能避免对患者造成二次伤害。教师总结点评时强调根据男、女性患者尿道的解剖特点进行消毒和导尿,女性尿道长 3～5 cm,男性尿道长 18～20 cm。教师在讲解时要强调具体问题具体分析的重要性,培养学生的临床思维能力。因导尿术是侵入性操作,易引起医源性感染,故导尿时必须严格遵守无菌技术操作原则及操作规程。教师演示关键动作,聚焦实践难点和要点,以此培养学生操作中的慎独精神和精益求精的工匠精神。学生为顺利完成教师布置的小组演示任务,为达到较好的示范效果,愿意花更多的时间相互讨论、沟通协作,一遍遍模拟演练,从而激发学习的动力和热情。学生在此过程中培养了专业的兴趣并通过学习和思考感受到知识的力量和求知的乐趣,且培养了良好的学习习惯、自主学习能力、独立思考的能力以及互助合作的团队精神。

2.6　小组练习

小组演示完成后,学生们分组练习,以小组为单位,到各自对应的床单位进行操作练习,教师巡回指导,每人至少练习 2 遍。第 1 遍,一人练习,其他成员对照操作步骤给予指导。第 2 遍,其他成员对照操作步骤给予评分,告知错误并给予纠正。小组成员在练习过程中共同完成练习,反馈"帮帮我"(自己不懂、不会、容易犯错的地方),"考考你"(觉得别人可能存在困惑的地方,可以挑战别人的地方),"亮闪闪"(感受最深、受益最大的内容)。

【思政元素】

职业素养:精益求精的职业精神;以患者安全为中心的爱伤观念;互助合作的团队精神。

【融入路径】

"帮帮我"有助于培养学生观察能力、发现问题的能力,对自己不懂、不会、容易犯错的地方有更清醒的认识,带着这个目标去学习和提高,并有助于激发学生学习的主动性;"考考你"有助于培养学生的质疑和反思能力,提升其精益求精的职业精神;"亮闪闪"有助于培养学生客观、严谨和理性精神。教师启发学生思考预防患者尿路感染的方法,引导学生学会换位思考,关心爱护患者,培养学生的爱伤观念。因导尿术是侵入性操作,易引起医源性感染,故导尿时必须严格遵守无菌技术操作原则及操作规程。导尿术还是一个暴露隐私的操作,所以教师在总结环节应反复强调无菌原则和保护隐私的重要性,使学生从内心深处意识到相关责任的严重性,从而发自肺腑地对自身身份和责任产生认同感和责任感,并以此引导学生培养爱岗敬业的职业精神以及严谨慎独的职业操守。通过练习反思与总结,使团队成员间团结互助、共同进步,培养学生的团队协作能力。

2.7　知识拓展 2

知识拓展

南丁格尔奖章获得者——吴景华

吴景华是宁夏护理专业的奠基人和学科带头人之一。2001 年 6 月,获国际护理界最高荣誉奖——南丁格尔奖章。在她工作过的医院,她的事迹广为流传:20 世纪 60 年代初,为了救治山区的一名"尿潴留"产妇,她和大夫轮流用嘴吸出滞留在产妇体内的尿液,挽救了产妇的生命。吴景华说:"我爱我的患者,患者的痛苦就是我的痛苦,患者的欢乐就是我的欢乐。"这体现了无私奉献的南丁格尔精神。

> ### 飞机上医生"吸尿"救人
>
> 　　2019年11月19日,在从广州飞往纽约的南航CZ399上,一位老年旅客突发急病,无法排尿,急需医疗救助。暨南大学附属第一医院(广州华侨医院)的张红医生和海南人民医院的肖占祥医生检查后发现:老人的膀胱内约有1000 mL尿液,若不尽快排出,膀胱会面临破裂危险。但由于飞机上设备和仪器有限,很难为老人实施排尿。张医生急中生智,想到用嘴来吸出尿液,接下来的37分钟,在肖医生的协助下,张医生不间断地为旅客吸出尿液,吐到杯中,最终老人转危为安。正是张医生惊心动魄的37分钟急救,让无数人感受到了医生这一职业的崇高感!医护人员的职业之所以崇高,就在于其对生命的敬畏和悲悯。

【思政元素】

　　职业素养:爱岗敬业、精益求精的职业精神;敬佑生命、救死扶伤、甘于奉献、大爱无疆的医者精神;社会责任感和职业使命感;临床决策及创新能力。

　　南丁格尔精神:爱心、耐心,乐于奉献。

【融入路径】

　　吴景华和张红等医生,面对无法自行排尿的患者,毫不犹豫采取了人工吸尿的方式,挽救了患者生命的故事,充分体现了医护人员救死扶伤、敬佑生命、甘于奉献、大爱无疆的医者精神。他们在危难时刻挺身而出,用自己的专业知识和技能,为患者排忧解难,不仅彰显了爱心、耐心及乐于奉献的精神,还展示了医护人员的责任和担当。以此培养学生的责任感和使命感,以期将来努力学习医学知识,竭尽所能为患者提供更好的医疗服务。在特殊的医疗条件下,如客舱空间有限和医疗设备不足时,医护人员发挥创造力,利用有限的资源自制穿刺吸尿装置,果断用嘴吸尿。这使学生深刻感受到医护人员在面临紧急情况时,需要迅速做出判断并付诸实践,勇于创新,不断尝试新的治疗方法和技术,具备临床决策能力和创新能力,才能更好为患者解决问题。医护人员在面对患者时,用心去理解他们的痛苦和需求,这体现了同理心在医疗工作中的重要性,促使学生领悟只有具备同理心,才能更好地与患者沟通,进而提供更加人性化的医疗服务。

2.8　小组讨论

　　案例:患者张某,女,31岁,因"体检发现肝右叶占位病变2周"入院,患者术后恢复良好,术后2天拔除腹腔引流管,可下床活动,体温正常。术后第9天患者出现尿频、尿急、尿痛等尿路刺激症状,伴有下腹触痛、肾区叩痛,发热,体温38.4 ℃,患者术前留置导尿管仍未拔除(医师未开"拔除导尿管"的医嘱),尿液镜检结果中白细胞$\geq$10个/高倍视野,尿培养结果中革兰阳性球菌菌落数$\geq 10^4$ cfu/mL。初步诊断为"导尿管相关尿路感染"。请对该事件的原因进行分析,并提出纠正措施。

　　参考答案:

　　(1)事件原因分析:护士对"导尿管相关尿路感染"的预防措施掌握不足,特别是未能掌握和实施"对于留置导尿管患者,应每天评估留置导尿管的必要性,不需要时尽早拔除,尽可能缩短留置导尿管时间"原则。虽然医生没有开"拔除导尿管"的医嘱,但护士应当主动进行拔管评估。

（2）纠正措施。

①立即拔除导尿管,在拔出导尿管时,根据医嘱收集中段尿液进行培养。

②医生根据药敏试验结果,选择使用敏感抗生素,护士遵医嘱按时、按量准确执行。

③嘱患者大量饮水,以起到冲洗尿路的作用。

④每天定期评估和清洁尿道口,清洁后采用 JUC 长效抗菌材料喷洒尿道口周围、尿管及尿袋接口等部位。

⑤严密观察患者的临床表现以及体温等变化。

⑥全科护士开会讨论,进行异常事件原因分析,针对主要原因,对个别护士进行培训和教育,并书面报告科护士长以及护理部。

【思政元素】

职业素养:爱岗敬业、精益求精、始终把患者的生命安全和身体健康放在首位的职业精神;严谨求实的职业操守;分析问题和解决问题的临床思维能力;团队协作精神。

法治素养:严谨的法治观念;安全意识与自我保护能力。

【融入路径】

将学生分成若干小组,每 3～4 人为一个小组,小组成员间经过充分交流和讨论后将本组讨论结果进行汇总,然后派一位代表向其他同学分享答案。通过小组成员间的团结合作、热烈讨论,实现人人参与、相互协作、共同进步,培养团队合作的能力。通过对临床不良事件进行原因分析并找出纠正措施,培养学生分析问题和解决问题的能力,提升其临床思维能力,引导学生树立风险意识和以患者安全为中心的责任意识。通过对案例的剖析,学生能认识到这些原因导致的严重问题,从内心深处意识到相关责任的严重性,从而发自肺腑地对自身的责任产生认同感。本案例中医生没有开出“拔除导尿管”的医嘱,且护士未主动进行拔管评估,导致导尿管留置时间过长,患者出现尿路感染。通过对案例出现的问题进行梳理和总结,使学生认识到医学操作中的细致和严谨在临床工作中的重要意义,使学生对自身的行业和学科身份产生责任感。本案例中的患者因医护人员的失误,发生了本该可以避免的感染,以此使学生牢记在临床工作中一定要时刻保持高度的责任心,爱岗敬业,严谨求实,切不可麻痹大意,玩忽职守;必须牢固树立风险意识和以患者安全为中心的责任意识,始终把患者的生命安全和身体健康放在首位,尊重和爱护患者,维护患者权益,严格执行操作流程,且要持续学习和自我反省,时刻牢记“健康所系、性命相托”的誓言,提高临床判断和操作技能,提升职业素养;提醒学生意识到医疗实践中的法律和伦理问题,未能提供适当的护理可能导致法律纠纷和职业道德问题,帮助学生树立法治意识,培养学生严谨的法治观念,提高学生的安全意识与自我保护能力。

2.9　知识拓展 3

知识拓展

导尿管相关尿路感染预防要点

（1）置管前的注意事项:①严格掌握适应证,避免不必要的留置导尿管。②仔细检查无菌导尿包,确定无过期、破损、潮湿。③根据患者年龄、性别、尿路等情况选择合适大小、材质等的导尿管。④对留置导尿管的患者,采用密闭式引流装置。⑤告知留置导尿管的目的、配合要点和置管后的注意事项。

(2)置管时的注意事项:①操作人员严格洗手后,方可戴无菌手套实施导尿术。②严格遵循无菌操作技术原则留置导尿管,动作轻柔。③正确铺无菌巾,避免污染尿道口,保持最大的无菌屏障。④充分消毒尿道口,防止污染。⑤导尿管插入深度适宜,向水囊注入10～15 mL无菌水,轻拉导尿管以确认导尿管固定稳妥,不会脱出。⑥指导患者放松,协调配合,避免污染。

(3)置管后的注意事项:①妥善固定导尿管,避免打折、弯曲,防止逆行感染。②保持尿液引流装置密闭、通畅和完整,防止尿液逆流。③使用个人专用的收集容器及时清空集尿袋中尿液。④留取小量尿标本进行微生物病原学检测时,应消毒导尿管后,使用无菌注射器抽取标本送检。留取大量尿标本时(此法不能用于普通细菌和真菌学检查),可从集尿袋中采集,避免打开导尿管和集尿袋的接口。⑤留置导尿管期间,应每天清洁或冲洗尿道口。⑥患者沐浴或擦身时注意对导尿管的保护,不能把导尿管浸入水中。⑦长期留置导尿管的患者,不宜频繁更换导尿管。拔除导尿管前需训练膀胱功能。⑧患者出现尿路感染时,及时更换导尿管,并留取尿液进行微生物病原学检测。⑨评估留置导尿管的必要性,尽早拔除导尿管。⑩医护人员在维护导尿管时,要严格执行手卫生。

【思政元素】

职业素养:严谨求实的职业操守,精益求精的职业精神,社会责任感和职业使命感,以患者安全为中心的意识,注重人文关怀,不造成二次伤害,始终把人民群众生命安全和身体健康放在首位的职业操守。

科学精神:探索求知的理性精神。

【融入路径】

分享《导尿管相关尿路感染预防与控制技术指南》(以下简称《指南》)中的相关知识,使学生深刻感受到预防工作的重要性,临床实践中任何一个细节都可能影响到患者的健康和安全,需要在日常工作中时刻保持高度的警惕,严格按照规范操作,从而确保患者的安全;培养学生严谨求实的职业操守。使学生能够了解如何正确管理和预防导尿管感染,提高患者舒适度,从而树立以患者安全为中心的意识,注重人文关怀,不造成二次伤害,始终把人民群众生命安全和身体健康放在首位的职业操守。在这个过程中,学生可提高临床操作的规范性和安全性,掌握更加精湛的技术,从而有利于培养精益求精的职业精神。作为未来的医护人员,学生需要时刻关注患者的安全和健康,积极采取措施来预防和控制导尿管感染。学生通过学习《指南》能够增强自身的社会责任感和职业使命感,从而不断深化学习,更新自己的知识,勇于探索,以持续提高自己的专业水平,以期为患者更好地保驾护航。

2.10　专利分享

一种能预防导尿管相关性尿路感染的导管病号裤

本实用新型专利是一种能预防导尿管相关性尿路感染的导管病号裤,它包括裤本体。所述裤本体上端为伸缩腰紧带,裤本体前面正中间位置有前开口。前开口上有前开双向拉链,在裤本体的侧面缝条位置上有侧开口。侧开口上设侧开双向拉链,侧开口上端和中间分别相对设置上系带和下系带。上系带和下系带一端与裤本体相连,另一端在不使用时呈自由状态或与集尿袋相连。裤本体的侧开口下部有能容纳集尿袋的口袋。本实用新型专利不仅结构简单舒适,使用方便,能有效保护患者隐私和稳固留置导尿管,防止导尿管反折、扭曲和逆流,能预防和减少 CAUTI(导尿管相关性尿路感染)的发生率,提升治疗效果,而且使用范围较广,适合各种体型的留置尿导管患者使用。

【思政元素】

职业素养:爱岗敬业、以患者安全为中心的职业操守。

科学精神:崇尚创新的科学精神;探索求知的理性精神;细心观察、勤学善思的研究精神。

【融入路径】

向学生介绍一种能预防导尿管相关性尿路感染的导管病号裤,对学生进行科研的启蒙,拓宽课堂教学的宽度、广度及深度,激发学生对专业的兴趣。通过介绍专利的设计灵感来源,引导学生养成深入思考的习惯,善于从生活、临床实践中发现问题并开展科学研究或技术革新,在勤学善思中感受科研的乐趣。鼓励学生拓展思路、勇于创新,培养学生崇尚创新的科学精神、探索求知的理性精神和细心观察、勤学善思的研究精神。引导学生思考自身的工作价值和社会价值,帮助学生建立对自身行业和学科身份的认同感及责任感。临床上常有导尿管相关性尿路感染事件发生,一旦发生尿路感染,可能会出现抗生素耐药,影响患者肾功能,增加再次住院的风险等,以此使学生认识到相关问题的严重性,引导学生在今后的临床工作中时刻保持高度的责任心,爱岗敬业,及时巡视病房,时刻牢记以患者安全为中心的理念,树立责任意识和风险意识。

2.11　文献分享

马官英,赵德龙,喻陆.探讨神经外科导尿管相关性尿路感染的发生因素与预防干预措施[J].医学研究杂志,2014,43(11):42-45.

问题:

(1) 这篇文献中提到哪些人群容易出现导尿管相关性尿路感染?为什么?

(2) 这篇文献中采取了哪些措施预防干预尿路感染?

参考答案:

(1) 这篇文献中提到高龄、存在意识障碍以及导管留置时间较长的女性患者更容易出现尿路感染。感染的原因是高龄患者各项功能处于减退趋势;女性身体构造较为复杂;意识障碍患者无法正常配合临床治护措施;导尿管留置时间过长易使尿道内的无菌环境破坏。

(2) 这篇文献中在常规干预的基础上,增加了对尿路感染的预防护理干预,如增加护士自身清洁与消毒的意识、采用简单冲洗尿管措施等。

【思政元素】

科学精神:探索求知的理性精神、批判创新的进取精神、实验验证的求实精神。

职业素养:以患者安全为中心的理念,职业认同感和责任感。

【融入路径】

这篇文献通过随机对照干预实验来探讨神经外科患者留置导尿管引发相关性尿路感染的发生原因,以及临床预防护理干预措施与效果,选取某医院神经外科留置导尿管的患者126例,依据双盲随机分组将样本分为对照组与干预组(各63例),两组患者均给予神经外科常规护理干预,干预组患者增加留置导尿管并发症的相关护理措施。

比较两组中尿路感染发生率及护理满意率等指标,最终得出年龄、意识、性别以及留管时间均为神经外科患者导尿管相关性尿道感染的主要危险因素,临床开展预防并发症的相关措施可降低并发症的发生率的结论。以此帮助学生初步了解不同方式的临床护理对神经外科留置导尿管患者控制尿道感染的效果,拓宽学生的知识面,对学生进行科研启蒙;培养学生探索求知的理性精神、批判创新的进取精神及实验验证的求实精神。这篇文献中指出留置导尿管患者术后相关性并发症的发生率一直居高不下,其中尿路感染是最为常见的院内获得性感染。尿路感染不但会对患者的生存质量产生较大的影响,还会进一步阻碍术后恢复,降低原发疾病治疗的预后效果,增加患者的经济压力,以此使学生能够认识到预防尿路感染的重要性,促使学生从内心深处对自身角色和责任产生认同感,激发学生的职业认同感和责任感,引导学生时刻牢记以患者安全为中心的理念。

2.12 小组作业

案例:患者张某,男,60岁,因"发现右侧腹股沟可复性肿物3年"入院,诊断为"右侧腹股沟斜疝",行"腹腔镜腹膜外右侧腹股沟斜疝修补术",术后5小时,患者诉排尿困难,证实为尿潴留,护士通过诱导排尿不成功,报告主管医生,遵医嘱予以留置导尿管,并妥善固定,引出尿液800 mL后,予以夹闭导尿管,并告知患者及其家属"1小时以后再开放"。1小时后,患者家属慌忙呼叫护士,患者自行拔除导尿管,尿道血流不止。

问题:导致此事件发生的原因有哪些? 针对此事件可以给予哪些纠正措施?

参考答案:

(1)事件原因分析。

①给患者实施导尿术的护士宣教不到位、不全面,患者及其家属可能没有理解"1小时以后再开放"的意思,误以为是1小时后拔管。护士也未给患者进行"防拔管"的有关知识宣教。

②患者依从性差,舒适度改变时自行拔管。

③给患者导尿后,护士观察病情不全面,没有询问导尿后的感受。

(2)纠正措施。

①组织全科护士进行教育和培训,每班护士对于有引流管的患者都要重视,并进行宣教(患者及其家属),责任护士应该对患者及其家属宣教引流管自我护理知识,并取得患者配合。

②对于有引流管的患者病床,都要统一悬挂警示牌"防拔管"。

③对于依从性差的患者,注意加强看护,必要时使用保护性约束带。

【思政元素】

职业素养:爱岗敬业、始终把患者的生命安全和身体健康放在首位的职业精神;团队协作精神;严谨求实的职业操守。

道德修养:尊重和爱护患者,维护患者权益。

法治素养:安全意识与自我保护意识。

【融入路径】

　　将学生分成若干小组,每 3～4 人为一组,小组成员间充分交流和讨论后以书面形式汇总讨论结果并提交给教师,实现人人参与、相互协作、共同进步,培养学生的团队协作精神。通过分析临床不良事件发生的原因,培养学生的临床思维能力,引导学生树立风险意识和以患者安全为中心的责任意识。通过对案例的剖析,学生能够认识到这些原因导致的严重问题,从内心深处意识到相关责任的严重性,从而发自肺腑的对自身的责任产生认同感。引导学生思考纠正措施,使其重视有引流管的患者,并进行宣教(患者及其家属)。责任护士应该对患者及其家属宣教引流管自我护理知识,并取得患者配合。引导学生在临床工作过程中重视与患者沟通,尊重和爱护患者,维护患者权益,保证患者安全;同时结合患者的病情,勤观察、勤思考、勤询问,以便及早发现问题并尽早解决问题,不能玩忽职守;警示学生在今后的临床实习和工作中保持高度的责任心,爱岗敬业,始终把患者的生命安全和身体健康放在首位,严谨求实。通过剖析问题,充分调动学生求知的能动性,启发学生的求知欲和好奇心,培养学生自主学习能力及理论联系实际的能力,养成良好的学习习惯和终身学习的意识,促使其在今后的人生中,通过不断学习,适应社会和个人的可持续发展。

(罗贻雪)

第三课　排　　便

一、思政目标

　　(1) 学生具有较高的职业素养,包括诚实守信、严谨求实的职业操守,博爱仁心、无私奉献的职业品格,心怀敬畏的职业认同感,爱岗敬业、精益求精的职业精神,敬佑生命、救死扶伤、甘于奉献、大爱无疆的医者精神,团队协作精神以及良好的职业道德、职业情感。

　　(2) 学生具有探索求知的理性精神、实验验证的求实精神、批判创新的进取精神和弘扬科学精神。

　　(3) 学生具有良好的社会责任感、职业使命感和人文关怀意识。

二、思政方法

1. 导入

通过视频"食物如何转化为粪便",展示食物残渣转化为粪便的生理过程。此过程涉及口腔、食道、胃、小肠、大肠等多个消化器官的协同工作,以及胃酸、胆汁等多种消化液的参与。此过程不仅确保了身体对食物中营养的有效吸收,同时也将无法吸收的残渣转化为粪便,排出体外。

【思政元素】

职业素养:尊重及敬佑生命的医者精神;社会责任感、职业使命感。

【融入路径】

通过播放食物转化为粪便的视频导入教学内容,生动呈现食物转化为粪便的过程,激发学生学习排便内容的兴趣。食物从进入口腔开始,经过一系列的吸收、消化和排泄过程,最终无法吸收的残渣转化为粪便排出体外。这个过程涉及多个器官和系统的协同工作,体现了人体生理机制的复杂性和精确性,以此促使学生深刻认识到人体的复杂性和生命的奥秘,激发他们尊重生命;同时激发学生对医学研究的兴趣,产生进一步探索消化系统奥秘的愿望,扎实学习基础知识;使其领悟到医护人员在维持人类健康及生命活动中的重要作用,从而对自身的专业及学科身份产生责任感;引导学生正确思考自身的工作价值和社会价值,培养学生的社会责任感和职业使命感。

2. 知识点一:排便

2.1　问与答

案例:患者李某,49 岁,高血压病史 5 年,长期服用降压药,血压控制平稳。但前段时间伴有头痛,昨天独自去厕所排便,用力排大便时,不幸发生动脉破裂,经抢救后转入重症监护室。

问题:该患者为什么会发生动脉破裂?

参考答案:高血压患者的血管管壁脆弱、扩张能力弱,下蹲解大便时,由于体位改变、排便用力,引起腹压增高,外周血管阻力增加,血压突然上升,从而冲击薄弱的动脉,引发脑出血。

【思政元素】

职业素养:社会责任感和职业使命感;人文关怀意识。

【融入路径】

引入临床案例,使学生了解到高血压是心脑血管疾病的主要危险因素之一,可能导致包括动脉破裂在内的严重并发症,进而促使其感受到身负的重大责任,努力学习,以期有效预防和治疗这类疾病。学生通过深入了解高血压及其并发症,能意识到高血压的普遍性及对社会健康的严重影响,从而激发职业使命感,以期通过社会实践、知识宣教等方式,为竭力减少高血压的发生做出贡献。本案例中高血压患者,大便用力导致动脉破裂以此引导学生关注患者的生理和心理需求,培养同理心和人文关怀意识,不断学习,以期解决患者的实际问题。

2.2　小组汇报

汇报主题:人工肛门。

汇报要点提示:人工肛门的定义与分类、护理、并发症的预防等。

【思政元素】

职业素养:主动探求新知识的职业态度;良好的沟通能力;互助协作的团队精神;高度的责任心、爱岗敬业、精益求精的职业精神;以患者安全为中心的职业操守。

【融入路径】

通过合作式学习,发动学生课前广泛收集人工肛门相关的资料,从而增加对人工肛门的了解,使学生能够认识到人工肛门给患者带来的好处与不良反应,警惕并发症的发生。同时,小组成员共同整理、归纳资料,准备课件,课堂上汇报,以此提升学生主动探求新知识的能力、团队协作精神、沟通交流和表达能力,增强学生的勇气和表达自信。学生通过学习人工肛门的护理、并发症的预防等,可意识到人工肛门对患者的生活造成了一定的影响,还会影响到患者的自尊心和心理健康,以此告诫学生尊重患者的隐私,尊重患者的选择和决定,积极关注患者的心理健康,注重人文关怀,时刻牢记以患者安全为中心的理念,时刻保持高度的责任心,爱岗敬业,精益求精,为患者提供适宜的护理。

2.3　小组演示

案例:患者李某,女,65岁,因突然寒战高热、咳嗽、左胸痛3天,痰呈铁锈色,门诊以"肺炎球菌肺炎"收入院。给予抗感染治疗,病情已好转。现为住院第五天,患者主诉腹胀腹痛,五天未曾排便,无严重心血管疾病、肝性脑病等疾病史。触诊腹部较硬实且紧张,可触及包块,肛诊可触及粪块。模拟医嘱如下。

临时医嘱单

姓名　李某　　科别　呼吸内科　　病室　呼吸内科1　　床号　1　　住院号　1234567

日　　期	时　　间	医　　嘱	医生签名	执行时间	护士签名
20**-**-**	**:**	大量不保留灌肠	**		

由小组代表向全体成员演示大量不保留灌肠术。演示小组的学生分别扮演患者和护士,按照操作流程为患者做大量不保留灌肠术。演示结束后,其他学生指出问题,教师点评和讲解重要步骤。

【思政元素】

职业素养:以患者安全为中心、注重人文关怀、不造成二次伤害的职业操守;具体问题具体分析的临床思维能力;慎独精神和精益求精的工匠精神;互助合作的团队精神。

【融入路径】

课前1周教师向学生发布小组演示任务"大量不保留灌肠术",课前两天,教师组织演示小组提前到实验室进行操作练习。课堂上,演示小组按照创设的临床情境进行操作演示,其他学生认真观看,演示结束后,由扮演患者的学生谈感受和体会,指出问题及需要改进的地方。以榜样示范法激发学生的学习动力和热情,培养学生自主学习能力。通过角色扮演,直达患者内心真实体验,引导学生学会换位思考,以己度人,牢固树立以患者安全为中心的理念,关心爱护患者,注重保护患者隐私。为患者灌肠时,顺应肠道解剖,勿用力,以防损伤肠黏膜,尽可能避免对患者造成二次伤害。教师总结点评时强调小儿和成人灌肠量的不同,成人每次用量为500～1000 mL;小儿为200～500 mL,肛管插入深度也不同,成人为7～10

cm,小儿为 4～7 cm。教师通过讲解,帮助学生理解事物的多样性,懂得具体问题具体分析的重要性,培养其临床思维能力。教师演示关键动作,聚焦实践难点和要点,培养学生操作中的慎独精神和精益求精的工匠精神。学生为顺利完成教师布置的小组演示任务,为达到较好的示范效果,愿意花更多的时间相互讨论、沟通协作,一遍遍模拟演练,从而激发学习的动力和热情,且在此过程中培养对专业的兴趣,并通过学习和思考感受到知识的力量和求知的乐趣,以此培养良好的学习习惯、自主学习能力、独立思考的能力以及互助合作的团队精神。

2.4　小组练习

小组演示完成后,学生们分组练习,以小组为单位,到各自对应的床单位进行操作练习,教师巡回指导,每人至少练习 2 遍。第 1 遍,一人练习,其他成员对照操作步骤给予指导。第 2 遍,其他成员对照操作步骤给予评分,告知错误并给予纠正。小组成员在练习过程中共同完成练习,反馈"帮帮我"(自己不懂、不会、容易犯错的地方),"考考你"(觉得别人可能存在困惑的地方,可以挑战别人的地方),"亮闪闪"(感受最深、受益最大的内容)。

【思政元素】
职业素养:精益求精的职业精神;以患者安全为中心的爱伤观念;团结互助的团队精神。

【融入路径】
通过"帮帮我"培养学生观察能力、发现问题的能力,对自己不懂、不会、容易犯错的地方有更清醒的认识,带着这个目标去学习和提高,有助于激发学生学习的主动性;通过"考考你"培养学生的质疑和反思能力,提升在反思中精益求精的职业精神;通过"亮闪闪"培养学生客观、严谨和理性精神。教师启发学生思考维持灌肠液温度及灌肠速度的重要性,引导学生学会换位思考,关心爱护患者,培养学生的爱伤观念;最后在总结环节再次强调灌肠时观察患者病情的重要性,使学生从内心深处意识到相关责任的严重性,从而发自肺腑地对自身身份和责任产生认同感和责任感,以此培养学生爱岗敬业的职业精神以及严谨慎独的职业操守。通过练习反思与总结,团队成员间团结互助、共同进步,有助于培养学生的团队协作能力。

2.5　知识拓展

知识拓展

便秘的分度与临床策略专家共识

《2017 版便秘的分度与临床策略专家共识》探讨了便秘的分度。具体如下。

(1) 轻度便秘:①病程小于 6 个月。②病程虽大于 6 个月,但排便困难的相关症状较轻,对患者的生活工作影响不大。③保守治疗有效:如使用药物、生物反馈治疗及中医非药物治疗等有效。④轻度便秘分两型:轻度Ⅰ型,精神与心理专业评估无精神心理障碍者。轻度Ⅱ型,精神与心理专业评估有不同程度的精神心理异常者。

(2) 中度便秘:轻度Ⅰ型经以上各种治疗无效或疗效很差者,即为中度便秘,其中一个重要的指标为经精神科医生判断无明显精神心理异常者。①病程大于 6 个月。②病程虽小于 6 个月,但排便障碍的相关症状较重,患者自觉特别痛苦。③精神心理专业评估无精神异常者。④经保守治疗无效或效果很差,痛苦大,严重影响患者生活质量。

(3)重度便秘:符合中度便秘诊断标准,伴有精神心理障碍者属于重度便秘,可以由轻度Ⅱ型转变而来,或者由中度便秘转变而来。根据精神症状的严重程度又分为 A 期和 B 期。A 期:患者存在焦虑、抑郁等精神症状,但症状较轻;自知力完好;社会功能完整,或社会功能轻度受损,生活自理,人际交往正常;工作感到吃力,但尚能胜任,能基本胜任家庭职责;未查及明显精神病性症状,尚处于焦虑症、抑郁症等精神疾病前期。B 期:患者存在焦虑、抑郁等精神症状,且症状较重;自知力不全;社会功能严重受损:生活不能自理、不能胜任工作或家庭职责;查及明显精神病性症状;已符合焦虑症、抑郁症、精神分裂症等疾病的诊断。

【思政元素】

职业素养:社会责任感,职业使命感;人文关怀精神;科学严谨的职业态度。

【融入路径】

介绍《2017 版便秘的分度与临床策略专家共识》中便秘的分度,学生通过学习便秘分度的知识,能更好地了解便秘的严重程度,意识到便秘会影响个体的身体健康和生活质量,更加重视预防和治疗便秘,进而具备高度的社会责任感和职业使命感,认识到自己的职责所在,即将所学医学知识用于实践,为患者提供有效的治疗方案,从而帮其缓解痛苦,提高生活质量。便秘虽是一种常见症状,但却给大部分患者带来沉重的心理负担,以此引导学生关注患者的情感需求,勤于沟通和交流,提供更贴心的服务和支持,培养学生的人文关怀精神。便秘分度因涉及患者的生理、心理和社会等多个方面,需要综合考虑多种因素进行诊断和治疗,以此促使学生掌握扎实的医学理论基础和实践技能,并不断学习和更新医学知识,从而提高自己的专业素养,培养科学严谨的职业态度。

2.6　文献分享

顾兆岩. 药物保留灌肠治疗溃疡性结肠炎患者的护理方法及效果评价[J]. 中国医药指南,2018,16(31):264-265.

问题:

(1)这篇文献中护士是如何进行保留灌肠的? 其目的是什么?

(2)这篇文献中护士为了获得更好的治疗效果,选择了什么体位灌肠?

参考答案:

(1)这篇文献中是将药物碾成粉末状,然后与 0.9%氯化钠溶液混合均匀,装进 150 mL 输液器中备用,温度应以 38～41 ℃为宜,每晚睡前 1 小时进行药物保留灌肠。这样做的目的是避免在用药期间患者产生不良反应或疼痛感。

(2)药物灌肠完成后,患者应采取俯卧-左侧卧位-右侧卧位交换的方式,便于药物能够充分与患处接触,达到治疗的目的。

【思政元素】

科学精神:探索求知的理性精神;批判创新的进取精神;实验验证的求实精神。

职业素养:以患者安全为中心的理念,职业认同感和责任感。

【融入路径】

这篇文献通过对照干预实验来探讨药物保留灌肠治疗溃疡性结肠炎患者的护理方法,并对其效果进行评价分析,选取某院收治的 60 例溃疡性结肠炎患者进行药物保留灌肠治疗,分为观察组和对照组各 30 例,两组患者均给予治疗方面的常规护理干预,干预组患者增加心理方面、饮食方面、治疗方面等全方位综合护理。比较两组患者治疗前后的症状及治疗有效率后发现药物保留灌肠用于治疗溃疡性结肠炎非常有效,恰当的护理方法能够很好改善患者病情,使患者及时摆脱痛苦,早日康复,以此促使学生从内心深处对自身角色和责任产生认同感,引导学生时刻牢记以患者安全为中心的理念。帮助学生初步了解不同方式的临床护理,对神经外科留置导尿管患者控制尿道感染效果的影响,以拓宽学生的知识面,对学生进行科研启蒙。培养学生探索求知的理性精神、批判创新的进取精神和实验验证的求实精神。

(罗贻雪)

第六讲 给 药

第一课 药物过敏试验法

一、思政目标

(1) 职业素养:心怀敬畏、充满热爱的职业认同感;爱岗敬业、精益求精的职业精神;诚实守信、严谨求实的职业操守;敬佑生命、救死扶伤、甘于奉献、大爱无疆的医者精神;慎独精神;敏锐的临床思维能力。

(2) 科学精神:探索求知的理性精神;实事求是、追求真理、崇尚创新的科学态度。

(3) 道德修养:尊重和爱护患者;良好的职业道德。

(4) 法治素养:良好的法治意识;严谨的法治观念。

二、思政方法

1. 导入

2019 年 5 月,WHO 的 194 个会员国在第七十二届世界卫生大会上承认患者安全是全球卫生重点,将每年 9 月 17 日设为世界患者安全日(World Patient Safety Day)。世界患者安全日的总体目标是提高全球对患者安全的了解水平,增加公众对医疗安全的参与程度,促进全球行动以提高患者安全度并减少患者伤害。这一活动日的起源是基于医学的基本原则——"首先,不可伤害。"世界患者安全日的主题每年更新,确定一个重点的患者安全领域,阐明需要在此领域采取行动,以减少可避免的医疗伤害,实现全民健康覆盖。

第四届和第五届世界患者安全日主题

内　容	2022 年(第四届)	2023 年(第五届)
活动主题	用药安全(medication safety)	鼓励患者参与患者安全(engaging patients for patient safety)
口号	避免用药伤害(medication without harm)	提升患者的声音(elevate the voice of patients)

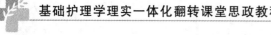

续表

内　容	2022 年(第四届)	2023 年(第五届)
目标	(1) 提高全球对用药差错和不安全做法造成的药物相关伤害的高负担的认识度,并倡导采取紧急行动改善用药安全。 (2) 让关键的利益攸关方和伙伴参与进来,防止用药差错,减少药物相关危害。 (3) 赋能患者及其家属,使之积极参与安全用药。 (4) 扩大"WHO 全球患者安全挑战:避免用药伤害"的实施规模	(1) 在全球范围内,提高对患者及其家属和照护人员在所有各级各类医疗机构中积极参与诊疗照护的必要性认识度,以改善患者安全。 (2) 促使决策者、医疗保健机构领导人、医务工作者、患者组织、民间社团和其他利益相关者,努力使患者及其家属参与安全的卫生保健的政策和决策中来。 (3) 赋予患者及其家属权利,让他们积极参与自己的医疗照护,提高其安全性。 (4) 倡导所有合作伙伴根据《2021—2023年全球患者安全行动计划》引导患者和家庭参与患者安全采取紧急行动

【思政元素】

职业素养:爱岗敬业、精益求精的职业精神;敬佑生命、救死扶伤、甘于奉献、大爱无疆的医者精神。

【融入路径】

向学生介绍世界患者安全日,使其明确患者安全是医疗领域的核心。药物治疗是卫生保健领域最广泛的干预措施,在不安全医疗造成的可预防总伤害中,与药物有关的伤害占医疗保健中可预防的总伤害的一半。因此提高全社会对用药错误导致伤害的重视程度,普及用药安全知识,鼓励患者及其家属参与用药安全自我管理,采取有效措施提升患者用药安全水平,对预防用药错误、减少用药相关伤害具有重要意义。学生在护理工作中应自觉遵守职业道德规范,不断提高自身的业务素质和安全意识,坚持爱岗敬业、精益求精的职业精神,视维护和促进民众健康为己任,秉承敬佑生命、救死扶伤、甘于奉献、大爱无疆的医者精神,始终把人民群众的生命安全和健康放在首位,积极投身于健康中国行动中。

2. 知识点一:严格执行查对制度

2.1 小组汇报

汇报主题:三查八对的重要性。

汇报要点提示:三查八对的内容,不遵守三查八对的常见原因和危害。

【思政元素】

职业素养:爱岗敬业、精益求精的职业精神;诚实守信、严谨求实的职业操守。

【融入路径】

采用合作学习教学法。课前小组合作收集、整理三查八对的相关资料,使学生在有目的的收集资料的过程中加深对知识的认识和理解。制作课程和课堂汇报,使学生在"教中学",提升学生的沟通能力和增加表达的勇气,使学生在团队合作中得到充分的锻炼。同时,向学生介绍给药查对制度的变化,以前教材上是"三查七对",现在是"三查八对",增加的一对是"查对药品的有效期"。还有人提出了"十对",在"八对"的基础上增加了查对患者的"性别和年龄"。还有人提出了"四查八对",增加的一查为"查对医嘱",即:四查指操作前查、操作中查、操作后查、查对医嘱,八对指核对床号、姓名、药名、浓度、剂量、用法、时间、药品有效期。其实,在所有的基础护理学操作步骤中都有"双人查对医嘱"这一项,把此项归纳到"四查"中,是为了指导护士更严格地执行"三查八对"制度,减少给药过程中的差错事故。最后,要求学生在给药过程中彰显爱岗敬业、精益求精的职业精神,保持诚实守信、严谨求实的职业操守,做一名认真负责的好护士。

2.2　文献学习

马超,李春钰,郭哲,等.医院用药错误回顾性帕累托图分析及防范策略[J].临床合理用药.2023,16(10):125-129.

文献通过分析某医院对三年内常见用药错误发现,由护士引发的用药错误占14.61%。护士参与的用药错误环节(给药环节、患者服药、用药指导、药品管理)占21.05%。

用药错误引发人员分布

引发人员	例　数	构成比/(%)
医生	1257	50.56
药师	714	28.72
护士	363	14.61
患者及其家属	97	3.90
其他	55	2.21
合计	2486	100.00

用药错误发生环节

发生环节	例　数	构成比/(%)	累计构成比/(%)
处方环节	1527	61.42	61.42
调剂环节	421	16.93	78.35
给药环节	322	12.95	91.30
患者服药	133	4.55	95.85
用药指导	67	2.71	98.56
药品管理	21	0.84	99.40
信息技术	15	0.60	100.00
合计	2486	100.00	

【思政元素】

职业素养:爱岗敬业、精益求精的职业精神;敬佑生命、救死扶伤的医者精神。

【融入路径】

采用启发式教学。借鉴文献中的数据让学生直观了解临床用药错误的情况。用药错误可能发生在用药过程的不同环节。然而,不安全用药和用药错误是可以预防的。护士是保障患者用药安全的最后一道屏障,是药物治疗的实施者,也是药物治疗的监护者,应充分发挥护士在用药监护中的作用。每一名护士都应该用爱岗敬业、精益求精的职业精神和敬佑生命、救死扶伤的医者精神保障每一位患者用药安全,提高医疗护理质量,从而体现护士的价值。

2.3 小组讨论

案例:34 床吴某、35 床蒋某共住一间双人病房。34 床吴某医嘱:0.9％NaCl 250 mL＋头孢曲松 1 g,静脉输注。35 床蒋某医嘱:中长链脂肪乳注射液 250 mL＋水溶性维生素 0.5 g。郭护士同时拿着 34 床、35 床的药液到病房准备给他们换药,她将中长链脂肪乳注射液放在 34 床吴某的床尾桌上,拿着头孢曲松组液准备给 35 床蒋某换药,35 床蒋某家属说不对,那一瓶才是我们的,郭护士就将中长链脂肪乳注射液给 35 床蒋某换上。接上后还未开输液器开关,准备在输液卡上签名时发现本组液体中的水溶性维生素 0.5 g 没有加配药者签名,而且加了药应该是黄色的,郭护士回治疗室抽取水溶性维生素 0.5 g,再回病房将水溶性维生素0.5 g加入 35 床蒋某的中长链脂肪乳注射液中。郭护士认为最终给患者的药物没有错误,没有必要向护士长汇报。第二天护士长查房听到患者家属反映,开展调查,方知道此事始末。请对该事件的原因进行分析,并提出纠正措施。

参考答案:

(1) 事件原因分析。

①直接原因。郭护士取药后准备给患者换药时,未检查药物是否已加入,是否有加药者签名;未核对就匆忙准备给患者换药,差点给错药。一次换药过程中两次失误。虽然最终给患者的药物没有错误,但给患者及其家属造成护士工作不负责的不良影响。

②发生护理不良事件后,要及时评估事件发生后的影响,如实上报,并积极采取挽救或抢救措施,尽量减少或消除不良后果。

(2) 纠正措施。

①安抚患者及其家属,感谢他们及时指出护士工作中的不足。

②组织全科对事情的经过进行原因分析、讨论,吸取经验教训,防止类似事件发生。

③检查科室更换液体操作流程、查对等工作制度是否完善。若不完善,立即修改完善,并组织讨论,交上级审定后严格执行;如流程完善,则需追究个人责任,对有章不循者按规定处罚。

④对当事人郭护士进行重点培训,进行有效教育,使其知晓严格执行规章制度的必要性,树立护理不良事件的防范意识,培养严谨的工作态度,严格执行各项操作规程。

⑤护士长平时工作中加强监管护士核心制度的落实,规范护理行为。

⑥增设查对警示牌。将"请查对"制作成警示牌挂在治疗室;或在病房张贴"为了您的治疗安全,请配合护士查对您的姓名"作为提示。

⑦鼓励患者及其家属加入查对工作中,医护患共同为患者安全护航。

【思政元素】

职业素养:诚实守信、严谨求实的职业操守;爱岗敬业、慎独的职业精神;敬佑生命、救死扶伤的医者精神。

科学精神:探索求知的理性精神。

道德修养:尊重和爱护患者、平等对待患者的职业道德。

【融入路径】

采用案例式教学。案例中的不良事件在临床护理工作中经常发生,属于护理不良事件中的一般差错,即未对患者人身造成影响(或对患者有轻度影响),未产生不良后果者。引导学生分析此案例,告诫学生一定要将患者安全放在首位,严格遵守护理操作规范和医院的各项规章制度(如三查八对制度),保持诚实守信、严谨求实的职业操守,始终做到爱岗敬业和慎独的职业精神,具有风险意识和安全意识,切不可麻痹大意;在护理工作中尊重和爱护患者,平等对待患者。工作出现疏忽后,即使未给患者造成实质性的伤害,也应向患者及其家属道歉,取得他们的谅解,以免影响到他们对护士的信任,还要感谢他们积极参与维护患者安全;同时,要用客观、严谨的态度和探索求知的理性精神对不良事件的经过进行分析,讨论纠正措施,并吸取经验教训,防止类似事件发生。

3. 知识点二:皮试液的配制

3.1　知识拓展1

【思政元素】

职业素养:敬佑生命、救死扶伤的医者精神。

【融入路径】

采用讲授法。向学生介绍《中华人民共和国药典临床用药须知》(2020 年版)中与青霉素皮肤试验相关的内容,同时延伸到用药安全和患者安全。《中华人民共和国药典临床用药须知》是《中国药典》的配套用书,覆盖了《国家基本药物目录》《国家基本医疗保险和工伤保险药品目录》收录的药品及临床常用药品,信息广博、内容丰富、与时俱进、科学合理、经典实用、准确权威,对临床用药和编写药品说明书具有权威指导意义。医务工作者应从保障公众用药安全的高度,落实好《中华人民共和国药典临床用药须知》的应用,促进临床合理用药,服务健康中国建设。

3.2　皮试液的配制和结果判断

皮试液的配制和结果判断

药　　液		加0.9%氯化钠注射液	每毫升含药液量	结果判断	
				注射后20分钟观察结果并记录	
				阴　　性	阳　　性
青霉素	80万U	4 mL	20万U	皮丘大小无改变,周围无红肿,无红晕;无自觉症状,无不适表现	局部出现红肿,红晕直径大于1 cm,周围有伪足伴局部痒感;可有头晕、心慌、恶心,甚至发生过敏性休克
	取上液0.1 mL	0.9 mL	2万U		
	取上液0.1 mL	0.9 mL	2000 U		
	取上液0.25 mL	0.75 mL	500 U		
	注入青霉素皮试液0.1 mL,含青霉素50 U				

续表

药　　液		加 0.9%氯化钠注射液	每毫升含药液量	结 果 判 断	
				注射后 20 分钟观察结果并记录	
				阴　性	阳　性
头孢拉定	0.5 g	2 mL	250 mg	同青霉素	皮丘较之前直径扩大≥3 mm,伴有红晕或痒感
	取上液 0.1 mL	0.9 mL	25 mg		
	取上液 0.1 mL	0.9 mL	2.5 mg		
	取上液 0.8 mL	0.2 mL	2 mg		
	注入头孢菌素皮试液 0.02～0.03 mL,含青霉素 40～60 μg				
破伤风抗毒素	取原液 0.1 mL	0.9 mL	150 U	同青霉素	皮丘红肿,硬结直径>1.5 cm,红晕直径>4 cm,可有伪足或痒感,全身表现同青霉素反应
	注入破伤风抗毒素皮试液 0.1 mL,含破伤风抗毒素 15 U				
链霉素	100 万 U	3.5 mL	25 万 U	同青霉素	同青霉素。轻者还可出现发热、皮疹、荨麻疹
	取上液 0.1 mL	0.9 mL	2.5 万 U		
	取上液 0.1 mL	0.9 mL	2500 U		
	注入链霉素皮试液 0.1 mL,含链霉素 250 U				
普鲁卡因	注入 0.25%普鲁卡因溶液(原液)0.1 mL,含普鲁卡因 0.25 mg			同青霉素	同青霉素

【思政元素】

职业素养:严谨求实的职业操守;精益求精的职业精神;慎独精神;敏锐的临床分析与判断的能力。

【融入路径】

采用直观演示法。首先,向学生展示注射器的结构和介绍正确使用注射器的方法,要求学生在使用注射器的过程中遵守无菌操作原则,严守慎独精神,避免药物污染。然后,教师演示青霉素皮试液配制的过程,讲解从密封瓶、大安瓿和小安瓿中抽吸药液的方法,教导学生在抽吸药液时要做到沉着、冷静、细心,避免在抽药过程中产生大量气泡,以免影响抽药的准确性。引导学生计算药物的剂量,强调药物混匀的方法,确保皮试液浓度准确,要求学生做到严谨求实、精益求精。强调没有严格按照操作流程进行操作,可能会导致试验结果不准确,出现阴性的情况。同时,向学生介绍皮试结果不准确的原因及对策,帮助学生建立临床思维。使学生意识到护士要以敏锐的观察能力尽早发现皮试导致过敏性休克的早期表现,为抢救患者赢得富贵的时间;要以高度的慎独精神,始终将患者的生命安全放在首位,严格遵守职业操守,杜绝不良事件的发生,确保患者的生命安全。

皮试结果不准确的原因及对策

影响因素	原因及对策
药物原因	皮试前服用了抗过敏药物或含有抗过敏成分的感冒药,可能掩盖皮肤发痒、红肿等过敏现象,出现皮试假阴性。应停药一段时间后再做皮试,以确保皮试结果的准确性
消毒剂的影响	用安尔碘进行皮肤消毒,可使部分患者局部皮肤受刺激,影响皮试结果的判断。可在对侧用生理盐水消毒后,重新做皮试
皮试液的配制时间	皮试液配制时间过长,可能导致过敏原的含量增高或有效成分分解,影响皮试的结果。皮试液应现配现用
皮试液的浓度	浓度不准确是导致皮试结果出现偏差的主要原因。应严格按照皮试液配制的操作流程,准确抽吸、混匀皮试液,确保剂量和浓度准确
患者自身原因	患者空腹、饥饿、心情紧张、情绪低落或皮试前饮酒等因素均会影响皮试结果;老人皮肤变薄、疏松,对物理或化学刺激敏感性减低,皮试局部不易发红;老人皮肤含水量少,注入的药液不能形成皮丘,或形成皮丘后很快又渗入周围组织,不利于皮试结果的判断。应详细询问病史、是否进食,对情绪不佳者做好安抚,为老人做皮试时要提高警惕,加强观察

3.3　知识拓展2

知识拓展

人破伤风免疫球蛋白

　　人破伤风免疫球蛋白含特异破伤风抗体,具有中和破伤风毒素的作用;注射入人体后,使患者及时、快速地获得高效价的破伤风抗体,从而起到急救治疗和被动免疫预防作用;用于预防和治疗破伤风,尤其适用于对破伤风抗毒素(tetanus antitoxin,TAT)过敏的患者。臀部肌内注射,不需做皮试,不能经静脉注射,安瓿打开后,应一次用完,不得分次使用或给第二人使用。

【思政元素】
职业素养:爱岗敬业、精益求精的职业精神;敬佑生命、救死扶伤的医者精神。
道德修养:尊重和爱护患者。

【融入路径】
　　采用讲授法。破伤风抗毒素(TAT)引起的过敏反应率为5%～30%,约有万分之一的致死率。TAT皮试呈阳性的患者行脱敏注射过程中,有14.1%发生过敏反应,1.2%发生过敏性休克。脱敏注射确实存在着一定的风险,所以对于脱敏注射的患者应该重点观察,做好抢救准备和预案。人破伤风免疫球蛋白的过敏反应率为0.2%,相对更加安全一些,不用做皮试,缺点是比较贵,200～300元一支。可根据医院的实际情况、患者的经济条件等酌情使用。通过比较人破伤风免疫球蛋白和破伤风抗毒素的优缺点,教导学生尊重患者,在注射前告知患者,让患者在了解相关情况的前提下做出选择。

4. 知识点三:皮内注射法——青霉素药敏试验

案例:患者李某,女,35 岁,突然寒战、高热、咳嗽、左胸痛 3 天,痰呈铁锈色。门诊以"肺炎球菌肺炎"收入院。模拟医嘱如下。

临时医嘱单

姓名　李某　科别　呼吸内科　病室　呼吸内科1　床号　1　住院号　1234567

日　期	时　间	医　嘱	医生签名	执行时间	护士签名
20 ** - ** - **	** : **	青霉素皮试( )st!	**		

4.1　小组演示

演示小组的学生分别扮演患者和护士,按照皮内注射法的操作流程为患者做青霉素药敏试验。演示结束后,其他学生指出问题,然后教师点评和讲解重要步骤。

【思政元素】
职业素养:爱岗敬业、精益求精的职业精神;敬佑生命、救死扶伤的医者精神。
道德修养:尊重和爱护患者。

【融入路径】
采用情景式教学和互动式教学。演示小组在 1 周前接到学习任务后,通过观看《基础护理学》慕课中的操作视频,知晓皮内注射的流程,同时要求其他学生也做好预习。然后,教师在课堂教学前 2 天开放实验室,供演示小组的学生自由练习,教师对关键步骤进行部分讲解。课堂上,用案例和医嘱创设临床真实情境,演示小组中的 3 名学生自行分工,分别扮演护士、患者、患者家属,完整地演示皮内注射法(注射时使用局部皮肤模型),锻炼学生的团队合作能力。要求其他学生带着任务在一旁仔细观看,演示结束后,指出演示时存在的问题和不足,帮助演示小组纠正,培养学生的观察能力。最后由教师点评和演示关键部分。教师在点评时,首先给予演示小组表扬,通过榜样示范法激励其他学生努力学习;要求学生在日常的学习中不断提高沟通交流能力,在与患者及其家属的沟通中做到自信、娴熟,保证收集到的资料全面、有效和准确,为成为一名优秀的护士打好基础;再引导学生始终把患者安全放在首位,务必仔细评估,尤其要评估清楚患者的用药史、药物过敏史、家族过敏史。教师在演示注入皮试液的环节时,教导学生要根据皮试的目的准确选择注射部位,绷紧注射部位皮肤可提高皮试成功率,以 5°角进针,注入药液时一边观察注射器上的刻度,一边观察皮丘的隆起情况。注入药液时可能出现以下两种不顺利的情况,需要运用临床护理思维及时做出护理决策,解决护理问题。①注入药液时,若有少量药液从穿刺处溢出,说明有部分针头未进入皮内,应暂停注入,然后在不退针的情况下,将针头平行往皮内推进少许,再注入皮试液,直至达到标准皮试液量;若在调整的过程中,不小心将针头完全滑出,则说明皮内注射失败。②注入少量药物后未形成小皮丘,说明注入到了皮下,可以在不退针的情况下,适当将针尖往上翘起后再试着注入少量药液,若有小皮丘形成,则可继续注入皮试液,直至达到标准皮试液量;若仍无皮丘形成,说明皮内注射失败。皮内注射失败后,应向患者道歉,得到理解和原谅后,休息片刻后,更换针头,选择其他部位重新注入皮试液。若患者有不良情绪,也应理解和接纳,可由其他护士为患者重新做皮内注射。护士应在操作的细节处彰显爱岗敬业、精益求精的职业精神,为患者提供高质量的护理服务。

4.2　小组练习

学生以小组为单位到各自对应的床单位进行操作练习,教师巡回指导,每人至少练习2遍。小组成员在练习过程中共同完成小组的"亮闪闪""考考你""帮帮我"。

【思政元素】

职业素养:心怀敬畏、充满热爱的职业认同感;爱岗敬业、精益求精的职业精神;慎独精神;临床思维能力;诚实守信、严谨求实的职业操守;敬佑生命、救死扶伤的医者精神。

道德修养:尊重和爱护患者。

【融入路径】

采用练习法和合作式学习。各小组到对应的床单位开展技能练习,相互督促和帮助,遇到不明确的地方可请教教师或者身边的榜样(演示小组的学生)。要求学生:①严格按照皮内注射法的操作流程练习,始终贯彻无菌操作原则和秉承慎独精神,规范使用注射器,正确抽吸、混匀药物,保证皮试液配制准确。②虽然注入药液时是在简易模型上进行的,但也要融入护患沟通和人文关怀,体现对患者的尊重和爱护。例如,评估清楚"四史"和一些可能影响皮试结果判断的情况,皮试结束后向患者宣教在等待结果过程中的注意事项;始终把患者的生命安全放在首位,培养学生心怀敬畏、充满热爱的职业认同感;体现爱岗敬业、精益求精的职业精神;③自己练习结束后,在其他同学练习的时候,认真思考在学习皮内注射法中"你感受最深、受益最大的内容是什么?"(亮闪闪:如无菌操作在本操作中的运用;操作前要认真仔细地做好评估)、"你觉得其他学生可能存在困惑的地方或可以挑战别人的地方是什么?"(考考你:如何做出又大又白的皮丘?)、"你自己仍然不懂、不会、容易犯错的地方是什么?"(帮帮我:右手穿刺后,左手拇指固定针栓时针头易滑脱出来,如何减少这种情况的发生?)。通过这个环节促进学生自我反思和总结,培养学生的临床思维能力,使其肯定自己阶段性的学习成果;激励学生更加勤奋学习,并用自己在学习过程中领悟的精髓去挑战别人,相互学习,及时查找学习中存在的不足,带着问题进行第二轮的学习。④练习反馈环节,教师收集和查看每个小组的"亮闪闪""考考你""帮帮我"环节内容并进行总结和反馈。同时,引导学生围绕三个问题练习后反思"在练习操作的过程中犯了哪些错误?""为什么会犯这些错误?""犯了这些错误会给患者带来什么影响?",以此培养学生诚实守信、严谨求实的职业操守和敬佑生命、救死扶伤的医者精神。

4.3　问与答1

问题:青霉素药敏试验的注意事项包括哪些内容?

参考答案:①皮试前询问"四史",不宜在空腹时进行皮试。②严格遵循查对制度和无菌操作原则,消毒忌用碘酊、碘伏。③首次用药或停药三天再用或更换药液批号时都须做皮试。④指导患者拔针后勿揉擦,勿盖,以免影响结果的观察。⑤注射后记录时间,20分钟后观察结果,告知患者等待期间不离开病室(注射室),如有不适立即告知护士。⑥备好急救药品,观察患者反应,做好抢救准备。⑦皮试阳性者,告知患者及其家属,报告医生,并记录在体温单、医嘱单、住院病历和床头卡上醒目注明"青霉素皮试(＋)"。⑧对皮试结果存疑时,在对侧前臂皮内注射0.1 mL生理盐水做对照。

【思政元素】

职业素养:严谨求实的职业操守;精益求精的职业精神;临床思维能力。

法治素养:良好的法治意识。

【融入路径】

采用互动式学习。师生一起总结药敏试验的注意事项,通过图片直观呈现皮试阴性、阳性、可疑阳性和对照试验的情况,增强理解。以此培养学生的临床思维能力;再引导学生务必按照护理规范操作以免发生不良事件,帮助学生树立严谨求实的职业操守和精益求精的职业精神;还要告诫学生,若未按照规范操作,导致患者出现严重过敏反应甚至死亡的,需承担相应的责任;引导学生践行《护士条例》,提高学生的安全意识与自我保护能力。

4.4　问与答 2

问题:你在某三甲医院上班,有一天,邻居找你帮忙打针,她说:"我昨天在医院打青霉素,医院好多人啊,要等很久,所以今天我把药拿回来了,想请你帮我在家里打一下,药和输液器我都准备好了。"这时候你该怎么办? 理由是什么?

参考答案:不能帮邻居在家里打针,应该第一时间拒绝。理由:青霉素过敏性休克多在注射后 5～20 分钟,甚至可在数秒内发生,既可发生于皮内试验过程中,也可发生于初次肌内注射或静脉注射时(皮试阴性者);还有极少数患者发生于连续用药过程中。私自在家里注射违反《护士条例》,而且一旦出现严重过敏反应,没有急救药物和设备,会出现严重的后果。

【思政元素】

职业素养:严谨求实的职业操守;敬佑生命的医者精神。

法治素养:良好的法治意识;严谨的法治观念。

【融入路径】

采用问题引导法。用学生以后可能会面临的问题,向学生强调过敏反应重在预防,有些体质特殊的人,发生过敏性休克后的情况非常凶险。护士应始终把患者的生命安全放在首位,做到敬佑生命,不能有丝毫麻痹大意。引导学生秉承严谨求实的职业操守,坚守底线,践行《护士条例》等相关法律法规,提高安全意识与自我保护能力,树立良好的法治意识和严谨的法治观念。

5. 知识点四:青霉素过敏性休克的临床表现和急救措施

5.1　小组讨论

案例:某患者因发热到医院就诊,护士遵医嘱给其做了青霉素药敏试验,20 分钟后该患者的左手腕皮试处有一个小拇指甲大小的红点,随后护士给其进行了输液,输液 15 分钟后,该患者的左胳膊和嘴唇开始发青,并呕吐。护士又给其吸痰,痰中有血丝。在吸痰的过程中,输液一直持续着。随后,该患者出现嘴唇青紫、呼吸困难、昏迷,医生过来后连忙关掉输液器,并开始抢救患者。最后,该患者抢救无效死亡。

问题:

(1) 该患者出现了什么情况?

（2）在给该患者治疗的过程中,护士存在什么问题?

（3）该患者出现相关的临床表现后应该如何急救?

参考答案:

（1）该患者发生了青霉素皮试阳性(＋)和过敏性休克。

过敏性休克的临床表现

分　类	临　床　表　现
呼吸道阻塞症状	由喉头水肿、支气管痉挛、肺水肿引起,表现为胸闷、气促、哮喘与呼吸困难,伴濒死感
循环衰竭症状	由于周围血管扩张导致有效循环血量不足,面色苍白,出冷汗,发绀,脉搏细弱,血压下降
中枢神经系统症状	因脑组织缺氧,面部及四肢麻木,意识丧失,抽搐或大小便失禁等
其他过敏反应表现	可有荨麻疹、恶心、呕吐、腹痛与腹泻等

（2）在给患者治疗的过程中,护士存在的问题:①青霉素皮试结果阳性仍给该患者输液。②输液出现不良反应后,没有第一时间停止输液,导致该患者反应不断加重。

（3）该患者出现过敏性休克后的处理原则:迅速及时、分秒必争的就地抢救,密切观察病情变化,及时做出应对策略。青霉素过敏性休克的急救措施包括:①立即停药,使患者平卧,报告医生,就地抢救。②首选盐酸肾上腺素注射,小儿剂量酌减。立即皮下注射0.1％盐酸肾上腺素 1 mL,症状如不缓解,可每隔半小时皮下或静脉注射该药 0.5 mL,直至脱离危险期。③改善缺氧症状,保持呼吸道通畅。立即给予氧疗(高流量吸氧);呼吸受抑制时,立即进行口对口人工呼吸,并肌内注射尼可刹米、洛贝林等呼吸兴奋剂;有条件者可插入气管导管,借助人工呼吸机辅助或控制呼吸;喉头水肿导致窒息时,应尽快施行气管切开。④根据医嘱给药。抗过敏:地塞米松 5～10 mg(静脉注射),或氢化可的松琥珀酸 200～400 mg 加入5％～10％葡萄糖溶液 500 mL 中(静脉滴注)。纠正酸中毒:应用抗组胺类药物,如盐酸异丙嗪25～50 mg或苯海拉明 40 mg(肌内注射)。⑤改善微循环。静脉滴注 10％葡萄糖溶液或平衡溶液扩充血容量。如血压仍不回升,立即给予多巴胺或去甲肾上腺素静脉滴注。⑥如发生心搏、呼吸骤停,立即行心肺复苏抢救。⑦加强病情观察和基础护理。记录生命体征、神志和尿量等病情变化;不断评价治疗与护理的效果,为进一步处置提供依据。

【思政元素】

职业素养:诚实守信、严谨求实的职业操守;爱岗敬业、精益求精的职业精神;敬佑生命、救死扶伤的医者精神。

道德修养:尊重、关心和爱护患者;良好的职业道德。

法治素养:安全意识;法治意识。

【融入路径】

采用案例式教学和合作式学习。通过这个案例,引导学生辨识青霉素皮试阳性和过敏性休克发生时的临床表现,增强学生的病情观察能力和临床思维能力。青霉素皮试阳性者绝对禁止使用青霉素。本案例中的护士由于专业素质不过硬、职业素养低,首先,在患者出现青霉素皮试阳性后,没有按照规范报告医生,并在体温单、病历、医嘱单、床头卡上醒目注明"青霉素(＋)",同时将结果告知患者及其家属,而是错误地给患者静脉输入了青霉素。其次,在患者出现过敏性休克的表现后,没有及时识别和采取了错误的措施(为患者吸痰并持续输液),导致输入到患者体内的过敏原更多,也错失了最佳的抢救时间,最后导致患者死亡。对于这种严重的不良事件,护士可能还需要承担不同程度的赔偿责任和刑事责任,以此告诫学生要有安全意识和法治意识。

护士若能第一时间识别患者发生了过敏性休克,然后立即停止输液,并配合医生抢救,也许患者不会死亡。通过这个案例引出过敏性休克后的急救措施,让学生知晓及时的判断和决策非常关键,护士要有较高的职业素养,才能按照预定的抢救方案进行操作,这样不但节省时间,还能保证患者得到及时的抢救。抢救过程中的人文关怀也非常重要,和患者及其家属的积极主动沟通,能够减轻他们的焦虑和担忧,帮助他们保持信心,彰显医护人员的道德修养。抢救的过程总是充满未知和紧张,但同时也蕴含着希望和坚韧。每一次成功的抢救,都能让护士感到无比的欣慰和自豪,深刻地感受到生命的顽强和护理职业的神圣;每一次成功的抢救,都充满了不同的情绪和挑战,都是医护人员对生命的坚守和对职业的执着;每一次成功的抢救,都离不开团队的协作和患者的坚韧。最后,告诫学生以案例中的护士为鉴,刻苦努力学习,严格遵守护理规范,做到诚实守信、严谨求实、爱岗敬业、精益求精,不断提升自己的职业素养,始终把患者的生命安全和身体健康放在首位,能够用正确的临床护理决策应对一切危急时刻。

5.2　知识拓展

知识拓展

肾上腺素自动注射器

肾上腺素注射笔(预充笔)是一款内含肾上腺素的一次性自动注射器,将单剂量肾上腺素注射到大腿肌肉外侧(肌内注射),可紧急治疗因昆虫叮咬、食物、药物或运动而引起的突然且危及生命的严重过敏反应。

肾上腺素自动注射器的及时正确使用是院前急救的关键措施之一。肾上腺素自动注射器的主要优势是给药迅速,操作错误率低,使用便捷,相对安全。绝对适应证:①既往有食物、乳胶或气传过敏原诱发的严重过敏反应。②既往有运动诱发的严重过敏反应。③既往发生特发性严重过敏反应。④同时存在不稳定或中重度持续性哮喘和食物过敏。⑤既往有全身反应且未接受毒液特异性免疫治疗的毒液过敏成人患者。⑥合并肥大细胞疾病且既往发生全身反应者。

【思政元素】
职业素养:敬佑生命、救死扶伤的医者精神。

【融入路径】
采用视频教学法。播放肾上腺素自动注射器使用视频,让学生知晓过敏危急时刻的自救方法,在今后的工作中,对于需要随身携带肾上腺素自动注射器的患者,要加强健康宣教,以患者的生命安全为中心,用敬佑生命、救死扶伤的医者精神,教会患者识别过敏性休克的征兆、肾上腺素自动注射器的使用方法和后续的救护方法,为严重过敏反应患者赢得抢救时间。

5.3 文献分享

国家卫生健康委办公厅.国家卫生健康委办公厅关于印发β内酰胺类抗菌药物皮肤试验指导原则(2021年版)的通知[EB/OL].(2021-04-16)[2024-9-30].

问题:

(1)口服青霉素类药物(如阿莫西林)是否需要做青霉素药敏试验?

(2)口服或注射头孢菌素类药物是否需要做头孢菌素药敏试验?

(3)哪些情况下,需要做头孢菌素药敏试验?

参考答案:

(1)目前我国青霉素类抗菌药物说明书、《抗菌药物临床应用指导原则》和《中华人民共和国药典临床用药须知》均要求在使用青霉素类抗菌药物之前常规做青霉素药敏试验。因此,无论成人或儿童,无论口服、静脉滴注或肌内注射等不同给药途径,应用青霉素类药物前均应进行药敏试验。

(2)头孢菌素给药前常规药敏试验对过敏反应的临床预测价值无充分循证医学证据支持,大多数头孢菌素类抗菌药物的说明书、《抗菌药物临床应用指导原则》和《中华人民共和国药典临床用药须知》均未要求头孢菌素用药前常规进行药敏试验。因此,不推荐在使用头孢菌素前常规进行药敏试验。

(3)不推荐在使用头孢菌素前常规进行药敏试验,仅以下情况需要药敏试验:①既往有明确的青霉素或头孢菌素Ⅰ型(速发型)过敏史患者。此类患者如临床确有必要使用头孢菌素,并具有专业人员、急救条件,在获得患者知情同意后,选用与过敏药物侧链不同的头孢菌素进行药敏试验,其结果具有一定的参考价值。②药品说明书中规定需进行皮试的。

【思政元素】

职业素养:精益求精的职业精神。

科学精神:探索求知的理性精神;实事求是、追求真理、崇尚创新的科学精神。

【融入路径】

为进一步规范β内酰胺类抗菌药物皮肤试验的使用和结果判读,促进抗菌药物合理应用,国家卫健委办公厅下发了此文件。引导学生学习该文献,帮助其消除对药物过敏反应机制、药敏试验意义的认识误区。许多医护人员在临床实践中过于依赖药敏试验,过敏史甄别欠细致、药敏试验适应证偏宽泛、药敏试验操作不规范、结果判读不正确等现象仍普遍存在。由此可能导致过敏反应急救应对不足,浪费医疗资源,延误患者治疗,缩窄抗菌药物选择范围等后果。因此,很有必要对学生进行β内酰胺类抗菌药物药敏试验知识的普及,从而让学生从学生时代就对临床常用抗菌药物有正确的认识,能够在实事求是的基础上,保持探索求知的理性精神和追求真理、崇尚创新的科学态度,追求护理知识的更新与护理技术的进步。

5.4 思政素材

护理不良事件的分级、分类及原因

护理不良事件是指伤害事件并非由原有疾病所致,而是由于医疗护理行为造成患者死亡、住院时间延长,或离院时仍带有某种程度的失能,分为可预防性不良事件和不可预防性不良事件。

1. 护理不良事件的分级与分类

(1)不良事件的分级。根据不良事件是否发生以及发生后在患者或医护人员身上所造成的伤害将护理不良事件分为 3 级。

级 别	内 容
一级护理不良事件	指已发生,造成患者死亡、残疾、组织器官损伤而导致功能障碍、加重病情、延迟康复的事件,或者下列情形之一者,即护理过错行为引发的有效投诉或纠纷、医院感染暴发、手术身份部位识别错误、体内遗留手术器械、患者因意外事件死亡
二级护理不良事件	指已发生并增加了患者的痛苦,但对患者病情及治疗效果无影响的事件,并将事件对患者的伤害程度分为无伤害、轻度伤害、中度伤害和重度伤害。10 类情况中除 8 类及 9 类情况外,其他已发生并涉及患者而还未达到一级护理不良事件的情况都纳入此级别范围
三级护理不良事件	指隐患事件,是由于不经意或实时的介入,不良事件未真正发生或事件未涉及患者,或者是非护理行为造成的事件(如公共设施事件、医疗设备器械事件)

(2)不良事件的分类。

分 类	内 容
1 类,不良治疗	包括给药错误、输血错误、医疗感染暴发、手术身份部位识别错误、体内遗留手术器械、输液输血反应
2 类,意外事件	包括跌倒、坠床、走失、烫伤、烧伤、自残、自杀、火灾、失窃、咬破体温表、约束不良
3 类,医患沟通事件	包括医患争吵、身体攻击、打架、暴力行为等
4 类,饮食、皮肤护理不良事件	包括误吸/窒息、咽入异物、院内压力性损伤、医源性皮肤损伤
5 类,不良辅助诊查、患者转运事件	含身份识别错误、标本丢失、检查或运送中或后病情突变或出现意外
6 类,管道护理不良事件	含管道滑脱、患者自拔

续表

分　类	内　容
7类， 职业暴露	含针刺伤、割伤
8类， 公共设施事件	包括医院建筑毁损、病房设施故障、蓄意破坏、有害物质泄露
9类， 医疗设备器械事件	包括医疗材料故障、仪器故障、器械不符合无菌要求
10类， 供应室不良事件	包括消毒物品未达要求、热源试验阳性、操作中发现器械包中器械物品不符
非以上所列内容则注明其他情况	

2. 护理不良事件相关等级的概念

（1）护理不良事件一般分为医疗（护理）事故、差错（一般差错、严重差错）、护理缺陷三个等级。

①医疗（护理）事故：在医疗活动中违反医疗卫生管理法规、行政法规、部门规章和诊疗护理规范、常规，过失造成患者人身损害的事故。

②差错：一般差错是未对患者人身造成影响，或对患者有轻度影响，未产生不良后果者。严重差错是由于护士失职行为或技术过失，给患者造成一定痛苦，延长了治疗时间。

③护理缺陷：在临床护理工作中，某一环节有错误，但被发现后得到及时纠正，未在患者身上发生不良后果。

（2）按事件的严重程度分四个等级：警告事件、不良事件、未造成后果事件和隐患事件。

①警告事件：非预期的死亡或是非疾病自然进展过程中造成永久性功能丧失。

②不良事件：在疾病医疗过程中因诊疗活动而非疾病本身造成的患者机体与功能损害。

③未造成后果事件：虽然发生错误，但未给患者机体与功能造成任何损害。

④隐患事件：由于及时发现错误，未形成事实。

3. 不良事件的常见原因

（1）查对制度落实不到位：因不认真执行各种查对制度而在实际护理工作中出现的不良事件仍占较高比例。具体表现在用药查对不严，有时凭借主观印象，如给患者进行治疗时只喊床号，不喊姓名，更换液体时未做到姓名、药名、输液卡三对照，致使给患者输错液体或发错口服药。

（2）执行医嘱不正确：表现在盲目地执行错误的医嘱；违反口头医嘱的规定，擅自用药；错抄漏抄医嘱，导致错服、漏服、多服药；有时凭借主观印象，未能及时发现患者用药剂量的更改而对患者造成影响；执行医嘱的时间不准确，包括未服药到口或给药时间拖后或提前2小时；有的漏做药敏试验或做药敏试验后，未及时观察结果，又重做；抢救时执行医嘱不及时等。

（3）未严格执行规章制度和违反操作流程：由于低年资护士较多，工作经验不足，对一

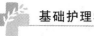

些专科知识、基本常识、操作规程掌握不牢固,工作流程不熟悉,造成病情观察不仔细,护理措施不到位;卧床患者翻身不及时造成压力性损伤;违反手术安全查对制度,造成器械、纱布遗忘在手术切口中;违反护理操作规程,让家属给患者鼻饲而导致患者窒息;静脉注射药液外渗引起局部组织坏死;各种检查、手术因漏做皮肤准备或备皮划伤多处而影响手术及检查者;洗胃操作不当造成胃穿孔;给患者热敷造成烫伤或冷敷造成冻伤等。

(4)未严格执行护理分级制度:没有严格按照分级护理制度对患者巡视和观察,没有认真落实患者交接班制度,健康教育宣教不到位,对有可能发生的不良后果无预见性,如未向患者反复强调潜在的安全隐患(跌倒、坠床)。

(5)护士对患者的评估能力不足:未对压力性损伤高危因素患者评估,造成患者压力性损伤。未对坠床、跌倒高危因素患者评估及采取预防措施,造成患者坠床、跌倒。

(6)消极倦怠心理:由于护理工作平凡琐碎,技术与服务要求高,精神高度紧张,思想压力大,易引起护士的消极倦怠心理,表现为思想不集中,工作缺乏热情,对待患者冷漠(导致患者投诉)。

(7)药品管理混乱:表现在药品混放,毒麻药品与一般药品混放,注射药与口服药混放,内用药与外用药混放,药品瓶签与内装药品不符,药品过期,需冷藏药品未放冰箱保存,特别是高浓度药品未贴标识和单独放置等,引起护理不良事件。

(8)护士安全防范意识差:缺乏护理安全相关知识,对新上岗人员的培训、对本学科疾病的护理常规培训不到位,护士由于经验不足,对有些药物在不同途径的治疗目的和效果不了解,对发生的病情变化不能及时判断和反应,应急能力差,出现一些不应发生的错误。

(9)后勤保障系统不完善:如药品不能及时送到病房,不能一站式服务,物品报修报送不及时等。医院后勤工作是整个医院管理工作的基础,是医院正常运营的重要支持和保障系统。随着医院学科建设的不断发展、现代化技术的进步、设备规模的扩大,后勤工作涉及的范围和知识面越来越广,后勤管理工作的难度越来越大,后勤管理专业化程度越来越高。

(李　艳)

第二课　皮下注射和肌内注射

一、思政目标

(1)学生能够坚定理想信念、坚定拥护"两个确立"、坚定"四个自信",做到政治认同。

(2)学生具有较高的职业素养,包括诚实守信、严谨求实的职业操守,博爱仁心、无私奉献的职业品格,心怀敬畏的职业认同感,爱岗敬业、精益求精的职业精神,敬佑生命、救死扶伤、甘于奉献、大爱无疆的医者精神,互助合作的团队精神。

（3）学生具有仁爱之心、爱伤观念和以患者安全为中心的意识,尊重患者和生命,维护患者的尊严和权利,有良好的职业道德、职业情感和人文素养。

（4）学生具有科学、客观、严谨、求实的职业操守,探索求知的理性精神,实验验证的求实精神,批判创新的科学精神。

（5）学生能够尊重中华民族的优秀文明成果,弘扬优秀文化,坚定文化自信,提升文化素养。

（6）学生具有严谨的法治观念、安全意识和自我保护能力,胸怀公平和正义。

（7）学生具有以患者安全为中心的意识,注重人文关怀,不造成二次伤害。

（8）学生始终把人民群众生命安全和身体健康放在首位,具有及时发现问题并解决问题、具体问题具体分析的临床思维能力。

二、思政方法

1. 导入

WHO发布了关于用药安全的视频,指出每个人都需要使用药物,因此在给药及服药前均须记住6个字"了解、检查、询问":了解药品的药理作用及不良反应;检查服药人是否以正确的方式使用正确的药物;在不确定的情况下,一定要及时询问医护人员并确保正确用药。WHO指出,人人都可以在用药安全方面发挥重要作用,呼吁大家一起为实现用药安全而努力。

【思政元素】
职业素养:爱岗敬业、精益求精的职业精神。

【融入路径】
通过WHO发布的关于用药安全的视频导入本次课的教学内容,牢固树立以患者安全为中心的理念,始终保持爱岗敬业、精益求精的职业精神,警示广大医学生在执行给药操作时,一定要严格执行三查八对制度,详细了解药物的药理作用和不良反应,确保患者以正确的途径使用正确的药物,保障安全合理用药,确保药物以最佳给药途径发挥其疗效,切勿在用药过程中对患者造成不必要的伤害。给药方式有很多种,如内服、外用以及注射给药等,需根据药物的性质、剂型、机体组织对药物的吸收情况和治疗需要以及患者的具体情况来选择不同的给药途径。一旦用药途径错误,将会给患者造成难以预计的后果,甚至危及生命。

2. 知识点一:皮下注射

2.1　问与答1
问题:在我们成长的过程中都有过疫苗接种史,请大家仔细回想,我们都接种过哪些疫苗? 分别是采用哪些途径接种的?
参考答案:从我们入托开始就需要提交国家免疫规划疫苗儿童免疫接种本,到目前为止,我们接种的疫苗有乙肝疫苗（肌内注射）、卡介苗（皮内注射）、脊灰灭活疫苗（肌内注射）、脊灰减毒活疫苗（口服）、百白破疫苗（肌内注射）、白破疫苗（肌内注射）、麻腮风疫苗（皮下注射)、乙脑减毒活疫苗(皮下注射)、乙脑灭活疫苗(肌内注射)、A 群流脑多糖疫苗(皮下注射)、A 群 C 群流脑多糖疫苗(皮下注射)、甲肝减毒活疫苗(皮下注射)、甲肝灭活疫苗(肌内注射)等。

【思政元素】

政治认同:坚定理想信念、坚定拥护"两个确立"、坚定"四个自信"。

文化素养:尊重中华民族的优秀文明成果、弘扬优秀文化、坚定文化自信。

科学精神:追求真理、崇尚创新、实事求是的科学精神;锲而不舍的探索精神。

职业素养:社会责任感,职业使命感;甘于奉献、大爱无疆的医者精神。

【融入路径】

接种疫苗是预防、控制传染病最有效的手段。疫苗的发明和预防接种是人类最伟大的公共卫生成就,是无数伟大的科学家锐意进取、攻坚克难、夜以继日研发的结果,是探索求知的理性精神、实验验证的求实精神、批判创新的进取精神的完美诠释。疫苗接种的普及,避免了无数儿童残疾和死亡。儿童计划免疫是一项国家战略,按照规定的免疫程序有计划地进行预防接种,可提高儿童免疫力,达到预防和控制以致最后消灭相应传染病的目的。免费疫苗有利于提高整个国民的人口素质,预防、控制传染病的发生、流行,保障人体健康和公共卫生,减少儿童之间的相互感染,对于保护儿童的健康和生命、提高人口素质、造福子孙后代具有十分重要的意义。例如,通过口服小儿麻痹糖丸,自 1995 年后,我国即阻断了本土脊髓灰质炎病毒的传播,使成千上万的儿童避免了肢体残疾;普及新生儿乙肝疫苗接种后,我国 5 岁以下儿童乙肝病毒携带率已从 1992 年的 9.7% 降至 2014 年的 0.3%;20 世纪中期,我国麻疹年发患者数曾高达 900 多万,至 2017 年,年发患者数已不到 6000 例;普及儿童计划免疫前,白喉每年可导致数以十万计儿童发病,2006 年后,我国已无白喉病例报告。20 世纪 60 年代,我国流脑发病人数最多年份曾高达 304 万例,至 2017 年,发病人数已低于 200 例;乙脑发病人数最高年份报告近 20 万例,2017 年发病数仅千余例。我国通过接种疫苗,实施国家免疫规划,有效地保护了广大儿童的健康和生命安全。以此引导学生感悟中国共产党领导下的社会主义制度的优越性,深刻认识我党始终把人民群众的利益放在第一位,把全心全意为人民服务作为根本宗旨,把为民造福作为最重要的政绩,激发学生的爱国爱党情怀,从而自觉做到坚定拥护中国共产党的领导、坚定"两个确立"、坚定"四个自信"。

向学生介绍"全国儿童预防接种日"(每年 4 月 25 日)。2023 年全国儿童预防接种日主题是"主动接种疫苗,共享健康生活"。以此激发学生的社会责任感和职业使命感,号召广大医学生积极投身医学知识宣传中,尽己所能地向周围人群普及疫苗接种常识及其重要性,用实际行动彰显甘于奉献、大爱无疆的医者精神。

疫苗接种体现了中医文化中"良医治未病,防病于未然"的医学思想,在古代书籍《黄帝内经》中有这样的一段记载:"上工治未病不治已病。"意思是医术最高明的医生并不是擅长治病的人,而是能够预防疾病的人,以此激发学生成为良医的职业理想,通过介绍中医文化,帮助学生了解古代智慧和文化,引导学生从古代经典著作中汲取优秀文化,树立文化自信,从而推动中华优秀传统文化传播和复兴。

2.2 小组讨论

案例:某患儿因"先天性心脏病、病毒性心肌炎、肺炎、呼吸衰竭、心脏衰竭"入院,入院后由于病情严重,医院发出病危通知,并给予强心、利尿、扩管等治疗,病情仍没有明显改善。患儿心率170~175次/分,护士遵医嘱静脉推注1次西地兰0.4 mg后,心率为160次/分。半小时后患儿突然面色青紫,自主呼吸消失,心搏骤停,抢救无效死亡。这例案件在当地法院进行了审理,司法鉴定结果为:根据西地兰的注射要求,注射时应稀释后缓慢注射(10分钟以上),院方自认注射时间为1分35秒。医嘱存在瑕疵,未根据常规严格遵循药品使用说明书中关于"缓慢注射"的要求。最终,法院判决医院对原告的经济损失承担40%(约5万元)赔偿责任。

问题:

(1) 在用药过程中,医护人员存在哪些问题?

(2) 如何保障患者的用药安全?

参考答案:

(1) 在用药过程中,医护人员存在以下问题。

①护士的问题:未正确掌握西地兰的用法和副作用。西地兰为强心苷类药物,其安全范围小,且有效剂量与中毒剂量相当接近,因此在使用强心苷类药物时需加强其血药浓度的监测。

②医生的问题:医嘱违反规范、完整的要求,未遵照药物使用说明书的规定,准确详细地下达西地兰稀释后"缓慢注射(10分钟以上)"的书面医嘱。

(2) 可通过以下途径保障患者的用药安全。

①全院及科室需加强对医生书写医嘱的规范化培训。

②护士应掌握常用药物的药效、副作用和用法,准确地为患者给药。

③使用新药时如果存在疑问,应仔细查阅相关资料(如药品说明书、文献等)或向药师或其他同事咨询,掌握药物的相关知识,准确地为患者给药,切不可麻痹大意。

④用药后,护士应密切观察患者的用药反应,重视患者主诉。一些药品可能会出现超出说明书的毒副作用。

【思政元素】

职业素养:分析问题和解决问题的临床思维能力;高度的责任心,爱岗敬业,精益求精的职业精神;扎实的专业知识,严谨求实,心怀敬畏,敬佑生命,以患者安全为中心的职业操守;互助合作的团队精神;信任互助的沟通能力。

法治素养:严谨的法治观念;较高的安全意识与自我保护能力。

【融入路径】

将学生分成若干小组,每3~4人为一个小组,小组成员间充分交流和讨论后将本组讨论结果进行汇总,然后派一位代表向其他同学分享答案。通过对临床不良事件的原因分析并给出相应的解决措施,培养学生分析问题和解决问题的能力,提升其临床思维能力。通过反向举例,指出医生未明确药物的注射方法,护士在给药过程中缺少对西地兰的了解,未能严格遵循药品使用说明书关于"缓慢注射"的要求,最终导致患儿死亡,警示学生临床工作无小事,三查八对(床号、姓名、药名、浓度、剂量、用法、时间、药品有效期)五准确(准确的药物、准确的剂量、准确的途径、准确的时间内、准确的患者)是安全用药的有效保障,必须时刻保持高度的责任心、爱岗敬业、精益求精、严谨求实,使学生能够深刻地认识到掌握扎实的用药知识是保证患者用药安全的关键点之一,也是护士应具备的专业素养。案例中医生未规范下达西地兰用药方法的书面医嘱,护士不熟悉药物使用方法的同时也并未咨询其他同事,一味地盲目执行医嘱,从而导致了这起悲剧,以此让学生认识到在临床工作中,护士应掌握常用药物的药效、副作用和用法,准确地为患者给药,在使用一种新药前,应查阅相关资料,如药品说明书、文献等或向药师或其他同事咨询,和医生保持良好的沟通,同时能够认识到医护一体,要有团队合作意识,尤其是对医嘱心存疑问时,必须反复核查。另外,案例发生的根本原因是由于医护人员未能准确地为患者给药致使患儿死亡,最终法院判决医院对原告的经济损失承担 40% 的赔偿责任,以此警示学生要敬佑生命,时刻牢记以患者安全为中心的理念,维护患者的生命及权利,严格遵守法律法规,树立严谨的法治观念和意识,引导学生认真学习并践行《护士条例》等相关法律法规,提高学生的安全意识与自我保护能力,弘扬社会主义法治精神。通过小组成员间的团结合作、热烈讨论,实现人人参与、相互协作、共同进步,培养团队合作的能力。

2.3　小组汇报

汇报主题:慎独精神及其重要性。

汇报要点提示:慎独的概念,慎独精神的重要性,临床案例及其原因分析等。

【思政元素】

职业素养:主动探求新知识的职业态度;互助协作的团队精神;高度的责任心,爱岗敬业,精益求精的职业精神;心怀敬畏,敬佑生命,以患者安全为中心的职业操守。

法治素养:严谨的法治观念;较高的安全意识与自我保护能力。

道德修养:严格自律。

【融入路径】

小组合作,发动学生课前广泛收集慎独的相关资料,从而增加对慎独内涵的全面了解,使学生认识到慎独精神对患者安全和护理工作的重要性。同时,小组成员共同整理、归纳资料,准备课件,课堂上汇报,可提升学生主动探求新知识的能力、团队协作精神、沟通交流和表达能力,增强学生的勇气和表达自信。通过剖析由于缺乏慎独精神引起的医疗事故的相关案例,警示学生临床工作无小事,必须时刻保持高度的责任心,爱岗敬业,精益求精,严谨求实;时刻牢记以患者安全为中心的理念,敬佑生命,维护患者的生命及权利;严格遵守法律,牢固树立严谨的法治观念和意识,认真学习并践行《护士条例》等相关法律法规,提高学生的安全意识与自我保护能力,弘扬社会主义法治精神。

在学生汇报结束后,向学生介绍慎独的出处。所谓慎独,是指一个人在独处的时候,即使没有人监督,也能严格要求自己,自觉遵守道德准则,不做任何不道德的事。早在古代就有了"慎独"一词,出自《中庸》:"莫见乎隐,莫显乎微,故君子慎其独也。"意思是当独自一人而无别人监视时,也要表里一致,严守本分,不做坏事,不自欺欺人。帮助学生了解我国传统文化和古人的智慧,引导学生从古代经典著作中汲取优秀文化,树立文化自信,从而推动中华优秀传统文化传播和复兴。

2.4　问与答 2

问题:什么是皮下注射? 皮下注射的目的是什么? 可以在哪些部位进行皮下注射? 皮下注射的进针角度和深度是多少?

参考答案:皮下注射是指将少量药液或生物制剂注入皮下组织的方法。皮下注射的目的包括预防接种,如麻腮风、乙脑等;局部麻醉以及不宜口服但需要立即达到疗效的小剂量药物,如胰岛素注射。皮下注射的部位有上臂三角肌下缘、大腿前外侧的上 1/3、臀部外上侧、背部、双侧腹部(耻骨联合上 1 cm,最低肋缘下 1 cm,脐周 2.5 cm 以外的区域)等部位。皮下注射的进针角度为 30°～40°,进针深度为针梗的 1/2～2/3。

【思政元素】

职业素养:学以致用的动手能力,严谨求实的职业操守,以患者安全为中心的责任意识,敬佑生命,维护患者的生命及权利。

科学素养:探索求知的理性精神,实验验证的求实精神,批判创新的科学精神。

【融入路径】

随机选取两名学生,一人扮演患者,另一人扮演护士,向全体成员展示皮下注射的部位。通过角色扮演,使学生牢固掌握专业知识,提高学生对知识的理解程度和运用能力,培养学生学以致用的动手能力。在讲解注射部位时,教师应注意强调这是最新出版的《基础护理学》中关于皮下注射部位的描述,而旧版教材则描述为"上臂三角肌下缘、两侧腹壁、后背、大腿前侧、外侧等部位",两版教材最大的不同点是关于两侧腹壁、大腿前侧、外侧等地方的描述,引导学生在学习新知识时,关注学科进展和临床新进展,始终保持探索求知的理性精神、实验验证的求实精神和批判创新的进取精神。新教材对于两侧腹壁的定位作了更加准确的阐释,即耻骨联合上 1 cm、最低肋缘下 1 cm、脐周 2.5 cm 以外的区域等部位,更加严谨,有利于更准确的定位。选取一名学生在模型上演示皮下注射的进针角度和深度,并配合动画展示,使学生更直观更深刻地掌握皮下注射的相关知识,这样有利于培养学生理论联系实践的能力,提高学生的动手能力,提升自信心。以此使学生明白做学问必须保持严谨求实的职业操守,在为患者选择两侧腹壁进行皮下注射时,一定要时刻牢记以患者安全为中心的理念,敬佑生命,不要对患者造成二次伤害。

2.5　问与答 3

问题:给过于消瘦的患者进行皮下注射时,其进针角度和深度是否有变化?

参考答案:给过于消瘦的患者进行皮下注射时,其进针角度和深度会发生改变,此时可捏起注射部位的局部组织,适当减小穿刺角度,避免刺入肌层。另外有些特殊药物,如低分子肝素钙、胰岛素等,因药物剂量少,一般选择 1 mL 注射器,其针头较短,因此在注射时可捏起局部组织,以 90°角进针,可防止刺入过深。

【思政元素】

职业素养:具体问题具体分析的思维能力;以患者安全为中心的职业操守。

【融入路径】

教师在讲解皮下注射的进针角度和深度时,提醒学生要具体问题具体分析,切不可"一刀切"。对于特别消瘦的人群,如恶病质的患者,以及给予小剂量短针头注射的药物,如低分子肝素钙、胰岛素等,在注射时应捏起局部组织,以 90°角进针,以免刺入肌肉层,影响药物的疗效或对患者造成伤害。提醒学生时刻牢记以患者安全为中心的理念,敬佑生命,不要对患者造成二次伤害。

2.6 知识拓展

知识拓展

胰岛素笔

胰岛素针剂每瓶 400 单位(10 mL)、800 单位(10 mL)。糖尿病患者口服降糖药效果欠佳时,可使用胰岛素笔进行皮下注射来降低血糖,有效抑制酮体的生成。患者可以根据个人需要和经济状况选择合适的胰岛素笔。胰岛素笔的问世,免去了患者用注射器在胰岛素药瓶中抽取胰岛素的烦琐过程,免去了患者在公共场合注射胰岛素的尴尬,同时胰岛素笔还为视力不佳甚至失明的患者注射胰岛素带来了方便。

合理选择胰岛素注射装置并使用正确的胰岛素注射技术是保证胰岛素治疗效果的重要环节。接受胰岛素治疗的患者应接受与胰岛素注射技术相关的教育,以掌握正确的胰岛素注射技术。胰岛素笔有很多种,应该根据使用说明书,同时在医护人员的帮助下使用。

胰岛素注射时最常见的不良反应是低血糖,因此多在餐前 30 分钟进行注射。另外,在使用胰岛素笔进行皮下注射时,应频繁更换注射部位,以防同一部位重复注射导致脂肪组织增生、皮下脂肪萎缩、硬结等。

有人担心长期使用胰岛素会像吸毒一样,因此不敢使用。这种观念是不科学的。胰岛素不是毒品,并不会上瘾,它是人体每天都必须用到的生物物质。部分糖尿病患者因体内丧失了胰岛素生成功能,所以必须由外界提供(如皮下注射等),如果没有胰岛素,糖尿病患者将面临很艰难的局面。

【思政元素】

职业素养:职业使命感和社会责任感;博爱仁心、无私奉献的职业品格,甘于奉献、大爱无疆的医者精神;以患者安全为中心的意识,注重人文关怀,不造成二次伤害,始终把人民群众生命安全和身体健康放在首位的职业操守。

科学精神:追求真理、实事求是、客观严谨的科学精神;求真务实、实验验证的求实精神。

家国情怀:胸怀祖国、服务人民的爱国精神。

【融入路径】

近年来,我国糖尿病发病率呈逐年上升趋势,防治现状不容乐观,糖尿病及其并发症已成为当前全球人类主要的死亡原因之一。全球每 6 秒就有 1 人死于糖尿病,每 11 名成人就有 1 人患有糖尿病。此外,我国糖尿病患者还有充足的"后备军",约一半成人都处于"糖尿病前期"而不自知。教师通过介绍糖尿病的发病率和死亡率,使学生认识到作为医学生的职业使命和社会责任,胸怀祖国,服务人民,能够在日常生活中积极参与医学知识的宣传和普及,多多参与社会实践,深入社区普及糖尿病及其并发症的预防,激发学生博爱仁心、无私奉献的职业品格,甘于奉献、大爱无疆的医者精神。血糖达标是控制糖尿病进展以及预防并发症的关键。胰岛素笔是糖尿病患者常用的注射工具,多采用皮下注射,在注射过程中一定要结合课上所讲述的要点,选择合适的部位进行注射,尤其是长期注射的患者,一定要定期更换注射部位,防止皮下硬结。使学生牢固树立以患者安全为中心的理念,注重人文关怀,不造成二次伤害,始终把人民群众生命安全和身体健康放在首位。

2.7　小组演示

案例:患者王某,女,35 岁,诊断为 2 型糖尿病,查体:体温为 37 ℃,脉搏 90 次/分,呼吸 18 次/分,血压 120/72 mmHg,空腹血糖 16.2 mmol/L。请遵医嘱为患者注射胰岛素,模拟医嘱如下。

长期医嘱单

姓名　王某　　科别　内分泌科　　病室　内分泌科2　　床号　4　　住院号　3356789

日　　期	时　　间	医　　嘱	医生签名	执行时间	护士签名
20 ** - ** - **	** : **	胰岛素 8 U, 餐前 30 分钟,H,tid	**		

演示小组的学生分别扮演患者和护士,按照皮下注射法的操作流程为患者注射胰岛素。演示结束后,由扮演患者的学生谈感受和体会,指出问题及需要改进的地方,然后教师点评和讲解重要步骤。

【思政元素】

职业素养:以患者安全为中心、注重人文关怀、不给患者造成二次伤害的职业操守;具体问题具体分析的临床思维能力;互助合作的团队精神。

【融入路径】

课前 1 周教师向学生发布小组演示任务"皮下注射",课前 2 天,教师组织演示小组提前到实验室进行操作练习。课堂上,演示小组按照创设的临床情境进行操作演示,其他学生认真观看,演示结束后,由扮演患者的学生谈感受和体会,指出问题及需要改进的地方。通过小组演示,以榜样示范法激发学生的学习动力和热情,培养学生自主学习能力。通过角色扮演,直达患者内心真实体验,引导学生学会换位思考,以己度人,牢固树立以患者安全为中心的理念,关心爱护患者。皮下注射胰岛素的患者应经常变换注射部位,以防同一部位重复注射导致脂肪组织增生、皮下脂肪萎缩、硬结等,给患者带来二次伤害。教师总结点评时强调皮下注射的进针角度和深度根据药物本身和患者的体形有所变化。除了本案例中的胰岛素外,还有临床上常用的低分子肝素钙。因这类药物剂量少,注射时通常选择短针头的 1 mL 注射器进行皮下注射,在注射时为防止刺入肌层,影响药物吸收的效果,通常需要捏起局部组织,以 90°角进针。除了这类情况以外,消瘦的患者在行皮下注射时为防止刺入过深、造成二次伤害,也应采取这种方法进针。教师通过讲解,帮助学生理解事物的多样性,懂得具体问题具体分析的重要性,培养其临床思维能力。学生为顺利完成教师布置的小组演示任务,为达到较好的示范效果,愿意花更多的时间相互讨论、沟通协作,一遍遍模拟演练,从而激发学习的动力和热情,且在此过程中培养了对专业的兴趣并通过学习和思考感受到知识的力量和求知的乐趣,培养了良好的学习习惯、自主学习能力、独立思考的能力以及互助合作的团队精神。

2.8　小组练习

小组演示完成后,学生分组练习,以小组为单位,到各自对应的床单位进行操作练习,教师巡回指导。每人至少练习 2 遍。第 1 遍,一人练习,其他成员对照操作步骤给予指导。第2 遍,其他成员对照操作步骤给予评分,告知错误并给予纠正。小组成员在练习过程中共同完成练习,反馈"帮帮我"(自己不懂、不会、容易犯错的地方),"考考你"(觉得别人可能存在困惑的地方,可以挑战别人的地方),"亮闪闪"(感受最深、受益最大的内容)。

【思政元素】

职业素养:以患者安全为中心、注重人文关怀、不造成二次伤害的职业操守;具体问题具体分析的临床思维能力;互助合作的团队精神。

【融入路径】

通过"帮帮我"培养学生观察能力、发现问题的能力,对自己不懂、不会、容易犯错的地方有更清醒的认识,带着这个目标去学习和提高,有助于激发学生学习的主动性;通过"考考你"培养学生的质疑和反思能力,提升在反思中不断改进的精益求精的职业精神;通过"亮闪闪"培养学生客观、严谨和理性精神。教师启发学生思考在进行皮下注射时应根据药物的剂量选择合适的注射器,而不同的注射器型号也就意味着进针的深度不同,如选择 1 mL 的注射器进行胰岛素、低分子肝素钙等小剂量药物的皮下注射时,应捏起局部组织,以 90°角进针,刺入针头的 2/3;如选择 2 mL 注射器进行皮下注射,进针深度为针梗的 1/2～2/3;而给过于消瘦的患者进行皮下注射时,其进针角度和深度也要发生改变,可捏起注射部位的局部组织,适当减小穿刺角度,避免刺入肌层。以此培养学生具体问题具体分析的临床思维能力,引导学生牢固树立以患者安全为中心的理念,关心爱护患者。最后在总结环节再次强调无菌原则和查对制度的重要性,使学生从内心深处意识到相关责任的严重性,从而发自肺腑地对自身身份和责任产生认同感和责任感,培养学生爱岗敬业的职业精神以及严谨慎独的职业操守。通过练习反思与总结,使团队成员间团结互助、共同进步,培养学生的团队协作能力。

3.　知识点二:肌内注射

3.1　问与答 1

问题:什么是肌内注射? 肌内注射的目的是什么? 可以在哪些部位进行肌内注射?

参考答案:肌内注射是指将一定量的药液注入肌肉组织的方法。肌内注射主要用于不宜或不能静脉注射,但却需要比皮下注射更快产生疗效的情况。肌内注射时应选择肌肉较厚,远离大血管、神经的部位,如臀大肌、臀中肌、臀小肌、股外侧肌、上臂三角肌等。选择臀大肌注射时,可采用"十字法"和"连线法"进行定位。"十字法"的具体做法是从臀裂顶点向左侧或右侧作一水平线,从髂嵴最高点作一垂线,将一侧臀部分成 4 个象限,取外上象限同时避开内角为注射区。"连线法"的具体做法是从髂前上棘至尾骨作一连线,其外上 1/3 处为注射部位。臀中肌、臀小肌注射定位法：①构角法：以示指和中指指尖分别置于髂前上棘和髂嵴下缘处，在髂嵴、示指和中指之间构成一个三角形区域，其示指与中指构成的内角即为注射区。②三横指法：以患者的手指宽度为标准，取髂前上棘的外侧三横指处为注射区。股外侧肌注射定位法：取大腿中段外侧，即成人髋关节下 10 cm 至膝关节上 10 cm，宽度约 7.5 cm 的范围。此处大血管、神经干很少通过，且部位较广，可供多次注射。上臂三角肌注射定位法：取上臂外侧，肩峰下 2～3 横指处，此处肌肉薄，只可作少剂量注射。

【思政元素】

职业素养：学以致用的动手能力和实践能力；以患者安全为中心的爱伤观念；敬佑生命，尊重患者的隐私及权利；具体问题具体分析的临床思维能力。

【融入路径】

每次随机选取两名学生，一人扮演患者，另一人扮演护士，向全体成员展示如何进行肌内注射部位的定位。通过角色扮演、模拟教学及互动式教学，学生可牢固掌握专业知识，提高对知识的理解和运用能力，学以致用的动手能力和实践能力。教师引导学生在进行肌内注射的定位时具体问题具体分析，根据患者的病情、体位、年龄来选择注射部位。如两岁以下的幼儿，因其臀大肌尚未发育好，注射时为防止损伤坐骨神经，最好选择股外侧肌进行注射，也可以选择臀中肌、臀小肌注射。以此引导学生牢固树立以患者安全为中心的理念，关心爱护患者，不对患者造成二次伤害。若患者仰卧在床，体重较大，翻身不便，此时为方便定位和注射，可选择股外侧肌注射，如若患者活动不受限制，则首选臀大肌进行定位，此时"十字法"和"连线法"都可以，但不管选择哪种方法，都要注意保护患者隐私，不过多暴露，培养学生的爱伤观念。

3.2　问与答 2

问题：肌内注射的进针角度和深度是多少？

参考答案：肌内注射时应以 90°角进针，刺入针梗的 1/2～2/3。

【思政元素】

职业素养：学以致用的动手能力；严谨求实的职业操守；敬佑生命，维护患者的隐私及权利；具体问题具体分析的思维能力。

【融入路径】

选取一名学生在模型上演示肌内注射的进针角度和深度，并配合动画展示，使学生能更直观更深刻地掌握肌内注射的相关知识，有利于培养学生理论联系实践能力，提高学生的动手能力，提升自信心。教师强调肌内注射的进针深度因注射药物的刺激程度和剂量而有所不同，如妇产科常用的一种治疗先兆流产的药物黄体酮注射液，虽然只有 1 mL 的剂量，但由于是一种无色至淡黄色的澄明油状液体，抽吸时阻力较大且注射时对组织刺激性较强，往往会引起患者明显的不适，因此为减轻患者的不舒适，临床上往往选择 5 mL 的细长针头进行注射且进针要深；而另外一种常用的解热镇痛药双氯芬酸钠注射液，药物剂量为 2 mL，因此在注射时可选择 2.5 mL 的注射器，也可以选择 5 mL 的注射器，但这两种注射器针头的长短和粗细有所不同,如果选择 2.5 mL 的注射器进行注射,则进针深度应该为 2/3,若选择 5 mL 的注射器进行注射,则进针深度改为 1/2。另外也要根据患者的体形调整进针深度,特别消瘦的患者,适当减少进针深度。提醒学生要具体问题具体分析,切不可"一刀切",使学生明白做学问必须保持严谨求实的职业操守,在为患者进行肌内注射时,一定要时刻牢记以患者安全为中心的理念,敬佑生命,不要对患者造成二次伤害。

3.3　问与答 3

问题:皮内注射、皮下注射以及肌内注射中均提到了上臂三角肌这个位置,请问这三种注射法中的上臂三角肌的具体定位有何区别?

参考答案:皮内注射常用于药敏试验,多选择前臂掌侧下段,因此处皮肤较薄,易注射,且容易辨认局部反应。皮内注射只是在进行卡介苗预防接种时才选择上臂三角肌,但此时准确的定位应该是上臂三角肌中部略下处。皮下注射若选择上臂三角肌,其准确的定位是上臂三角肌下缘处。肌内注射时若选择上臂三角肌,准确定位是上臂外侧,肩峰下 2～3 横指处,但由于此处肌肉薄,因此只可做少剂量注射,并不常用。

【思政元素】

职业素养:学以致用的动手能力和实践能力;具体问题具体分析的临床思维能力。

【融入路径】

随机选取两名学生,一人扮演患者,另一人扮演护士,向全体成员展示皮内注射、皮下注射以及肌内注射时上臂三角肌的具体定位的区别。通过角色扮演及情景体验的互动式教学,激发学生的学习兴趣,在学习和思考中感受求知的乐趣,提高学生对知识的理解和运用能力,培养学生学以致用的动手能力和实践能力。引导学生在选择上臂三角肌进行注射时,要分清楚药物注射的目的和途径,要具体问题具体分析,切不可一知半解、盲目执行。教师通过讲授知识点,使学生牢固掌握专业知识,提升自信心。

3.4　问与答 4

问题:肌内注射的体位有哪些? 如何摆放? 意义何在?

参考答案:肌内注射时可选择侧卧位、俯卧位、仰卧位和坐位。侧卧位时上腿伸直放松,下腿稍弯曲;俯卧位时患者头偏向一侧,足尖相对,足跟分开;仰卧位时身体自然仰卧,双腿伸直,常用于危重患者及不能翻身的患者,采用臀中肌、臀小肌注射法较为方便;坐位时选择较高的椅子,注射部位的腿尽可能伸直,身体稍向前倾斜,以便于操作。无论选择哪种体位注射,其目的均是使注射部位处于放松状态,减轻注射时的疼痛等不适症状。

【思政元素】

职业素养:学以致用的动手能力;以患者安全为中心的爱伤观念;具体问题具体分析的临床思维能力。

【融入路径】

随机选取两名学生,一人扮演患者,另一人扮演护士,向全体成员展示肌内注射的体位及其摆放要求。通过游戏互动法,活跃课堂气氛,激发学生的学习兴趣,学生可在轻松愉悦的学习氛围中感受求知的乐趣,牢固掌握专业知识,实现对知识的理解和运用,培养学以致用的动手能力和实践能力。同时教师启发学生思考每一种体位摆放的临床意义及注射部位的肌肉是否得以放松,引导学生在选择注射体位时一定要根据患者的病情选择合适的体位,同时保护患者隐私,如侧卧位时,应拉起对侧床挡,同时拉上围帘,以此培养学生以患者安全为中心的爱伤观念和具体问题具体分析的临床思维能力。

3.5　问与答 5

问题:肌内注射法的注意事项有哪些?

参考答案:肌内注射法的注意事项包括严格执行查对制度和无菌操作原则;两种及以上的药物同时注射时,注意配伍禁忌;对 2 岁以下婴幼儿不宜用臀大肌注射,因其臀大肌尚未发育好,注射时为防止损伤坐骨神经,最好选择股外侧肌、臀中肌、臀小肌进行注射;注射时针梗勿全部刺入,以防注射过程中针头折断;对长期注射的患者,应交替更换注射部位,同时选用细长针头,以避免或减少硬结的发生,若出现局部硬结,可指导患者局部热敷或理疗;注射时应取合适卧位,使注射部位肌肉得以放松。

【思政元素】

职业素养:学以致用,将理论知识用于实践的迁移能力;以患者安全为中心的爱伤观念;敬佑生命,尊重患者的生命及权利;团队协作精神及沟通交流的能力;自主独立思考的能力,探索求知的理性精神;严谨求实的职业操守;高度的责任心,爱岗敬业的职业精神。

【融入路径】

通过课堂互动式教学,帮助学生熟练掌握肌内注射的注意事项,将课堂上所学的理论知识融入教学实践中,提高学生对知识的理解和运用能力,培养学生的动手能力和实践能力。教师通过讲授知识点,警示学生在注射过程中一定要严格执行三查八对五准确和无菌操作原则,避免用药错误和医院感染的发生,给患者造成不可挽回的伤害,提醒学生时刻牢记以患者安全为中心的理念,维护患者的生命及权利,关心爱护患者。两种及以上药物同时注射时,要注意配伍禁忌。临床上有很多的新药,刚投入使用时我们可能并不清楚其是否存在配伍禁忌,此时应该及时与医生、药师多沟通,以此引导学生培养良好的沟通能力及团队协作精神。引导学生通过查阅药品说明书、百度搜索、文献检索等方式获取相关信息,培养学生独立思考的能力、探索求知的理性精神。提醒学生在使用新药过程中要勤观察,保持高度的责任心、爱岗敬业,严谨求实,若发现不良反应,及时汇报和处理。肌内注射时,要具体问题具体分析,根据患者的年龄选择合适的注射部位,如两岁以下的幼儿,因其臀大肌尚未发育好,注射时为防止损伤坐骨神经,应选择股外侧肌、臀中肌、臀小肌进行注射。以此引导学生牢固树立以患者安全为中心的理念,关心爱护患者,不对患者造成二次伤害。注射过程中,掌握合适的进针角度和深度,勿将针梗全部刺入,以防针头折断,教师通过再三强调,使学生牢固掌握专业知识和技巧,培养学生严谨求实的职业操守。如针头已折断,应先稳定患者情绪,嘱其积极配合,保持镇定,保持原姿势不动,同时固定局部组织,以防断针移位,并尽快用无菌持物钳夹住断端取出;如断端全部埋入肌肉,应立即请外科医生协助处理。以此引导学生遇到突发状况时保持沉着、冷静,学会用专业知识解决实际问题,同时积极寻求团队的帮助,培养学生灵活应变的工作能力和团队协作精神。教师通过提问"若长期注射的患者出现了局部硬结该如何处理?"引导学生用冷热疗法中所学习到的知识去解决临床护理问题,锻炼学生的思考能力,提升学生将理论知识用于实践的迁移能力,培养学生学以致用的能力。

3.6 小组演示

案例:患者王某,女,28 岁。因肺部感染收入呼吸内科 1 病室,4 床,住院号 3356364。查体:T 39.2 ℃,P 94 次/分,R 24 次/分。物理降温效果欠佳,请遵医嘱为患者注射双氯芬酸钠注射液。模拟医嘱如下。

临时医嘱单

姓名 __王某__ 科别 __呼吸内科__ 病室 __呼吸内科1__ 床号 __4__ 住院号 __3356364__

日　　期	时　间	医　　嘱	医生签名	执行时间	护士签名
20 ** - ** - **	** : **	双氯芬酸钠注射液, 2 mL,IM,st!	**		

【思政元素】

职业素养:良好的沟通能力;以患者安全为中心,不造成二次伤害的职业操守;关心爱护患者,尊重患者权利的爱伤观念;科学严谨的职业精神;互助合作的团队精神。

【融入路径】

课前 1 周教师向学生发布小组演示任务"肌内注射",课前 2 天,教师组织演示小组提前到实验室进行操作练习。课堂上,演示小组按照创设的临床情境进行操作演示,其他学生认真观看,演示结束后,指出问题及需要改进的地方。通过小组演示,以榜样示范法激发学生的学习动力和热情,培养学生自主学习能力。通过角色扮演,引导学生学会换位思考,以己度人,关心爱护患者,牢记以患者安全为中心的理念,保护患者隐私,提升人文关怀素养。教师通过提问"作为护士,应如何说患者才会听?"使学生认识到良好的沟通能力在临床工作中的重要性,引导学生重视情商的培养,注意锻炼自己和他人的交往能力,培养自己的沟通交流能力。教师总结点评时反复强调进针的角度、深度以及注意事项,警示学生在注射过程中时刻牢记以患者安全为中心的理念,维护患者的生命及权利,关心爱护患者,不过多暴露,不给患者造成二次伤害,以此培养学生的爱伤观念和科学严谨的职业精神,提升其职业素养。学生为顺利完成教师布置的小组演示任务,为达到最佳示范效果,愿意花更多的时间相互讨论、沟通协作,一遍遍练习。此过程可培养学生对专业的兴趣,使学生通过学习和思考感受到知识的力量和求知的乐趣,培养良好的学习习惯、自主学习能力、独立思考的能力以及互助合作的团队精神。

3.7 小组练习

小组演示完成后,学生们分组练习,以小组为单位,到各自对应的床单位进行操作练习,教师巡回指导。每人至少练习 2 遍。第 1 遍,一人练习,其他成员对照操作步骤给予指导。第 2 遍,其他成员对照操作步骤给予评分,告知错误并给予纠正。小组成员在练习过程中共同完成练习反馈"帮帮我"(自己不懂、不会、容易犯错的地方),"考考你"(觉得别人可能存在困惑的地方,可以挑战别人的地方),"亮闪闪"(感受最深、受益最大的内容)。

【思政元素】

职业素养:发现问题并不断改进的精益求精的职业精神;以患者安全为中心的爱伤观念;互助合作的团队精神。

【融入路径】

"帮帮我"有助于培养学生的观察能力、发现问题的能力,对自己不懂、不会、容易犯错的地方有更清醒的认识,并带着这个目标去学习和提高,有助于激发学生学习的主动性;"考考你"有助于培养学生的质疑和反思能力,培养学生在反思中不断改进的精益求精的职业精神;"亮闪闪"有助于培养学生客观、严谨的理性精神。教师启发学生思考肌内注射时减轻患者疼痛的方法,引导学生学会换位思考,关心爱护患者,培养学生的爱伤观念;最后在总结环节再次强调无菌原则和查对制度的重要性,使学生从内心深处意识到相关责任的重要性,从而产生认同感和责任感,培养学生爱岗敬业的职业精神以及严谨慎独的职业操守。通过反思与总结,引导团队成员间团结互助、共同进步,培养学生的团队合作能力。

3.8　问与答6

问题:皮内注射、皮下注射以及肌内注射在消毒剂的选择、注射部位、进针角度与深度、手法上有何不同?

参考答案:皮内注射一般采用酒精作为消毒剂,但是在注射前需要询问"三史",即用药史、家族史、过敏史(包括酒精过敏史),若患者对酒精过敏,则选择生理盐水;皮下注射和肌内注射则选择碘伏作为消毒剂。皮内注射的部位取决于注射目的,做药敏试验时一般选择前臂掌侧下段,如为预防接种,则选择上臂三角肌中部略下处,如为局部麻醉,则选择麻醉处;皮下注射的部位有上臂三角肌下缘、大腿前外侧的上 1/3、臀部外上侧、背部、双侧腹部(耻骨联合上 1 cm,最低肋缘下 1 cm,脐周 2.5 cm 以外的区域)等部位;肌内注射的部位有臀大肌、臀中肌、臀小肌、股外侧肌、上臂三角肌等。皮内注射时以示指固定针栓,进针角度为 5°,只刺入针尖斜面,进针后换左手大拇指固定针栓,不回抽血液,右手推药;皮下注射时以示指固定针栓,进针角度为 30°～40°,进针深度为针梗的 1/2～2/3,进针后不换手,左手回抽血液,无回血可推药。肌内注射时以中指固定针栓,进针角度为 90°,刺入针梗 1/2～2/3,进针后不换手,左手回抽血液,无回血可推药。

【思政元素】

职业素养:严谨求实的职业操守;爱岗敬业、精益求精的职业精神;大医精诚的职业品质。

【融入路径】

通过鉴别对比,对知识点进行梳理和总结,帮助学生牢固掌握相关专业知识,同时加深对知识的记忆和理解,引导学生从内心深处意识到所从事职业肩负的责任,让学生对自己的职业和学科身份产生认同感,引导学生思考自身的价值,帮助学生养成严谨求实、爱岗敬业、精益求精、大医精诚的职业品质。

3.9　问与答7

问题:皮下注射、肌内注射以及动、静脉注射是否均需要在注射前回抽血液?

参考答案:不是,皮下注射及肌内注射,在注射药物前需要回抽血液,无回血方可注入药物。而动、静脉注射需要回抽血液,要求见回血后注入药物。

【思政元素】

职业素养:具体问题具体分析的临床思维能力。

科学素养:探索求知的理性精神;实验验证的求实精神;批判创新的进取精神;细心观察、科学严谨的研究精神。

【融入路径】

教师通过讲授知识点,使学生牢固掌握相关专业知识,让学生意识到在临床工作过程中,应根据药物注射的目的、途径和药物性质决定是否回抽血液,培养学生具体问题具体分析的思维能力。随着医学的发展,临床变化日新月异,而教材的更新远远滞后于临床,目前教材中明确指出"进针前后、注射药液前务必回抽血液,动脉、静脉注射必须有回血方可注药;皮下注射和肌内注射无回血方可推药,如有回血必须拔出针头,重新进针注射。"引导学生思考"目前临床上也是这样做的吗?"引导学生及时关注学科发展前沿和专业新进展,树立积极主动的学习态度和终身学习的理念。同时向学生介绍最新的国际国内指南中"回血操作"的相关内容:美国疾控中心最新疾病预防管理规范明确提出在推荐的位置注射疫苗,不需要"回血操作";美国桑福德医疗中心指出"回血操作"延长了注射时间、增加了疼痛、减少了治疗依从性,同时认可美国疾控中心提出的在推荐的位置进行注射;《预防接种工作规范(2016版)》关于"预防接种操作"的内容中,皮内注射、皮下注射、肌内注射这三种注射方法都没有提及"回血操作";《中国糖尿病药物注射技术指南(2016年版)》则完全没有提到糖尿病患者行皮下注射时需要抽回血。2014年12月25日,复旦大学循证护理中心发布了一篇题为"肌内注射:进针后是否需要回抽血液"的文章,明确提出"不建议在常规的肌内注射进针后回抽血液"。教师通过介绍上述内容,帮助学生拓宽知识面,提高课堂内容的趣味性,激发学生的学习兴趣,培养学生探索求知的理性精神、实验验证的求实精神、批判创新的进取精神。教师在讲授过程中提醒学生注意不抽回血的前提有两个方面,一是在美国疾控中心推荐的位置进行注射,二是常规的肌内注射。但肌内注射某些进入血液后存在潜在风险的特定药物时,进针后需要回抽血液,培养学生细心观察、科学严谨的研究精神。

4. 知识点三:注射原则

4.1 问与答1

问题:注射的原则有哪些?

参考答案:注射的原则有严格执行查对制度,即三查八对五准确;严格遵守锐器伤职业防护制度;严格遵守医疗废物处置制度;严格遵守无菌操作原则;选择合适的注射器及针头;选择合适的注射部位;注射前排尽空气;注射前回抽血液;掌握合适的进针角度和深度;掌握无痛技术;注射药液现配现用。

【思政元素】

职业素养:学以致用,将理论知识用于实践的迁移能力;以患者安全为中心的爱伤观念;敬佑生命,尊重患者的生命及权利;自我保护的安全意识和风险意识。

科学素养:探索求知的理性精神;实验验证的求实精神;批判创新的科学精神。

【融入路径】

教师通过互动式教学,帮助学生熟练掌握注射的原则,引导学生将课堂上所学的理论知识用于实践,提高学生对知识的理解和运用能力,培养学生学以致用的能力。教师通过讲授知识点,警示学生在注射过程中一定要严格执行三查八对五准确和无菌操作原则,避免用药错误和医院感染的发生,给患者造成不可挽回的伤害,提醒学生时刻牢记以患者安全为中心的理念,维护患者的生命及权利,关心爱护患者。引导学生关注学科前沿和临床新进展,始终保持探索求知的理性精神,实验验证的求实精神,批判创新的进取精神。

向学生介绍 WHO 关于安全注射的概念,即对接受注射者无害、实施注射操作的医护人员不暴露于可避免的危险、注射的废物不对他人造成危害的注射。要实现安全注射,必须严格遵守锐器伤职业防护制度及医疗废物处置制度,因此新版教材将"严格遵守锐器伤职业防护制度"和"严格遵守医疗废物处置制度"纳入注射原则中,旨在强调安全注射的重要性,使学生能够正确地认识到临床实践中常见的注射风险,如锐器伤、各类血源性感染、消毒灭菌不规范、注射环节职业暴露等。其中针刺伤是当前医护人员所面临的严重的职业危害之一,针刺伤可引起 HIV、HBV、HCV 感染。医护人员感染血源性传播病原体的风险远远高于普通人群,要引导学生树立安全意识和风险意识,做好职业防护。

4.2 问与答 2

问题:注射给药时,如何减轻患者的疼痛?

参考答案:嘱患者取合适体位,侧卧时大腿伸直放松,小腿稍弯曲;俯卧时头偏向一侧,足尖相对,足跟分开。进针时分散患者注意力,二快一慢加匀速:进针、拔针快,推药缓慢并均匀。合理选择针头和注射顺序,刺激性强的药物应选择细长针头,多种药物同时注射时应先注射刺激性较弱的药物,后注射刺激性较强的药物。

【思政元素】

职业素养:大医精诚的职业品质;以患者安全为中心,关心爱护患者的爱伤观念。

【融入路径】

教师通过讲授无痛注射的技巧,帮助学生牢固掌握相关专业知识,引导学生将所学的知识运用于临床实践,使学生具备扎实的理论功底和过硬的专业技能,提升学生学以致用的能力,同时也让学生明白无痛注射技术实际上就是爱伤观念的具体体现,引导学生牢固树立以患者安全为中心的理念,关心爱护患者。

4.3 案例分享

案例:某医院急诊科收入了一名 70 余岁的上消化道出血患者,入院时自带凝血酶交予护士保存。入院后医生下医嘱:血凝酶 1 kU 肌内注射,1 kU 静脉注射。主班护士核对医嘱后将执行卡交予责任护士 S 执行。责任护士 S 取出患者自带的凝血酶,迅速注入溶媒,抽取药液至病房核对姓名后进行了肌内注射、静脉注射。然而,患者家属(医务工作者)突然一声大叫:"你给我们打的什么药,不会是我们带的凝血酶吧?"S 拿着注射后的空瓶对着家属晃了晃,说:"是啊! 医嘱让肌内注射、静脉注射止血的呀!"家属甩开 S 奔向了医生办公室……然而为时已晚,患者最终没有抢救过来。医院为此走上了被告席,该科科主任、护士长及当事护士均受到了经济处罚和全院通报处理。

【思政元素】

职业素养:分析问题和解决问题的临床思维能力;高度的责任心、爱岗敬业、精益求精的职业精神;扎实的专业知识,严谨慎独、心怀敬畏、敬佑生命、以患者安全为中心的职业操守;大医精诚的职业品质。

法治素养:严谨的法治观念;较高的安全意识与风险意识。

道德修养:尊重和爱护患者,维护患者权益。

【融入路径】

通过对临床不良事件发生原因的分析,培养学生分析问题和解决问题的能力,提升其临床思维能力。通过对案例的分析讨论,引导学生认识到护士在给药过程中的重要性,警示学生临床工作无小事,三查八对五准确是安全用药的有效保障,必须时刻保持高度的责任心,爱岗敬业、精益求精、严谨慎独,切不可麻痹大意、玩忽职守,视患者生命为儿戏。本案例发生的根本原因是责任护士S对药物不熟悉,将血凝酶和凝血酶混为一谈,反映了S查对意识薄弱,同时也反映了S对常用药物的药理作用不了解,缺乏药理学相关知识。学生应深刻认识到掌握扎实的用药知识是保证患者用药安全的关键,也是护士应具备的专业素养,培养学生大医精诚的医学品质。通过对案例中的问题进行梳理和总结,让学生意识到这些原因导致的严重问题,树立学生的责任意识,引导学生敬佑生命、心怀敬畏,牢固树立以患者安全为中心的理念和风险意识,尊重和爱护患者,维护患者权益,时刻牢记"健康所系、性命相托"的医学誓言。护士错将凝血酶当成血凝酶,导致患者死亡,这起严重的医疗事故,使医院成为被告,科主任、护士长及该责任护士本人均应承担相应的法律责任。学生应从内心深处意识到相关责任的重要性,警示学生严格遵守法律法规,树立严谨的法治观念,提高学生的安全意识与自我保护能力,弘扬社会主义法治精神。

4.4 知识拓展

知识拓展

专利——新型注射针

本实用新型注射针包括针筒部分与穿刺针,针筒部分包括筒体和推杆,筒体的端部设有连接头,推杆的端部设有活塞头,活塞头上均匀设有三道凸棱,推杆可活动并设置在筒体内,在活塞头中心处设有凸柱;穿刺针中的针体为中空状结构,针体的前端形成针尖部,针尖部的开口处形成第一注射孔,针体的末端连接针座,在针体的外壁面上包裹一个滑动护套,在滑动护套的外壁面形成防滑纹;在穿刺针的外壁上开设第二注射孔,第二注射孔设置在靠近针尖部的位置。本实用新型注射针可避免药液的浪费,提高一次性注射器后期处理的安全性,避免在销毁穿刺针前将操作人员刺伤,还可提高药液注射效率,缩短注射所需时间。

专利——一种无痛注射针

该实用新型无痛注射针针尖部位将传统的单侧斜面改为锥体状针尖,且针尖上不同位置设有多个药液出口,针尖与周围结构采用弧形过渡,减少了针尖刺入皮肤组织的阻力和对组织的拉割;未使用时针头置于麻醉棉中,表面沾有麻醉药,在注射时可起到减轻疼痛的作用;注射器活塞内置入液体压力传感器,注射药液过程中,注射压力过大,药液冲击力对组织产生强压迫时,压力超过传感器设置的阈值,推柄上的指示灯亮,提示操作人员放缓注射推药速度。

【思政元素】

职业素养:关心爱护患者、以患者安全为中心的职业操守;大医精诚的医学品质。

科学精神:崇尚创新的科学精神;探索求知的理性精神;细心观察、勤学善思的研究精神。

【融入路径】

教师向学生介绍各种与无痛技术相关的新型专利,对学生进行科研启蒙,拓宽课堂教学的宽度、广度及深度,激发学生对专业的兴趣,鼓励学生拓展思路、勇于创新。实用专利——新型注射针的设计灵感来源于多年的实践教学过程中的观察与思考,当发明者发现学生在实验室回套针帽的过程中经常发生针刺伤,于是查阅注射器相关专利的研究进展,尝试在针体的外壁面上设置滑动护套,注射完成后滑动护套可滑至针尖,防止销毁前刺伤操作人员,以此培养学生"处处留心皆学问"的学习态度和细心观察、勤学善思的研究精神。仿生无痛注射针头的研究灵感来源于蚊、蝉、蜜蜂等昆虫,它们的刺吸式口器通过低阻力刺入动植物表皮实现无痛刺入,尤其是蚊子的具有锯齿形结构的刺吸式口器,可完成对人类的无痛叮咬。研究者基于此结构改良针头实现无痛注射。引导学生养成深入思考的习惯,善于从生活中、从临床实践中发现问题并开展科学研究或技术革新,引导学生思考自身的价值,帮助学生建立对自身职业和学科身份的认同感。

通过讲授无痛注射技术,引导学生在临床工作中关心爱护患者,密切关注患者的需求和感受,不断提高专业技能,在实践中不断提升为人民服务的本领,培养大医精诚的医学品质。

4.5　小组讨论

案例:患者李某,男,70岁,诊断:"慢性阻塞性肺疾病急性发作",于7月8日入院。长期医嘱:0.9%氯化钠注射液10 mL+氨溴索2 mL+沙丁胺醇2 mL,雾化吸入,Bid。7月11日,责任护士唐护士准备为患者进行静脉输液、雾化吸入治疗和其他护理。治疗班沈护士帮她用10 mL无菌注射器抽取了0.9%氯化钠注射液10 mL+氨溴索2 mL+沙丁胺醇2 mL,标识了床号、姓名、药名、剂量、用法,回套入注射器的无菌包装袋,放入治疗盘中。唐护士下午特别忙,她看到治疗车上已抽好的李某的药,双向核对了床号、姓名,为李某进行了静脉注射。推药过程中患者出现心率增快,自感心慌不适并告知护士。唐护士低头仔细看看注射器上的标识,发现"雾化吸入",她意识到给药途径错了,于是立即停止静脉推注,报告医生、护士长。经过医生、护士的积极处理,1小时后患者李某的心率恢复正常,心慌不适的感觉消失,患者如期出院。请对该事件发生的原因进行分析,并提出纠正措施。

参考答案:

(1)事件发生原因分析。

①直接原因:唐护士为患者给药时只双向核对了床号、姓名,未核对药名、剂量、浓度、时间、用法,导致给药途径错误。

②放置雾化吸入药的器具与放置静脉注射药的一样,易引起混淆,导致用药途径错误。

③雾化吸入药的注射器标签与静脉注射药注射器的标签外观一样,易引起混淆,导致用药途径错误。

(2)纠正措施。

①立即停药,组织好后续的工作。

②观察患者的生命体征。及时安抚患者及其家属,做好沟通解释工作。

③组织全科护士对事件进行分析、讨论错误发生的原因、预防方法,警示护士吸取经验

教训,避免同类错误再次发生。

④对事件记录,24 小时内书面上报医务科、护理部,写明事情经过、原因分析、后果、当事人的认识。

⑤对护士进行教育和培训,使全体护士知晓查对制度一定要落实在日常工作中,形成习惯,三查八对五准确缺一不可。

【思政元素】

职业素养:爱岗敬业、精益求精、始终把患者的生命安全和身体健康放在首位的职业精神;严谨求实的职业操守;分析问题和解决问题的临床思维能力;互助协作的团队精神。

法治素养:严谨的法治观念;安全意识与自我保护能力。

【融入路径】

将学生分成若干小组,每 3～4 人为一个小组,小组成员间充分交流和讨论后将本组讨论结果进行汇总,然后派一位代表与其他同学分享答案。通过小组成员间的团结合作、热烈讨论,实现人人参与、相互协作、共同进步,培养团队合作的能力。对临床不良事件进行原因分析并找出纠正措施,培养学生分析问题和解决问题的能力,提升其临床思维能力,引导学生树立风险意识和以患者安全为中心的责任意识。对案例进行分析,使学生认识到这些原因导致的严重结果,从内心深处意识到相关责任的重要性。本案例发生的直接原因是唐护士未严格执行三查八对五准确,导致注射途径错误引发了严重后果。教师对案例出现的问题进行梳理和总结,使学生认识到查对制度和慎独精神在临床工作中的重要意义,使学生对自身的职业和学科身份产生认同感。虽然该案例中的患者经医生、护士的及时抢救,最终恢复良好,如期出院,但该案例给了我们极大的警示:在临床工作中一定要时刻保持高度的责任心,爱岗敬业,严谨求实,切不可麻痹大意,玩忽职守,视患者生命为儿戏。必须牢固树立风险意识和以患者安全为中心的责任意识,始终把患者的生命安全和身体健康放在首位,尊重和爱护患者,维护患者权益,严格执行查对制度,时刻牢记"健康所系、性命相托"的誓言,提升学生的职业素养。教师通过提问"假如患者最终未成功获救,沈护士是否应承担相应的法律责任?""如果患者最终因抢救无效死亡,唐护士将承担主要法律责任,她是否会怨恨沈护士好心帮倒忙?"引导学生分析案例中的唐护士和沈护士所应承担的法律责任,帮助学生树立法治意识,培养学生的法治观念,提高学生的安全意识与自我保护能力。

4.6 文献分享

程婷,涂惠,郭婷,等.老年患者多重用药管理的最佳证据总结[J].中华护理教育,2023,20(2):217-222.

问题:

(1)用药安全评估包括哪些内容?

(2)医护团队可以给予哪些支持?

(3)健康教育应包括哪些内容?

(4)自我管理包括哪些内容?

参考答案:

(1)用药安全的评估内容:全面评估多重用药老年患者的年龄、经济条件、受教育程度、具体病情等,并综合考虑社会层面的影响;早期评估老年患者药物管理能力,目前评估药物管理能力的2种较佳评估工具为用药方案独立评估量表、药物管理能力评估量表;早期评估老年患者多重用药认知功能状态;评估居家老年患者多重用药管理的长期支持需求;评估多重用药老年患者对所服药物的知晓程度。

（2）医护团队可从以下方面给予支持:①成立安全用药团队,建立老年人用药档案,对老年患者多重用药进行规范化、连续性管理。②住院期间开展自我用药管理训练,改善居家用药管理效果。③结合多重用药老年患者的观点与偏好,以及患者日常管理药物的习惯、生活节奏和家庭环境,为居家老年患者提供更容易接受的个性化药物管理方案。④应优化医院-居家过渡期间多重用药老年患者的药物管理方案,并帮助患者整理药物清单,清单内容包括所使用药物种类、剂量、给药途径、频次、用药疗程、注意事项等。⑤保证用药信息的连续性,与患者、照护者以及转移的其他医疗机构共享用药信息,系统地获取、验证、记录用药清单,并及时更新,以保证用药信息的准确性。⑥建立随访机制,与患者保持长期良好沟通,定期通过家访、电话随访、药师咨询等方式监测患者居家用药情况。⑦定期对出院后的多重用药老年患者进行用药安全审查,审查内容包括患者的用药清单、药物的来源和途径、新开药的原因以及患者服药依从性。⑧开展社区护理联合工作,共同为多重用药老年患者提供药物管理支持。⑨鼓励家庭成员参与,共同促进用药安全。

（3）健康教育的内容:应对多重用药老年患者及照护者进行充分的全程用药教育（主要内容包括药物名称、用途、剂量、服用时间、给药途径和药物不良反应）,尤其是在新开具医嘱和出院等重点环节。应指导老年多重用药患者采用非药物策略治疗常见症状（如失眠、便秘等）,以减少不必要药物的使用。

（4）用药自我管理:在患者家属及护士的帮助下开展居家用药自我管理计划。推荐使用特殊设计的标签、药盒或建立用药日程表等改善患者用药安全。患者应及时记录用药情况（品种、剂量、频率等）、不适或不良反应、健康指标（如血压、血糖、血脂等）。

【思政元素】

科学精神:探索求知的理性精神、批判创新的进取精神、实验验证的求实精神、科学严谨的科研态度。

职业素养:以患者安全为中心的理念,职业认同感和责任感,互助协作的团队精神。

【融入路径】

全面检索国外国内多个数据库中老年患者多重用药管理的相关证据,采用澳大利亚乔安娜布里格斯研究所（Joanna Briggs Institute,JBI）循证卫生保健中心的文献质量评价标准和证据分级系统对纳入文献进行质量评价和分级汇总,最终总结出老年患者多重用药安全评估、管理支持、教育、自我管理4个方面的证据,为规范老年患者多重用药管理提供了循证依据。帮助学生初步了解常用的文献检索工具及开展循证护理的方法,拓宽学生的知识面,对学生进行科研启蒙。培养学生探索求知的理性精神,批判创新的科学精神,实验验证的求实精神。文中指出目前老年患者多重用药的安全管理存在许多问题,如药物储存不当、积攒药物、多服漏服等,这些不规范的用药行为增加了老年患者跌倒、衰弱、病情加重,甚至死亡的风险,严重影响老年患者生活质量,间接增加医疗资源投入。引导学生认识到老年患者多重用药安全管理的重要性,激发学生的职业认同感和责任感,让学生时刻牢记以患者安全为中心的理念。教师通过讲解老年患者多重用药的安全管理需要医生、临床药师、营养师、康复理疗师、护士、社会工作者等的共同努力,使学生认识到互助协作的团队精神在研究中的重要作用。带领学生批判性地讨论文献中的不足,如缺乏高质量干预研究,文献中的证据大多来自专家意见,证据等级较低,证据的有效性仍需进一步证实;研究纳入的大多数证据主要来自国外文献,用于国内时要考虑到种族及地理环境、文化背景、信仰及价值观之间的差异,以此培养学生科学严谨的科研态度和批判创新的进取精神。文章最后建议研究者开展老年患者多重用药管理最佳证据的临床证据转化,推动证据的实施与落实,为后续研究指明方向和思路,引导学生在寻找科研创新点时,可以通过阅读大量的文献,对研究的不足和进展进行总结。激发学生的学习兴趣,培养学生的创新精神。

4.7　小组作业

案例:患者李某,男,40岁,拟在全身麻醉下进行手术。早上7:30,夜班护士正在处理病房一位房颤急性发作的患者,在手术人员的催促下,当班护士所带实习护生在无带教老师指导下,根据医嘱独立进行操作,在患者左侧臀部注射了阿托品和吗啡,注射时患者突然叫喊,诉说左腿像被通了电,实习护生说患者太夸张了,注射时出现疼痛是正常的。事后实习护生告知带教老师患者的主诉与表现。带教老师笑着说患者平日就是如此,比较敏感、娇气,不必太在意。术后患者下床活动时诉左小腿活动无力,左小腿后外侧和足部感觉麻木,医护人员均未予重视。出院后,患者左下肢功能未见好转。三个月后,经上级医院检查发现患者左膝关节不能屈、左踝关节与足趾运动功能完全丧失,膝关节呈伸直状态,行走时呈跨越步态。

诊断:左侧坐骨神经损伤;左侧臀大肌挛缩。

问题:导致此事件发生的原因有哪些? 针对此事件可给予哪些纠正措施?

参考答案:

(1)事件发生原因分析。

①直接原因:实习护生肌内注射定位不准确,致坐骨神经损伤。

②实习护生未经执业注册,未取得护士执业证书,应在带教护士指导下进行护理操作。

③带教护士未履行带教职责。

④对于实习护生反映的情况,带教老师未足够重视,未及时追踪。

⑤医生、护士均未注意患者的主诉,使患者错失了最佳的神经损伤治疗时间。

(2)纠正措施。

①立即对全院各科室的实习护生、带教护士的带教情况进行检查。对检查中存在的问题及时进行整改。对于职责不完善所致的问题立即修改完善职责。对因个人岗位职责落实不到位所致问题向当事人提出,要求当事人改正。通知各科室护士长、护士重视带教工作,在带教护士不在场的情况下,实习护生不得独立从事护理工作。

②要求对全体实习护生进行基础的护理操作培训。培训后进行考核,要求基础技能操作人人过关。

③确立首问负责制,要求所有医护人员重视患者的主诉,并针对主诉进行查体及相关检查,避免同类事件发生。

【思政元素】

职业素养:爱岗敬业、始终把患者的生命安全和身体健康放在首位的职业精神;互助合作的团队精神;严谨求实的职业操守;自主学习能力。

道德修养:尊重和爱护患者,维护患者权益。

法治素养:严谨的法治观念,安全意识与自我保护意识。

【融入路径】

教师通过分析临床不良事件发生的原因,培养学生的临床思维能力,引导学生树立风险意识和以患者安全为中心的责任意识。对案例进行剖析,使学生认识到错误的严重性,从内心深处意识到相关责任的重要性,从而发自肺腑地对自身的责任产生认同感。引导学生思考纠正措施,警示学生在今后的临床实习中必须严格遵守相关法律法规,在未经执业注册及未取得护士执业证书的情况下,必须在带教护士指导下进行护理操作,切不可擅自执行,一旦引发不良后果,将需要承担法律责任,帮助学生树立法治意识,培养学生严谨的法治观念,提高学生的安全意识与自我保护能力。同时引导学生在临床工作过程中,一定要重视患者的主诉,尊重和爱护患者,维护患者权益,保证患者安全;同时结合患者的主诉,勤观察、勤思考、勤询问,以便及早发现问题并尽早解决问题,不能玩忽职守;警示学生在今后的临床实习和工作中,一定要保持高度的责任心,爱岗敬业,始终把患者的生命安全和身体健康放在首位,严谨求实。通过剖析问题,充分调动学生的能动性,启发学生的求知欲和好奇心,培养学生自主学习能力及理论联系实际的能力,养成良好的学习习惯,树立终身学习的意识,以适应社会和实现个人的可持续发展。

(徐兰兰)

第七讲　静脉输液与输血

第一课　静脉输液

一、思政目标

（1）学生具有博爱仁心、爱伤观念和以患者安全为中心的意识；尊重患者的生命，维护患者的尊严和权利，有良好的职业道德、职业情感和人文素养。

（2）学生具有探索求知、批判创新、与时俱进的科研精神。

（3）学生具有科研意识、创新意识、大局意识、团队协作精神。

（4）学生具有科学、客观、严谨、求实的职业操守，具有高度的职业认同感、职业使命感和社会责任感。

（5）学生具有敬佑生命、救死扶伤、爱岗敬业、甘于奉献、大爱无疆的职业精神，热爱护理事业，勇担社会责任，传承互帮互助的中华传统美德。

（6）学生具有正确的世界观、人生观和价值观，树立大局意识、"大健康"理念、"健康中国"思想，积极践行社会主义核心价值观，胸怀祖国、服务人民。

（7）学生具有严谨的法治观念、安全意识和自我保护能力，胸怀公平和正义。

（8）学生具有及时发现问题、分析问题、解决问题的临床思维能力。

二、思政方法

1. 导入

2022年6月1日，国家卫生健康委办公厅印发的《医疗机构门诊质量管理暂行规定》指出，医疗机构应当加强门诊静脉输液治疗管理，严格把握门诊静脉输液治疗指征，控制门诊静脉输液治疗使用率，严密监测并及时处理门诊静脉输液治疗的不良反应。

【思政元素】

家国情怀:胸怀祖国、服务人民的爱国精神。

职业素养:医者的职业使命感和社会责任感。

【融入路径】

通过带领学生学习国家卫生健康委办公厅印发的《医疗机构门诊质量管理暂行规定》第二十二条关于门诊静脉输液治疗管理的内容,导入本次教学内容,引导学生思考"为什么如此常见的门诊静脉输液竟需要国家出台文件进行管控?"请学生结合日常生活实际分享自己的用药方法,通过互动式教学引导学生思考自身的这种用药方法是否正确,增加课堂教学的趣味性,激发学生学习兴趣。由此引出 WHO 及国家卫生健康委倡导的安全、有效、经济的合理用药,优先使用基本药物是合理用药的重要措施。强调用药要遵循能不用就不用,能少用就不多用,能口服就不肌内注射,能肌内注射就不输液的原则。不合理用药会影响患者健康,甚至危及生命,使学生能够在日常生活中自觉主动地践行科学用药原则,帮助学生树立大局意识、"大健康"理念、"健康中国"思想,践行社会主义核心价值观,使学生能够深刻认识到自身的行业和学科身份的责任,从而发自肺腑地对自身的身份和责任产生认同感,主动思考自身的价值,胸怀祖国,服务人民,能够尽己所能地向周围人群传播科学合理的用药知识。

2. 知识点一:空气栓塞

2.1　小组汇报

汇报主题:过度输液。

汇报要点提示:过度输液的概述、过度输液的现状与危害、改善过度输液的措施举例。

【思政元素】

职业素养:敬佑生命的医者精神;医者的职业使命感和社会责任感;互助合作的团队精神。

家国情怀:胸怀祖国、服务人民、为国分忧、为国解难、为国尽责的爱国精神。

科学精神:客观、严谨的理性精神和与时俱进的科学精神。

【融入路径】

小组成员合作,课前广泛收集过度输液的相关资料,增加学生对过度输液的了解,使学生意识到过度输液给患者和社会带来的严重危害,引导学生树立"大健康"理念,使学生认识到作为医学生为"健康中国"助力所肩负的职业使命和社会责任,自觉做到努力学习,不断提升专业素养,身体力行地深入社会实践积极宣传科学用药,让青春在为祖国、为民族、为人民、为人类健康的不懈奉献中绽放绚丽之花。警示学生在今后的临床工作中,要认真落实各项工作制度并履行工作职责,减少过度输液的发生。同时,小组成员共同整理、归纳资料,准备课件,课堂汇报,锻炼学生的自主学习能力,提升学生主动探求新知识的能力,在此过程中培养学生对专业的兴趣,并通过学习和思考感受到知识的力量和求知的乐趣,培养互助合作的团队精神、沟通和表达能力,增强学生的勇气和自信。

2.2 知识拓展

知识拓展

《国家药品不良反应监测年度报告(2022年)》

《国家药品不良反应监测年度报告(2022年)》由国家药品不良反应监测中心组织编撰,主要内容包括以下方面。

(1)按照给药途径统计:2022年药品不良反应/事件报告中,注射给药占比为55.1%、口服给药占比为36.6%、其他给药途径占比为8.3%;注射给药中,静脉注射给药占90.6%、其他注射给药占9.4%。

(2)涉及药品情况:2022年抗感染药不良反应/事件报告数量排名前3位的药品类别分别是头孢菌素类、喹诺酮类、青霉素类,严重不良反应/事件报告数量排名前3位的药品类别分别是头孢菌素类、喹诺酮类、抗结核病药。

2022年抗感染药不良反应/事件报告中,注射剂占比为76.9%、口服制剂占比为18.8%、其他剂型占比为4.3%,与药品总体报告剂型分布相比,注射剂占比偏高;严重不良反应/事件报告中,注射剂占比为78.3%、口服制剂占比为19.7%、其他剂型占比为2.0%。

【思政元素】

职业素养:心怀敬畏、严谨求实的职业操守;始终把患者的生命安全放在首位的职业精神。
科学精神:求真、求实。

【融入路径】

《国家药品不良反应监测年度报告(2022年)》数据显示:2022年药品不良反应/事件报告中,按照给药途径统计,注射给药占比为55.1%,其中静脉注射给药占注射给药的90.6%;涉及药品情况:2022年抗感染药不良反应/事件报告数量排名前3位的药品类别分别是头孢菌素类、喹诺酮类、青霉素类,2022年抗感染药不良反应/事件报告中,注射剂占比为76.9%,严重不良反应/事件报告中,注射剂占比为78.3%。用权威、真实、客观的数据,使学生深刻地感受到抗感染药物大量使用的现状以及静脉注射给药给患者带来的严重不良反应,培养学生求真、求实的科学精神。引导学生科学认识静脉注射给药各环节的风险并做好防范,是确保静脉注射给药安全、促进合理用药、保障医疗质量安全的重要举措。强调学生要始终把患者的生命安全放在首位,以严谨求实的态度严守《医疗机构门诊质量管理暂行规定》等相关规定,避免抗感染药物的滥用;同时,介绍国家卫生健康委将降低住院患者静脉输液使用率纳入《2023年国家医疗质量安全改进目标》,提出需采取针对性干预措施以维护医疗安全和患者权益的要求。警示学生静脉注射给药涉及多个环节,任一环节出现问题均可引起不良事件的发生。因此,需要引导学生利用寒暑假社会实践等活动,深入社会对人民群众进行抗生素的合理利用的科普宣传,肩负起在健康中国科普宣传中的责任,增强学生的社会责任感和职业使命感。

2.3 问与答1

问题:外伤导致血管破裂后,会有气体进入血管吗?为什么?

参考答案:外伤导致血管破裂后不会有气体进入血管,因为此时人体的静脉压大于大气压。

【思政元素】

科学精神:求真、求实。

【融入路径】

通过生活中"外伤后出血"这一常见现象引出"静脉输液的原理",激发学生的学习兴趣,培养学生用专业知识解决实际问题的能力,使其在思考中感受知识的力量和求知的乐趣,培养学生求真、求实的科学精神。

2.4　问与答 2

问题:

(1)密闭式静脉输液过程中,液体输完后是否会有空气进入血管?

(2)在什么情况下会有气体进入血管?

(3)可以采取哪些措施预防空气进入血管?

参考答案:

(1)密闭式静脉输液过程中,液体输完后不会有空气进入血管。

(2)在以下情况下会出现气体进入血管的现象:①输液管连接不紧。②有裂隙或输液管内空气未排尽。③加压输液、输血时未及时更换液体或拔针等。④拔出较粗的、近胸腔的深静脉导管后,穿刺点封闭不严密。

(3)可以采取以下措施预防空气进入血管:①排净输液管内空气,各导管连接紧密。②加强巡视,及时更换溶液或拔针,加压时专人守护。③深静脉导管拔针后,立即严密封闭穿刺点。

【思政元素】

职业素养:理论联系实践的动手能力;爱岗敬业、精益求精的职业精神;心怀敬畏、严谨求实的职业操守;敬佑生命的医者精神。

道德修养:尊重和爱护患者,维护患者权益。

【融入路径】

通过现场模拟"输液管连接不紧""输液管内空气未排尽"和"输液管与头皮针连接处松脱",帮助学生掌握相关知识点,提高学生理论联系实际的能力,激发学生学习兴趣。教师通过演示"错误的加压输液"引导学生重视规范静脉注射给药各个环节,使学生深刻意识到任何一个环节出现问题均可导致不良事件的发生。通过讲解空气进入血管的预防措施,引导学生严格遵守职业规范,时刻保持高度的责任心,爱岗敬业,严谨求实,切不可麻痹大意,视患者生命为儿戏。培养学生的风险意识和以患者安全为中心的意识,尊重和爱护患者,自觉维护患者权益。反复强调加压输液时应有专人守护,切不可玩忽职守,一旦引发空气栓塞造成患者死亡,需承担相应的法律责任,培养学生严谨的法治观念,提升法治素养,使学生成为德法兼修的高素质护理人才。

2.5　专利分享

(1)一次性精密输液器(带针):本实用新型属于输液器领域,尤其是一种一次性使用精密过滤输液器(带针),针对现有的输液器上没有相应的混合装置而容易出现加入的药液混合不均,同时药液内的不溶性微粒无法过滤的问题,现提出如下方案:在固定座上设有安装腔室,且安装腔室的顶部内壁和底部内壁上分别固定安装有第一输液管和第二输液管,本实用新型通过将药液推送至连接腔室内,对叶片进行冲击,即可实现将药液推送至安装管内,与安装管内的药液进行混合搅拌,利用药膜对药液内的不溶性微粒进行过滤,以此避免不溶性微粒进入患者体内,不会给患者身体造成损害,且在加药时,可以实现输液瓶内药液的充分搅拌。

(2)加压输液袋:本实用新型公开了一种双层加压输液袋,包括外加压袋、输液袋主体和内加压袋。①所述外加压袋的一侧偏下位置设有第一气囊。②所述外加压袋内部设有输液袋主体。③所述输液袋主体外侧设有内加压袋。④所述内加压袋的一侧通过输气软管设有第二气囊。⑤所述输液袋主体的一端居中处设有接管头,第二气囊可以对输液袋主体进行内部挤压,进行一次加压调速,且内加压袋和输液袋主体设在外加压袋内,在外加压袋的一侧设有第一气囊,通过第一气囊可以对内加压袋和输液袋主体进行加压,双层加压控制模式使气囊对输液袋的加压更加稳定和精确。

(3)输液输血加温仪:本实用新型包括相变材料加热模块、塑料卡板、铝板输液槽、PTC恒温加热器、相变材料塑料框、塑料盖板以及金属触点板。相变材料加热模块内部设有PTC恒温加热器,PTC恒温加热器通过电线电缆连接到金属触点板的触点上,铝板输液槽设在相变材料加热模块的一侧,铝板输液槽上设有输液管槽,铝板输液槽的表面设有塑料卡板,塑料卡板在对应输液管槽的位置上开口,并且设有卡点。通过将输液管压入铝板输液槽的输液管槽中,塑料卡板卡住输液管,相变材料加热模块对铝板输液槽进行加热。本实用新型加热速度快,不需要耗材,加热稳定。

【思政元素】

职业素养:严谨求实的职业操守,敬佑生命的医者精神。

科学精神:与时俱进、勇于探索和创新的科学精神。

【融入路径】

教师通过向学生介绍各种与输液相关的专利,对学生进行科研启蒙,引导学生明确专利的发明是医务工作者践行敬佑生命的医者精神的具体体现,拓宽课堂教学的宽度、广度及深度,激发学生对专业的兴趣,鼓励学生拓展思路、勇于创新,使学生在勤学善思中感受科研的乐趣,培养学生细心观察、勤学善思的研究精神。通过分析专利发明者研究的创新点,引导学生养成深入思考的习惯,善于从生活中、从临床实践中发现问题并开展科学研究或技术革新。教师向学生介绍一次性精密输液器(带针)既可以在加药时实现输液瓶内药液的充分搅拌,又能利用药膜对药液内的不溶性微粒进行过滤,可以避免不溶性微粒进入患者体内,不会给患者身体造成损害,培养学生严谨求实的职业操守;向学生展示双层加压输液袋,其利用双层加压控制模式,使输液袋的加压更加稳定和精确,既可以解放护士,又能确保需加压输液患者的安全;输液输血加温仪加热速度快,不需要耗材,加热稳定,既能确保血液制品、药液的质量,又能使患者感觉舒适,消除护理安全隐患,体现以患者安全为中心的人文关怀。培养学生的科研意识、创新意识,引导学生思考自身的价值,帮助学生建立对自身职业和学科身份的认同感。

2.6　问与答

问题:气体进入血管后会造成什么危害?

参考答案:少量的气体进入血管后可被人体自行吸收,但大量的气体进入血管后可导致空气栓塞。

【思政元素】

职业素养:发现问题和解决问题的临床思维能力;学以致用的能力;心怀敬畏、严谨求实的职业操守。

道德修养:尊重和爱护患者,维护患者权益。

【融入路径】

通过播放直观、生动的视频及进行情景模拟,帮助学生正确理解空气栓塞的发生机制,培养学生发现问题和解决问题的临床思维能力以及学以致用的能力。教师通过播放空气栓塞发生机制的动画,使学生正确认识到大量空气进入血管后的严重后果,从内心深处意识到相关责任的重要性,向学生强调在临床工作中,要心怀敬畏,时刻保持高度的责任心,培养学生严谨求实的职业操守,警示学生切不可麻痹大意、玩忽职守、视患者生命为儿戏,必须树立风险意识和以患者安全为中心的意识,尊重和爱护患者,维护患者权益,时刻牢记"健康所系、性命相托"的誓言,提升学生的职业素养。

2.7　小组讨论

案例:患者高某,男,70岁,因大量呕血、黑便入院,诊断为"消化道大出血、失血性休克",予两条静脉通道补液、配输血2000 mL、吸氧、止血、心电监护等处理后,患者病情无好转,HR 120次/分,BP 60/40 mmHg,遵医嘱予加压输血。黄护士一个人值班,立即用注射器向血袋内注入空气为患者加压输血。此时,其他患者因肝性脑病出现了烦躁不安、胡言乱语,医嘱予保留灌肠,黄护士立即为烦躁患者保留灌肠,待保留灌肠回来,发现患者高某加压输血已完毕,输血器内全是空气。立即报告医生进行抢救,最后患者转危为安。

问题:

(1)导致此事件发生的原因有哪些?

(2)针对此事件有哪些纠正措施?

参考答案:

(1)事件发生的原因。

①直接原因:护士未规范地为患者实施加压输血,且输血时未在病床旁专人守护,空气进入患者静脉内导致空气栓塞。

②护士风险意识欠缺:护士对加压输血未规范操作或执行不力,科室未对护理操作风险程度进行分类,导致护士风险意识不够,不知道加压输血是一项高危操作,才会在加压输血操作未结束的情况下为另一位患者保留灌肠,且对保留灌肠操作所需的时间估计不足,致使加压输血完毕未及时发现而导致空气栓塞。

③护理人力资源可能存在不足:夜班只有一名护士值班,未安排备班或机动的人力资源。科室人力资源应急预案制定不完善或执行不力。

④医护沟通不良:在加压输血操作尚未结束的情况下,护士离开该患者去护理其他患者,未与值班医生沟通交接,寻求医生的帮助。值班医生明知道只有一名护士值班,值班护

士在为患者加压输血不能离开,也未主动与护士沟通,给予帮助。

(2)纠正措施。

①检查科室加压输血操作流程是否完善,如不完善,需修改完善并执行;如相关制度明确,护士未按制度执行,则追究个人责任。

②对科室护理操作的风险程度进行分类,并制定相应的处理措施,高危操作悬挂红色标识警示。

③检查科室人力资源应急预案是否完善,如科室护理人力严重不足,尽快合理增加护理人员,以保障护理安全和护理质量。

④着重培训护士安全输血相关知识、沟通技巧及工作方法,考核合格方能上岗。

⑤需要加压输血时,使用加压输血袋,压力作用于血袋外面,输血完毕不会出现大量空气经输血器进入静脉而导致空气栓塞。

【思政元素】

职业素养:心怀敬畏、敬佑生命的医者精神;严谨求实的职业操守;爱岗敬业、精益求精的职业精神;分析问题和解决问题的临床思维能力;以患者安全为中心的理念;互助协作的团队精神。

科学精神:勇于探索和创新的科学精神。

道德修养:尊重和爱护患者,维护患者权益。

【融入路径】

将学生分成若干小组,每3~4人为一个小组,小组成员间充分交流和讨论后将本组讨论结果进行汇总,然后派一位代表与其他同学分享答案。通过对临床不良事件进行原因分析并找出纠正措施,培养学生分析问题和解决问题的能力,提升其临床思维能力。本案例中护士在患者执行加压输血操作时离开病房,未做到专人守护的职业规范,导致患者输血结束后未及时关闭输血器引发空气栓塞的严重后果,虽经抢救转危为安,但是该事件也警示我们,在临床工作中一定要有高度的责任心,爱岗敬业,严谨求实,切不可麻痹大意,玩忽职守,视患者生命为儿戏,必须树立风险意识和以患者安全为中心的意识,尊重和爱护患者,维护患者权益,时刻牢记"健康所系、性命相托"的誓言,提升学生的职业素养。教师通过对本案例中的问题进行梳理和总结,让学生意识到这些原因导致的严重问题,使学生从内心深处意识到相关责任的重要性,从而发自肺腑地对自身的工作产生认同感。本案例中黄护士因一人值夜班,既要为患者高某加压输血,又要为另一位肝性脑病患者保留灌肠,此时黄护士应与值班医生保持良好的沟通,积极寻求医生的帮助,而值班医生明知道只有一名护士值班,且加压输血需专人守护,也未主动与护士沟通,给予帮助。引导学生在临床工作中,一定要重视情商的培养,注意锻炼人际交往能力和沟通能力,加强与医生、患者及其家属合作沟通,共同促进医疗、护理工作的顺利开展,确保患者安全,培养学生互助合作的团队精神。通过介绍临床真实案例,警示学生重视护理安全,养成认真负责的工作态度,不可麻痹大意,引导学生弘扬和践行珍爱、敬佑生命的医者精神,塑造技术精湛、医德高尚、医风严谨的行业风尚。

2.8　文献分享

王晓慧,陈虹.空气栓塞的诊治[J].临床荟萃,2016,31(4):355-358.

问题:

(1)空气栓塞最主要的临床症状及体征是什么?

(2)静脉空气栓塞的致死量为多少?

(3)空气栓塞该如何治疗?

参考答案:

(1)少量空气栓塞可无症状及体征,或表现为轻微的头痛、呼吸困难、恶心等,不易被发现;随着进入血管的气体的量和气体进入速度的增加,空气栓塞可引起循环衰竭和多器官缺血缺氧。空气栓塞的主要症状:呼吸急促、氧饱和度下降和低血压;空气栓塞的典型临床体征:肺部可闻及哮鸣音和湿啰音,心前区闻及"车轮声"。

(2)静脉空气栓塞的致死量:200～300 mL。也有报道认为气体以100 mL/s速度进入血管系统,累积量达300～500 mL时可引起死亡。颅内静脉空气栓塞的症状主要取决于进入的气体量和栓塞的部位,即使是2～3 mL气体也可能引起死亡。

(3)空气栓塞的主要治疗措施:①阻止空气继续进入循环系统:一是立即停止手术操作;二是采取液体复苏,提高中心静脉压力,可进一步减小空气与静脉之间的压力差,也可减少空气的进入。②氧疗:100％纯氧吸入,可提高动脉血氧饱和度和改善外周组织供氧,同时还可以减少氮气含量,减小栓子体积。对于存在血流动力学不稳定的严重空气栓塞患者,如果条件允许,可予高压氧治疗,使已经形成的栓子扩散,并提高组织供氧。③采用合适的体位:既往一致认为,若发现空气栓塞,应立即改变患者体位为左侧卧位,并使患者头低脚高(头部降低10°～20°),可让气泡局限于右心室心尖部位,减少泡沫血液的产生,解除肺动脉与右心室之间的空气闭锁。然而左侧卧位不适用于左肺病变或缺损的患者。头低脚高位可能导致颅内压增高、脑疝形成,不适合颅内损伤患者。但目前关于头低脚高位引起颅内压增高和脑疝的报道不多。空气栓塞并非常见病例,很难进行大样本的临床随机对照试验。因此,患者发生空气栓塞时是否应调整为头低脚高位仍需进一步探索。尤其是对怀疑为颅内空气栓塞的患者使用头低脚高位更应慎重。④导管抽吸空气:如果患者发生空气栓塞时,有导管尖端位于心脏附近,可尽量抽吸心脏中的空气,可快速缓解空气栓塞症状,改善预后。⑤心肺复苏:当出现低血压、严重心动过缓等循环衰竭表现时,需使用血管活性药物进行循环支持治疗,甚至需要心肺复苏。研究表明,即使患者没有发生心搏骤停,也可能需要胸外心脏按压。胸外心脏按压(100次/分)不仅可以提高心排血量,还可以将已经形成空气闭锁的气体栓子压碎成小的栓子,解除空气闭锁,使循环恢复。

【思政元素】

职业素养:心怀敬畏,始终把患者的生命安全放在首位的职业精神;以患者安全为中心的爱伤观念;严谨求实的职业操守;扎实的理论知识、过硬的专业技能。

科学精神:探索求知的理性精神,与时俱进、批判创新的进取精神。

【融入路径】

这篇文献介绍了空气栓塞最主要的临床症状及体征,强调学生需具备扎实的理论知识,能迅速识别空气栓塞;教师通过介绍静脉空气栓塞的致死量,警示学生不规范的操作导致的严重后果是患者死亡,使学生深刻认识到要时刻心怀敬畏,始终把患者的生命安全放在首位的职业精神,培养以患者安全为中心的爱伤观念和严谨求实的职业操守;带领学生学习文献中空气栓塞的治疗,尤其是针对不同情况的患者,治疗措施要适度调整,发现问题并不断改进的精益求精、科学严谨的职业精神。引导学生对空气栓塞发生后的紧急处理进行临床反思并提出相应的对策,有助于对学生科研思维的启蒙,提高课堂内容的趣味性,激发学生的求知欲。带领学生进行文献学习,培养学生探索求知的理性精神及与时俱进、批判创新的进取精神。帮助学生加深对理论知识的理解,学以致用,提高学生理论联系实践的动手能力,并在此过程中让学生深刻认识到扎实的理论知识和操作技能对临床工作的重要性,引导学生努力学习,不断提升自己的专业素养,努力使自己成为党和人民信赖的好护士。

3. 知识点二:发热反应

案例:患者胡某,男,83岁,诊断:高血压。输液前体温正常,输液30分钟后出现发冷、寒战。测腋温40.6 ℃。

问题:

(1) 该患者出现了什么情况?

(2) 应如何护理该患者?

参考答案:

(1) 该患者出现了发热反应。

(2) 为该发热患者采取的护理措施如下。①预防:输液前认真检查药液的质量,输液用具的包装及灭菌日期、有效期;操作时严格遵守无菌操作原则。②处理:发热反应轻者,应立即减慢滴速或停止输液,并及时通知医生;发热反应严重者,应立即停止输液,并保留剩余溶液和输液器,必要时送检验科做细菌培养,以查找发热反应的原因;对高热患者,应给予物理降温,严密观察生命体征的变化,必要时遵医嘱给予抗过敏药物或激素治疗。

【思政元素】

职业素养:以患者安全为中心的爱伤观念,严谨求实的职业操守;发现问题、分析问题并解决问题的临床思维能力,学以致用的能力。

【融入路径】

结合该患者的生命体征及临床表现,判断患者发生发热反应,引导学生分析发热反应的原因,鼓励学生结合既往学习的冷热疗法等相关内容,学以致用,总结相应的护理措施,培养学生发现问题、分析问题并解决问题的临床思维能力。同时向学生强调要树立以患者安全为中心的爱伤观念,严格遵守无菌操作及静脉输液相关操作规范,培养严谨求实的职业操守。

4. 知识点三:急性肺水肿

4.1 问与答

案例:患者李某,男,60岁。因前列腺肥大行外科手术,于14:00返回病房,并开始输

5%葡萄糖液500 mL,14:40快输完,此时患者突发呼吸困难,端坐呼吸,气促咳嗽,面色苍白,出冷汗,心前区有压迫感,咳粉红色泡沫样痰,两肺可闻及湿啰音。

问题:

(1) 该患者出现了什么情况?

(2) 应如何护理该患者?

参考答案:

(1) 该患者出现了急性肺水肿。

(2) 对该患者的护理措施:①应立即停止输液并迅速通知医生,保留静脉通道,监测生命体征,备好抢救物品,并进行紧急处理。如果病情允许,可协助患者取端坐位,双腿下垂,以减少下肢静脉回流,减轻心脏负担。同时安慰患者以缓解其紧张情绪。②给予高流量氧气吸入,一般氧流量为6~8 L/min,以提高肺泡内压力,减少肺泡内毛细血管渗出液的产生。同时,湿化瓶内加入20%~30%的酒精,以降低肺泡内泡沫表面的张力,使泡沫破裂、消散,改善气体交换,减轻缺氧症状。③遵医嘱给予镇静、平喘、强心、利尿和扩张血管的药物,以稳定患者紧张情绪,扩张周围血管,加速液体排出,减少静脉回心血量,减轻心脏负荷。④必要时进行四肢轮扎。用橡胶止血带或血压计袖带适当加压四肢以阻断静脉血流,可有效地减少回心血量。但加压时要确保动脉血仍可通过,且须每5~10分钟轮流放松肢体上的止血带,待症状缓解后,逐渐解除止血带。⑤此外,静脉放血200~300 mL也是一种有效减少静脉回心血量的最直接的方法,但应慎用,贫血者禁忌采用。

【思政元素】

职业素养:严谨求实的职业操守;以患者安全为中心的职业素养;发现问题及解决问题的临床思维能力。

【融入路径】

教师通过带领学生现场计算输液时液体滴速,结合患者的年龄,分析液体滴速是否合理,结合患者的临床表现对照相关理论,引导学生做出急性肺水肿的护理诊断,向学生强调要夯实基本理论,通过临床表现快速识别并做出判断,利用理实一体化翻转课堂,指导学生应用娴熟的技能现场进行模拟护理,激发学生的学习兴趣,帮助学生掌握相关知识点,提高学生理论联系实际的动手能力,培养学生发现问题及解决问题的临床思维能力;引导学生重视规范静脉注射各个环节,使学生深刻意识到任何一个环节出现问题均可引起不良事件的发生。通过讲解急性肺水肿的预防措施,消除安全隐患,引导学生在护理工作中严格遵守职业规范,时刻保持高度的责任心,爱岗敬业,严谨求实,切不可麻痹大意,视患者生命为儿戏,尤其是对特殊患者(如心肺功能不良的老年患者)要加强观察,做好患者及其家属的健康宣教,避免不良反应的发生,共同维护患者的安全,促进患者康复。

4.2　小组讨论

案例:患者唐某,男,70岁,因车祸致左上肢离断入院,既往有"慢性支气管炎、慢性阻塞性肺气肿、肺心病、心功能Ⅲ级"病史。由于失血过多,医嘱予以输血1500 mL,张护士立即用留置针为患者建立两条静脉通道补液,一条通道输注低分子右旋糖酐500 mL,80滴/分;另一条通道予快速输血,100~120滴/分,2小时后,该患者突然出现胸闷、气促、咳粉红色泡沫样痰,听诊双肺布满湿啰音,脉搏细速。报告医生,立即减慢输血及输液速度,按急性肺水肿进行抢救,患者病情转平稳。

问题:

(1) 导致此事件发生的原因有哪些?

(2) 针对此事件有哪些纠正措施?

参考答案:

(1) 事件原因分析。

①直接原因:输血及输液速度过快。

②护士对该患者的病情及大量输血后的反应评估不足。

③护士岗位职责落实不到位,缺乏输血相关知识,未及时观察该患者输血后有无不良反应,当患者出现严重症状时才发现。

④科室缺乏对心功能差患者输液输血的指引。

(2) 纠正措施。

①嘱该患者取半坐位,下肢下垂,减少静脉回心血量。

②检查科室静脉输液输血操作流程是否完善,如不完善,迅速修改完善,并执行;如相关制度明确,护士未按制度执行,则追究个人责任。

【思政元素】

职业素养:爱岗敬业、始终把患者的生命安全和身体健康放在首位的职业精神;严谨求实的职业操守;发现问题、分析问题和解决问题的临床思维能力,不断改进、精益求精的职业精神;互助协作的团队精神。

【融入路径】

将学生分成若干小组,每 3～4 人为一个小组,小组成员间充分交流和讨论后将本组讨论结果进行汇总,然后派一位代表与其他同学分享答案。引导学生结合本讲涉及急性肺水肿的相关知识,分析案例中可能导致急性肺水肿不良事件的原因,培养学生发现和分析问题的能力。使学生认清护士作为药疗方案的执行者应担当的责任和使命,应做到精准治疗与护理,尤其是对心肺功能较差的老年患者,因失血过多又急需输血,思考如何做到既纠正失血状态又不加重心肺负担,同时深刻认识到任何环节的疏忽都可能威胁患者的生命安全。引导学生树立以患者安全为中心的责任意识和风险意识。教师通过介绍临床真实事件,使学生认识到这些原因导致的严重问题,从内心深处意识到相关责任的重要性,从而发自肺腑地对自身的责任产生认同感。警示学生时刻预防输液反应的发生,养成认真负责的工作态度,严谨求实,消除隐患;尤其是针对特殊患者(如心肺功能不良的老年患者)要加强观察,做好患者及其家属的健康宣教,避免不良反应的发生。

5. 知识点四:静脉炎

案例:患者张某,男,53 岁,诊断:胃溃疡。患者在输液的过程中沿静脉走向出现条索状红线,局部组织发红、肿胀、灼热、疼痛。

问题:

(1) 该患者出现了什么情况?

（2）应如何护理该患者？

参考答案：

（1）该患者出现了静脉炎。

（2）对该患者的护理措施：①预防：严格执行无菌操作。对血管壁有刺激性的药物应充分稀释后再应用，适当放慢输液速度，并防止药液漏出血管。有计划地更换输液部位，以保护静脉。②处理：a.停止在此部位静脉输液，并将患肢抬高、制动。局部用50％硫酸镁溶液或95％酒精行湿热敷，每日2次，每次20分钟。b.超短波理疗，每日1次，每次15～20分钟。c.中药治疗，将如意金黄散加醋调成糊状，局部外敷，每日2次，具有清热、止痛、消肿的作用。d.如合并感染，遵医嘱给予抗生素治疗。

【思政元素】

职业素养：严谨求实的职业操守；以患者安全为中心的爱伤观念；发现问题、分析问题并解决问题的临床思维能力。

【融入路径】

教师通过带领学生复习压力性损伤的炎性反应表现，教会学生进行知识迁移，结合该案例中患者的临床表现做出准确的判断；引导学生讨论静脉炎的危害，强调预防是关键，消除隐患，同时在临床工作中需严格遵守操作规范，培养严谨求实的职业操守；引导学生树立以患者安全为中心的爱伤观念和职业责任感，关爱患者，培养观察、及时发现问题、分析问题并解决问题的能力，减少不良反应的发生。

6. 知识点五：密闭式静脉输液法

案例：患者李某，女，35岁，因发热3天拟"左下肺炎"收入院。步入病房，既往体健，无过敏史，入院体检：神志清楚、精神差，体温39.8 ℃，胸部X线片示"左下肺炎"。模拟医嘱如下。

长期医嘱单

姓名　李某　　科别　呼吸内科　　病室　呼吸内科1　　床号　1　　住院号　1234567

日　　期	时　　间	医　　嘱	医生签名	执行时间	护士签名
20＊＊-＊＊-＊＊	＊＊：＊＊	0.9％氯化钠注射液 250 mL　　左氧氟沙星 0.5 g　　静脉输液	＊＊		

6.1 小组演示

演示小组的学生分别扮演患者和护士，按照密闭式静脉输液法的操作流程为患者输液。演示结束后，其他学生指出问题，然后教师点评和讲解重要步骤。

【思政元素】

职业素养：良好的沟通能力；以患者安全为中心，不造成二次伤害的职业操守；关心爱护患者，尊重患者权利的爱伤观念；科学严谨的职业精神；互助合作的团队精神。

【融入路径】

课前1周教师向学生发布小组演示任务"密闭式静脉输液法",学生自学相关的视频及理论。课前2日,开放实验室,教师组织演示小组提前到实验室进行操作练习,教师对静脉输液的关键、核心步骤进行把关,确保一一过关。课堂上,演示小组结合教学案例和模拟医嘱,按照创设的临床情境进行操作演示,其他学生认真观看,演示结束后,指出问题。通过小组演示,以榜样示范法激发学生的学习动力和热情;通过线上线下混合式教学,培养学生的自主学习能力;通过静脉输液模拟练习,体会药液顺利输入体内的团队协作的成就感;通过角色扮演,引导学生在静脉穿刺过程中,牢记以患者安全为中心的理念,学会换位思考,关心爱护患者,严格执行无菌操作原则和查对制度,同时重视情商的培养,注意锻炼人际交往能力,提高沟通能力,从而取得患者的密切配合。采用同伴教学法,使学生认识到扎实的基本功、娴熟的穿刺技巧有助于减轻患者不适和建立良好的护患关系,引导学生多思、多看、多练。教师总结点评时反复强调无菌操作、排尽空气、精准穿刺、有计划地利用静脉血管,培养学生的爱伤观念和科学严谨的职业精神,提升职业素养。学生为顺利完成教师布置的小组演示任务,为达到最佳示范效果,愿意花更多的时间相互讨论、沟通协作,一遍遍线上观看慕课视频,线下反复练习,在此过程中培养学生对专业的兴趣并通过学习和思考感受知识的力量和求知的乐趣,培养学生良好的学习习惯、自主学习能力、独立思考能力以及互助合作的团队精神。

6.2　小组练习

小组演示完成后,学生分组练习,以小组为单位,到各自对应的床单位进行操作练习,教师巡回指导,每人至少练习2遍。第1遍,1人练习,其他成员对照操作步骤给予指导。第2遍,其他成员对照操作步骤给予评分,告知错误并给予纠正。小组成员在练习过程中共同完成练习反馈"帮帮我"(自己不懂、不会、容易犯错的地方),"考考你"(觉得别人可能存在困惑的地方,可以挑战别人的地方),"亮闪闪"(感受最深、受益最大的内容)。

【思政元素】

职业素养:具体问题具体分析的思维能力;关系爱护患者的爱伤观念;发现问题并不断改进的精益求精的职业精神。

【融入路径】

"帮帮我"有助于培养学生观察能力、发现问题的能力,对不懂、不会、容易犯错的地方有更清醒的认识,带着这个目标去学习和提高,有助于激发学生学习的主动性;"考考你"有助于培养学生的质疑和反思能力,提升在反思中不断改进的精益求精的职业精神;"亮闪闪"有助于培养学生客观、严谨的理性精神。教师引导学生思考"输液前患者做好如厕、清洁双手等准备的目的""穿刺时为何要从远心端往近心端选择血管""输液过程输液速度不可随意调节""输液完毕调节器放在盖被外面、呼叫器放在非注射手臂一侧的目的",引导学生换位思考,关心爱护患者,培养学生的爱伤观念;最后在总结环节再次强调无菌操作、排尽输液管内的空气、患者不可随意调节滴速,应及时更换液体,尤其是特殊患者(如心肺功能不良的老年患者)急需补充液体时,要注意严格把控输液速度,引导学生具体问题具体分析,树立科学严谨的职业精神。

6.3　学生演示

常见输液故障及排除方法(液体不滴、茂菲滴管内液面过高或过低等),然后由其他学生指出问题,最后教师点评总结。

【思政元素】

职业素养:学以致用的能力;心怀敬畏、严谨求实的职业操守;以患者安全为中心的爱伤观念;具体问题具体分析的思维能力;发现问题、分析问题和解决问题的临床思维能力。

【融入路径】

随机选取一名学生,向全体成员展示液体不滴、茂菲滴管内液面过高或过低等输液故障的处理方法。教师通过情景模拟,活跃课堂气氛,激发学生的学习兴趣,使学生在轻松愉悦的学习氛围中感受求知的乐趣,牢固掌握专业知识,实现对知识的理解和运用,培养学生学以致用的能力。给予学生试错的机会,鼓励学生敢于挑战,在学生演示完后,教师演示正确的故障排除方法,引导学生利用课堂上所学到的知识发现问题、分析问题并解决问题。启发学生思考如何让患者及其家属参与护理工作,共同维护患者的安全,不断完善护理工作,消除安全隐患,为患者的安全保驾护航。

6.4　文献分享

祖静,翟雪雪,樊盼盼,等.静脉输液多功能操作台在儿科门诊输液中的应用[J].护理研究,2019,33(21):3804-3806.

问题:

(1)传统输液穿刺台存在哪些缺陷?

(2)简述静脉输液多功能操作台的主要结构、技术特点及安全特点。

参考答案:

(1)传统输液穿刺台存在以下缺陷:医疗废弃物桶暴露于输液桌周围,护士操作过程中需要反复弯腰丢弃医疗废弃物,导致输液穿刺台周围地面脏乱,穿刺时护士和患者体位不舒适,输液物品难以分类,护士来回取物消耗大量体力等,无形中浪费了护理人力资源,增加了劳动强度,导致门(急)诊静脉输液中心工作人员对操作台的满意度低。传统输液穿刺台的设计缺乏对患儿及护士的人文关怀。

(2)静脉输液多功能操作台的主要结构、技术特点:本实用新型涉及机械技术领域,包括输液台、设置在输液台一侧的放置箱以及安装在输液台表面的固定装置,两个连接板之间设有 LED 灯板,固定装置包括固定布以及安装在输液台两侧的收卷筒和连接筒,内槽的内部设有放置架,物品存放槽的底部设有回收柜。该静脉输液多功能操作台通过设置固定布,对患者的身体进行固定,方便对没有自控能力的患儿进行束缚,通过设置可调节高度以及照射角度的 LED 灯板,有效提高静脉穿刺的成功率,通过设置分类明确的放置架,为医护人员提供了实用性强且功能多样的操作空间,利用胶带切割器,能够直接将医用胶带进行切割,提高了医护人员的工作效率。静脉输液多功能操作台的特点:①患儿使用区域为软包抹角设计,防止患儿磕碰损伤;②操作台附有可调节安全保护带,以防止患儿坠落;③胶布切割区配备保护架,锐器处置区不可回拿,避免护士发生锐器伤。

【思政元素】

科学精神:探索求知的理性精神,批判创新的进取精神。

职业素养:以患者安全为中心的爱伤观念,注重人文关怀;发现问题、分析问题和解决问题的临床思维能力。

【融入路径】

这篇文献介绍了新型静脉输液多功能操作台在儿科门诊的应用,对提高小儿静脉首次穿刺成功率,顺利完成治疗和检查、提升护士与患儿家属满意度、提升医院门急诊静脉输液中心护理质量具有积极影响。对学生进行科研启蒙,帮助学生拓宽知识面,提升课堂教学的广度、深度与宽度。教师通过带领学生分析患儿的特点、小儿静脉穿刺对临床检查和治疗的顺利完成以及护患关系的影响,介绍新型静脉输液多功能操作台研发的临床背景,引导学生发现问题、分析问题并解决问题,展示科研成果对推进护理服务的持续改进,全面提高患者满意度,促进整体护理水平的提升的作用,使学生深刻地领悟到只有牢记"一切为了患者的健康"的服务宗旨,心中有患者,才能理解"处处留心皆学问"的道理,真切地认识到创新意识对优质护理的重要性,激发学生探索求知的理性精神和批判创新的进取精神。

(孙 莉)

第二课 静脉输血

一、思政目标

(1)学生具有正确的世界观、人生观和价值观,树立生命至上、人民至上的意识,能科学认识献血与输血,树立大局意识、"大健康"理念、"健康中国"思想,积极践行社会主义核心价值观,胸怀祖国、服务人民的爱国精神,实施健康中国战略的责任感与使命感。

(2)学生具有敬佑生命、救死扶伤、甘于奉献、大爱无疆的职业精神,仁爱之心、爱伤观念和以患者安全为中心的意识,尊重患者和生命,维护患者的尊严和权力,注重人文关怀,始终把人民群众生命安全和身体健康放在首位。有良好的职业道德、职业情感和人文素养。

(3)学生具有严谨的法治观念,持续提升法治意识,树立中国特色社会主义法治理念,强化对医疗护理相关法律法规、管理制度、护理技术规范的理解,逐渐形成学法、尊法、守法、用法的法治思维,提升安全意识与自我保护能力。

(4)学生具有批判、开放、探索和创新的精神,以及理性、求实、求真、探索和创新的精神;懂得通过实证方法获得确切、可靠的知识并辨明事实真相。

(5)学生具有心怀敬畏、充满热爱的职业认同感,博爱仁心、无私奉献的职业品格,坚韧不拔、开拓创新的科学品质,诚实守信、严谨求实的职业操守,以及爱岗敬业、精益求精的职业精神,弘扬正义、正直、善良的高尚品德,大医精诚的医学品质。

(6)学生具有自主学习、及时发现问题并解决问题、具体问题具体分析的临床思维能力,缘事析理、明辨是非的思维能力,以及学以致用的能力。

二、思政方法

1.导入

在湖北医药学院的校园里,有一辆车,以1个月为期,传递爱心为生命续航;有一群人,以半年为期,奉献鲜血让生命绽放,感谢这群"爱心天使"。湖北医药学院师生在2018—2021年献血285700 mL。献血是善举,一次献血可能拯救一条鲜活的生命,拯救一个面临破碎的家庭。当你的血液,与即将枯竭的生命相遇,用生命润泽生命,让更多的个体拥抱希望、感受温暖,你会感到快乐,对生命的领悟更透彻。《中华人民共和国献血法》第七条规定,国家鼓励国家工作人员、现役军人和高等学校在校学生率先献血,为树立社会新风尚做表率。

【思政元素】

家国情怀:胸怀祖国、服务人民的爱国精神。

职业素养:博爱仁心、无私奉献的职业品格;敬佑生命、救死扶伤、甘于奉献、大爱无疆的医者精神。

【融入路径】

教师通过介绍湖北医药学院师生在2018—2021年献血总量为285700 mL,以及湖北医药学院师生踊跃献血的光荣事迹,课堂现场调查学生的献血现状,结合《中华人民共和国献血法》倡导的高等学校在校学生率先献血,为树立社会新风尚做表率,由此引出本次课的内容。教师通过互动式教学,增加课堂教学的趣味性,激发学生的学习兴趣,使学生深刻认识到自身的职业和学科身份的责任感,从而发自肺腑地对自身的身份和责任产生认同感,主动思考自身的价值,胸怀祖国,服务人民。引导学生树立大局意识,传承互帮互助的中华传统美德,发扬敬佑生命、救死扶伤、甘于奉献、大爱无疆的医者精神,结合自身的健康状况率先献血,彰显博爱仁心、无私奉献的职业品质,用实际行动更好地践行社会主义核心价值观。同时要使学生深刻认识到在健康中国科普宣传中的责任与担当,倡议学生借助寒暑假社会实践等活动,深入国家机关、社会团体、企业事业组织、居民委员会、村民委员会等,开展无偿献血的社会公益性宣传,普及献血的科学知识,广泛宣传献血的意义,动员本社区的适龄公民参加献血。适当开展预防和控制经血液途径传播疾病的教育,增强学生的社会责任感和职业使命感。

2.知识点一:溶血反应

2.1　小组汇报

汇报主题:输血事故给我们的启示。

汇报要点提示:输血是具有一定危险性的治疗措施,会引起输血反应,严重者可危及患者的生命。

【思政元素】

职业素养:敬佑生命的医者精神;心怀敬畏、严谨求实的职业操守;以患者安全为中心的职业素养;通力协作的团队精神。

科学精神:客观、严谨的理性精神和与时俱进的科学精神。

【融入路径】

小组成员合作,课前广泛收集静脉输血案例相关资料,分享输血事故的真实案例,包括输血事故的严重后果、分析发生原因、预防措施、感想和体会等,增强学生对输血高危操作的全面了解,从而使学生深刻地认识到输血事故给患者、家庭和社会带来的巨大危害,对学生起深刻警示作用。向学生强调,在今后的工作中,牢记生命至上,树立"零容错率"的高标准和风险意识,秉持严谨求实的职业操守,认真落实输血核对制度和履行工作职责,做到零隐患,杜绝输血事故的发生,培养学生敬佑生命的医者精神,心怀敬畏才能真正实现救死扶伤的职业理想。

对事故发生的原因进行深刻剖析,使学生认识到输血过程环环相扣,牵一发而动全身,作为医学生应努力学习,专业技能过硬,严格把控输血的每一个环节。具体措施如下。

(1)采血时切勿张冠李戴。防止采血错误的最有效方法是给每位患者佩戴腕带,腕带上有患者的重要信息。采血之前需仔细核对申请单与患者腕带是否一致,若两者有矛盾,则不得采血。采血前,先用 PDA 手持设备与医嘱进行核对,询问患者床号、姓名和出生日期,携 PDA 手持设备扫描患者的手腕带、采血试管条码,无误后进行采血。采血后在离开患者床边之前,在试管上贴上标签。如果采血前就在试管上贴上标签,则有可能将血标本注入错误的试管中(1 名护士同时采集 2 名及以上患者的血标本时最易发生)。

(2)血液输注,加强核对。输血前由 2 名医护人员核对交叉配血报告单及血袋标签各项内容,检查血袋及血液颜色,准确无误后方可输血。输血时,由 2 名医护人员携病历到床旁核对患者资料,确认与交叉配血报告单相符,再次核对血液,用符合标准的输血器进行输血。取回的血液也应尽快输注,不得自行储存。血液发出后原则上不能退回,如因故未能及时输注,应将血液以正确的方式储存。血液离开输血科(血库)超过 30 分钟,有任何迹象表明血液袋已被打开或有任何溶血现象发生则应当报废。输血前用生理盐水冲洗输血管道。连续输血时,同一输血器连续使用超过 4 小时应更换。输血速度应先慢后快,再根据患者病情和年龄调整输血速度,并严密观察患者有无输血不良反应。如出现异常,执行《输血不良反应及经血传播疾病管理程序》。

(3)输血过程应加强监护。一旦出现输血不良反应,护士应立即减慢输血速度和(或)停止输血,予静脉注射生理盐水维持静脉通道,报告医生。医生应及时治疗和抢救,并查找原因,做好记录。疑为非溶血性发热反应应停止输血,有轻度过敏反应者减慢输血速度,给予解热镇痛剂或抗组胺药物治疗,必要时静脉注射肾上腺皮质激素。疑为细菌污染性输血反应,应立即停止输血,及时报告上级医生,在积极治疗抢救的同时,抽取血袋中血液做细菌学检验。疑为溶血性输血反应,应立即停止输血,及时报告上级医生,配合医生积极治疗抢救,培养学生以患者安全为中心的爱伤观念,始终把患者的生命安全放在首位的职业操守。同时,小组成员通过共同收集、整理、归纳汇报资料,制作课件,课堂汇报展示,锻炼学生的自主学习能力,提升学生主动探求新知识的学习能力,在此过程中培养学生对专业的兴趣,并通过学习和思考感受到知识的力量和求知的乐趣,培养团队协作精神、沟通交流和表达能力,增强学生的勇气和表达自信。

2.2 问与答

案例:患者陈某,女,30 岁,因工伤急诊入院,初步诊断为"双下肢开放性骨折、出血性休克"。体检:血压 70/50 mmHg,心率 120 次/分,神志清楚,表情淡漠,出冷汗,躁动。医嘱:

立即输血 200 mL。

问题:当输入 15 mL 血液时,患者突然出现畏寒、颤抖、胸闷、腰背酸痛、四肢麻木的症状,可能发生了哪种输血反应?

参考答案:该患者发生了输血反应中最严重的溶血反应。

【思政元素】

职业素养:敬佑生命的医者精神;严谨求实的职业操守。

【融入路径】

引导学生结合本讲涉及的知识、案例中患者的临床表现,判断该患者发生了溶血反应,并分析导致该案例不良事件发生的各种原因,培养学生发现问题、分析问题的能力。输血在临床上对治疗和抢救患者的生命有十分重要的意义。提醒学生输错血是很严重的医疗过错,导致的溶血反应属于临床急症,可能造成严重后果甚至导致患者死亡,强调预防是关键,其中首要方法就是仔细核对,严格执行查对制度,同时,需要另一位护士一同核对签字。提示学生重视输血前的 15 分钟,前 15 分钟应严格控制输血速度,不超过 20 滴/分,缓慢输血,观察输血反应,给足护士观察时间和及时处理时间,避免过多异型血液进入患者体内而引起严重的器官损伤。输血过程中严密观察,如果发现患者出现异常症状,立即处理。警示学生努力提高专业技能,提升职业素养,培养敬佑生命的医者精神、严谨求实以及团队协作的职业品质。不可麻痹大意忽视护理安全,避免输血风险。

2.3 小组讨论

案例:患者王某,女,25 岁,因产后大出血入院,查 Hb 65 g/L,医嘱予急配输血 2000 mL,孔护士取回血液后,与沈护士一起到患者床边双人核对后快速输上第一袋血液(200 mL),100~200 滴/分。考虑到患者出血量大、末梢循环差、输血量大、天气冷,孔护士就将其他未输的血袋放至水盆内用电炉加热后再输注,因电炉无法恒温,致水温过热。由于输注速度快,续接其他血袋时,孔护士就未再找其他护士再核对,也未发现血袋异常。4 小时后,患者出现高热、寒战,主诉四肢麻木、腰背酸痛,排酱油样尿,考虑患者出现了急性溶血反应,查患者已输了 1500 mL 血液。立即停止输血,更换一次性输血器并换上生理盐水,立即通知医生,给予相应的抢救处理,最终抢救无效,患者死亡。请对该事件发生的原因进行分析,并提出纠正措施。

参考答案:

(1) 事件发生原因分析。

①直接原因:护士用电炉加热血袋致使血液变质,给患者输入变质的血液导致患者出现急性溶血反应而死亡。

②科室制定的温血操作流程不规范或执行不力。

③输血作业流程复杂,包括由病房医护人员取血;输血科不进行温血而由病房护士自行温血,温血前需双人核对,温血后再进行双人核对,流程繁复,增加了护士出错的概率。

④未严格执行输血核对制度。除了输第一袋血外,其他血袋输注前未由两名医护人员核对交叉配血报告单及血袋标签上各项内容,未检查血袋有无破损渗漏,血液颜色是否正常;输血时,未由两名医护人员共同到患者床旁核对患者姓名等信息,未再次核对血液质量;输血后无再次核对。

⑤护士岗位职责落实不到位。未经常巡视患者,未能及时观察记录患者的病情变化。

⑥护士缺乏临床输血相关知识,培训不足。护士使用水盆和电炉温血,温血操作不规范;静脉输血操作流程执行不力;未严格执行输血核对制度,未检查血液的质量;未及时观察输血后患者的反应,反映护士缺乏临床输血的相关知识。

⑦科室使用的温血设备不规范,可能缺乏温血机。

(2)纠正措施。

①积极救治患者,及时向医务科、护理部等有关部门报告,并做好观察和记录,以及患者家属的安抚工作。

②输血完毕,保存血袋、一次性输血器、输血申请单等用物,医护人员对有输血反应的患者应逐项填写输血反应回报单,并返还输血科(血库)保存。配合有关部门的核对检查工作。

③组织相关部门对全院正在使用的温血设备进行全面检查,如未配备温血机而又需要温血,则立即购买温血机;如有温血机而不使用温血机温血,则追究个人责任。

④制定血袋温血操作规范,明确需温血后再输血患者的适应证,规范温血的时间、温度,完善温血操作流程,并组织讨论,严格执行。

⑤检查《临床输血技术规范》中输血制度落实情况,重点检查有无落实输血前由两名医护人员检查血液颜色是否正常以及输血过程中严密观察受血者有无输血不良反应。查找未落实的原因,如因科室管理不到位,应迅速制定相应管理措施;如因个人疏忽未落实,则需追究个人责任。

⑥医疗机构应当建立培训制度,加强对医护人员临床用血和无偿献血知识的培训,将临床用血相关知识培训纳入继续教育内容。新上岗医护人员应当接受岗前临床用血相关知识培训及考核,使他们了解并接受严格执行规章制度和履行岗位职责的重要性;着重培训核心制度与输血安全知识。

【思政元素】

职业素养:敬佑生命的医者精神;严谨求实的职业操守;发现问题、分析问题和解决问题的临床思维能力;互助协作的团队精神。

科学精神:与时俱进、勇于探索和创新的科学精神。

【融入路径】

将学生分成若干小组,每3~4人为一个小组,小组成员间充分交流和讨论后将本组讨论结果进行汇总,然后派一位代表与其他同学分享答案。通过对临床不良事件进行原因分析并找出纠正措施,培养学生发现问题、分析问题和解决问题的能力,提升其临床思维能力。本案例中医护人员在输血前温血操作不规范、输血过程中不严格执行核对制度,发生溶血反应导致产后大出血产妇死亡,引导学生时刻牢记"健康所系、性命相托"的誓言,提升学生的职业素养;在临床工作中一定要有高度的责任心,敬佑生命,爱岗敬业,严谨求实,严守职业规范,不可麻痹大意忽视护理安全;必须树立风险意识和以患者安全为中心的意识,消除安全隐患。教师通过对本案例中的问题进行梳理和总结,让学生意识到这些原因导致的严重后果,使学生从内心深处意识到相关责任的重要性,从而发自肺腑地对自身工作和责任产生认同感,同时引导学生思考纠正措施,培养学生解决临床护理问题的能力。通过小组成员间的团结合作、热烈讨论,实现人人参与、相互协作、共同进步,培养学生的团队合作能力。鼓励学生通过查阅输血相关专利、文献等临床新进展,规范加热血液制品,确保血液制品的质量和患者安全,对学生进行科研启蒙,培养学生与时俱进、勇于探索和创新的科学精神。

2.4 专利分享

一种新型临床输血用输血泵

本实用新型公开了一种新型临床输血用输血泵,包括基座和活动轮,活动轮连接在基座底部,基座上方连有主杆,且主杆的内部连有副杆,主杆的一侧连有调节轮,主杆的另一侧连有泵体;固定环套,其连接在所述泵体的内部,固定环套的内部连有转杆,且转杆的一侧设有预热槽。该新型临床输血用输血泵,放置输血管时将其放在泵体限位槽的内部限位,然后调整控制器,使预热槽内部的加温液加热,实现对血液的加热保温,避免温度过低的血液进入人体中,造成患者不适,显示屏能实时看到监测的输液流速,一旦发生异常,护士能及时发现。

【思政元素】

职业素养:严谨求实的职业操守,敬佑生命的医者精神。

科学精神:与时俱进、勇于探索和创新的科学精神。

【融入路径】

教师通过介绍一种新型临床输血用输血泵专利,引导学生学习该专利的创新点。该新型临床输血用输血泵既能实现对血液的加热保温,又能避免温度过低的血液进入人体,造成患者不适,显示屏能实时看到监测的输液流速,一旦发生异常,护士能及时发现。引导学生学习前辈的护理创新,并谈论自身的收获,强调科技创新既能提高工作效率,提升护理质量,又能减轻护士工作强度,最重要的是能确保患者的生命安全,对学生进行科研启蒙。拓宽课堂教学的宽度、广度及深度,激发学生对专业的兴趣,鼓励学生拓展思路、勇于创新,使学生在勤学善思中感受科研的乐趣,培养学生细心观察、勤学善思的研究精神。通过分析专利发明者研究的创新点,引导学生养成勤于深入思考的习惯,善于从生活、临床实践中发现问题并开展科学研究或技术革新,让学生深刻认识到创新的重大意义,激发学生探索求知的理性精神、批判创新的进取精神。培养学生的科研意识、创新意识,引导学生思考自身的价值,帮助学生建立对自身行业和学科身份的认同感及责任感。

3. 知识点二:发热反应

案例:患者,男,20岁,因患右侧渗出性胸膜炎和缩窄性心包炎行心包剥脱术,术后遵医嘱输入2 U的A型浓缩红细胞。当输入约5 mL时,患者出现发冷,寒战。测腋温40.6 ℃。

问题:该患者输血过程中发生了什么情况?发生该情况的原因是什么?有哪些临床表现?该如何进行预防和护理?

参考答案:

(1)该患者发生了发热反应。

(2)原因:①由致热原引起,如血液、保养液或输血用具被致热原污染。②多次输血后,患者血液中产生白细胞抗体和血小板抗体,当再次输血时,患者体内产生的抗体与供血者的白细胞和血小板发生免疫反应,引起发热。③护士在输血时没有严格遵守无菌操作原则,造成污染。

（3）临床表现：可发生在输血过程中或输血后1～2小时,患者先有发冷、寒战,继之出现高热,体温可达38～41℃,可伴有皮肤潮红、头痛、恶心、呕吐、肌肉酸痛等全身症状,一般不伴有血压下降。发热持续时间不等,轻者持续1～2小时即可缓解,缓解后体温逐渐降至正常。

（4）预防和护理：严格管理血库保养液和输血用具,有效预防致热原污染,严格执行无菌操作。处理：①反应轻者减慢输血速度,症状可自行缓解;②反应重者应立即停止输血,密切观察生命体征,给予对症处理(发冷者注意保暖,高热者给予物理降温),并及时通知医生;③必要时遵医嘱给予解热镇痛药和抗过敏药,如异丙嗪或肾上腺皮质激素等;④将输血器、剩余血连同储血袋一并送检。

【思政元素】

职业素养：以患者安全为中心的爱伤观念,严谨求实的职业操守;发现问题、分析问题并解决护理问题的临床思维能力、学以致用的能力。

【融入路径】

通过分析该患者的生命体征、临床表现,进行知识回顾(即静脉输液反应中的发热反应),判断患者在输血过程中发生了发热反应,教会学生知识迁移、触类旁通,引导学生分析输血反应中发热反应的发生原因,提升学生发现问题、分析问题及解决问题的临床思维能力;通过鼓励学生结合既往学习的冷热疗法等内容,总结相应的护理措施,培养学生学以致用的能力。同时强调要时刻树立以患者安全为中心的爱伤观念,培养严谨求实的职业操守,严格遵守无菌操作及静脉输血相关操作规范,不造成二次伤害。

4. 知识点三:过敏反应

案例:患者,男,20岁,因患右侧渗出性胸膜炎和缩窄性心包炎行心包剥脱术,术后遵医嘱输入2 U的A型浓缩红细胞。当输入约5 mL时,患者出现全身颤抖,躁动,呼吸困难,SpO_2进行性下降至70%,患者胸腹部相继出现荨麻疹。

问题:该患者在输血过程中发生了什么反应? 发生该反应的原因是什么? 有哪些临床表现? 该如何进行预防和护理?

参考答案:

（1）该患者输血过程中发生了过敏反应。

（2）原因。①患者为过敏体质,对某些物质易出现过敏反应。输入血液中的异体蛋白质与患者机体的蛋白质结合形成全抗原而使机体发生过敏反应。②输入的血液中含有致敏物质,如供血者在采血前服用可致敏的药物或摄入了可致敏的食物。③多次输血的患者,体内可产生过敏性抗体,当再次输血时,抗原、抗体相互作用而发生输血反应。④供血者血液中的变态反应性抗体随血液传给患者,一旦与相应的抗原接触,即可发生过敏反应。

（3）临床表现。过敏反应大多发生在输血后期或输血即将结束时,程度轻重不一,通常与症状出现的早晚有关。症状出现越早,反应越严重。①轻度反应:输血后出现皮肤瘙痒,局部或全身出现荨麻疹。②中度反应:出现血管神经性水肿,多见于颜面部,表现为眼睑、口唇高度水肿。也可发生喉头水肿,表现为呼吸困难,两肺可闻及哮鸣音。③重度反应:发生过敏性休克。

（4）预防和护理。①预防：a.正确管理血液和血液制品；b.选用无过敏史的供血者；c.供血者在采血前 4 小时内不宜吃高蛋白质和高脂肪的食物，宜清淡饮食或饮糖水，以免血中含有过敏物质；d.对有过敏史的患者，输血前根据医嘱给予抗过敏药物。②护理：根据过敏反应的程度给予对症处理。a.轻度过敏反应，减慢输血速度，给予抗过敏药物，如苯海拉明、异丙嗪或地塞米松，用药后症状可缓解；b.中、重度过敏反应，应立即停止输血，通知医生，遵医嘱给予皮下注射 1∶1000 肾上腺素 0.5～1 mL 或静脉注射氢化可的松或地塞米松等抗过敏药物；c.呼吸困难者给予氧气吸入，严重喉头水肿者行气管切开；d.循环衰竭者给予抗休克治疗；e.监测生命体征变化。

【思政元素】

职业素养：严谨求实的职业操守；发现问题、分析问题并解决问题的临床思维能力；学以致用的能力。

【融入路径】

引导学生结合本讲的知识及患者临床表现，进行知识回顾（即药敏试验的相关内容），判断患者在输血过程中发生了过敏反应，引导学生学以致用，总结出护理措施，提升学生的实践能力。强调夯实"三基"的重要性，能快速识别患者在输血过程中发生的不良反应并迅速做出相应的救治措施，提升学生发现问题、分析问题并解决问题的临床思维能力；向学生强调在临床工作中应秉持严谨求实的职业操守，严格遵守操作规范，用实际行动践行爱伤观念。强调严格把控输血的每一个环节，如输血前规范管理血液和血液制品、详细询问患者过敏史（对有过敏史的患者，输血前根据医嘱给予抗过敏药物），以减少过敏反应的发生；输血过程中需严格控制输血速度、严密观察患者病情，一旦发现患者出现不良反应，应迅速做出准确的判断并给予及时科学的处理。同时倡导学生科学献血，如选用无过敏史的供血者，供血者在采血前 4 小时内不宜吃高蛋白质和高脂肪的食物，宜清淡饮食或饮糖水，以免血中含有过敏物质。

5.知识点四：与大量输血有关的反应

问题：什么是大量输血？与大量输血有关的反应有哪些？其原因、临床表现及护理措施分别是什么？

参考答案：

（1）大量输血一般是指在 24 小时内紧急输血量相当于或大于患者总血容量。

（2）常见的与大量输血有关的反应有循环负荷过重的反应、出血倾向及枸橼酸钠中毒等。

①循环负荷过重即肺水肿，其原因、临床表现和护理同静脉输液反应。

②出血倾向。a.原因：长期反复输血或输血量超过患者原血液总量，由于库存血中的血小板破坏较多，凝血因子减少而引起出血。b.临床表现：皮肤、黏膜瘀斑，穿刺部位有大面积淤血或手术伤口渗血。c.护理：短时间内输入大量库存血时，应密切观察患者的意识、血压、脉搏等变化，注意皮肤、黏膜或手术伤口有无出血。严格掌握输血量，每输库存血 3～5 个单位，应补充 1 个单位的新鲜血。根据凝血因子缺乏情况补充有关成分。

③枸橼酸钠中毒反应。a.原因：大量输血使枸橼酸钠大量进入体内，如果患者的肝功能受损，枸橼酸钠不能完全被氧化和排出，而与血中的游离钙结合使血钙浓度下降。b.临床表

现:患者出现手足抽搐,血压下降,心率缓慢。心电图出现 Q-T 间期延长,甚至心搏骤停。

c.护理:遵医嘱,按照每输入库存血 1000 mL,静脉注射 10% 葡萄糖酸钙 10 mL,预防发生低血钙。

【思政元素】

职业素养:敬佑生命、以患者安全为中心的责任意识;严谨求实的职业操守。

【融入路径】

带领学生回顾已学习的案例,找出需大量输血的适应证,强调应提升风险意识,必要时输注新鲜血液或凝血因子避免出血,适当补钙避免低血钙,强调过硬的专业素质的重要性,增强学生敬佑生命、以患者安全为中心的责任意识;同时需严格监测患者的生命体征尤其是血压和心率,严密观察患者的病情变化,如通过生活护理观察皮肤、黏膜有无瘀斑,口腔护理时有无出血、穿刺部位有无大面积淤血或手术伤口有无渗血等情况,培养学生严谨求实的职业操守。

6. 知识点五:输血相关传染病

在输血相关传染病的预防和控制中,采供血机构和医疗机构的标准化工作和规范化管理起着至关重要的作用。综合预防对策有提倡无偿献血,严格血液筛查;规范采供血和血液制品制备的操作规程;对血液制品/成分血进行病毒灭活;严格掌握输血适应证,提倡自体输血和成分输血;加强消毒隔离,做好职业防护。

6.1 知识拓展

知识拓展

中国疾病预防控制中心:
《青年学生预防艾滋病宣传教育核心信息(2021 版)》

通过输血传播的疾病已知有十余种,其中较严重的有艾滋病、乙型肝炎和丙型肝炎。为进一步落实《健康中国行动(2019—2030 年)》《遏制艾滋病传播实施方案(2019—2022 年)》《关于切实加强新时代学校预防艾滋病教育工作的通知》有关要求,推进"十四五"时期学校预防艾滋病教育工作的开展,遏制艾滋病在青年学生人群中的传播和流行,促进青年学生身心健康,在教育部、国家卫生健康委等指导下,中国疾病预防控制中心性病艾滋病预防控制中心联合教育部全国学校预防艾滋病教育专家组,根据青年学生特点和需求修订了青年学生预防艾滋病教育核心信息,为学校开展预防艾滋病宣传教育工作提供参考和指导。

【思政元素】

职业素养:正确的世界观、人生观和价值观;弘扬正义、正直、善良的职业品德;缘事析理、明辨是非的思维能力。

法治素养:胸怀公平和正义的社会主义法治精神;安全意识与自我保护能力。

【融入路径】

通过带领学生学习中国疾病预防控制中心发布的《青年学生预防艾滋病宣传教育核心

信息(2021版)》,以达到以下目标。

(1)使学生认识艾滋病的危害性。艾滋病是一种危害大、病死率高的重大传染病,目前既不可治愈,也没有疫苗进行预防。目前我国青年学生中艾滋病的主要传播方式为性传播,特别是男性同性性行为传播。近年来每年发现的青年学生人类免疫缺陷病毒(HIV)感染者中,超过80%的感染者是通过男性同性性行为感染的。每12位男性同性性行为者中就有1位是HIV感染者。部分地区青年学生中艾滋病疫情向低龄化发展。不能通过外表判断一个人是否感染了HIV,只有通过检测才能判断。学习艾滋病相关知识,使学生能够正确认识到艾滋病的危害性,引导学生提升自我保护能力,树立正确的世界观、人生观和价值观,弘扬正义、正直、善良的品德。

(2)学习预防知识。①掌握性健康知识,提高自我保护意识与技能,做自己健康的第一责任人。每一个人都是自己健康的第一责任人。未成年人避免发生性行为,青少年尽量推迟首次性行为时间。②拒绝不安全性行为,正确使用安全套。③使用毒品会增加感染HIV的风险。④性病可增加感染HIV的风险,必须及时到正规医疗机构诊治。⑤使用消毒不严格的被HIV污染的工具文眉、打耳洞、拔牙等也有造成艾滋病传播的可能。⑥日常学习和生活接触不会传播艾滋病。⑦发生易感染HIV危险行为后,必要时可采取药物阻断,减少HIV感染的风险。青年学生应主动接受性健康教育,建立正确的人生观、价值观,丰富课余生活,提高自制力。同时深入校园和社会,积极参与预防艾滋病宣传教育,提升缘事析理、明辨是非的思维能力,弘扬社会新风尚。

(3)了解检测与治疗。①发生高危行为后,应该主动进行艾滋病检测与咨询,早发现、早诊断。②疾病控制中心、医院等机构均能提供保密的艾滋病咨询和检测服务。③感染后应及早接受抗病毒治疗。引导学生规范自己的言行,掌握相关的补救措施,提升自我保护能力。

(4)学习法律法规,树立法治意识。①HIV感染者和艾滋病患者应得到理解和关怀,反对歧视HIV感染者和艾滋病患者。②故意传播艾滋病要承担法律责任。HIV感染者和艾滋病患者在得知感染HIV后应主动告知性伴侣或配偶。故意传播艾滋病违反国家法律法规,需要承担相应的法律责任。《艾滋病防治条例》规定:艾滋病病毒感染者或者艾滋病患者故意传播艾滋病的,依法承担民事赔偿责任;构成犯罪的,依法追究刑事责任。《最高人民法院、最高人民检察院关于办理组织、强迫、引诱、容留、介绍卖淫刑事案件适用法律若干问题的解释》规定,明知自己感染艾滋病病毒而卖淫、嫖娼,或明知自己感染艾滋病病毒,故意不采取防范措施而与他人发生性关系,致使他人感染艾滋病病毒的,依照刑法第二百三十四条第二款的规定,以故意伤害罪定罪处罚。引导学生胸怀公平和正义,不歧视艾滋病患者,遵纪守法,弘扬社会主义法治精神。

6.2　文献分享1

盖宇.ICU输血相关性急性肺损伤2例分析[J].中国误诊学杂志,2008,(2):463.

问题:

(1)输血相关性急性肺损伤(transfusion related acute lung injury,TRALI)的危害有哪些?

(2)TRALI该如何治疗?

(3)TRALI的预防措施有哪些?

参考答案:

(1) TRALI 的危害:TRALI 发生于输血期间或输血后 6 小时内,以急性缺氧和非心源性肺水肿为特点,死亡率达 5%～10%,应引起临床关注。

(2) TRALI 的治疗:主要是呼吸支持和保持血流动力学稳定,在 ICU 治疗 TRALI 较其他科室及时,因 70% 患者需气管插管及机械通气治疗以改善低氧血症,予小潮气量肺保护性通气策略治疗 TRALI 是必要的,对循环容量的判断决定了是否给予利尿剂,对低血压患者给予液体支持而不是利尿剂,监测中心静脉压对容量负荷的判断是有帮助的,激素治疗目前没有令人信服的资料,且对气管插管患者可增加院内感染机会,故应慎用。TRALI 预后较急性呼吸窘迫综合征(死亡率 40%～50%)更好,一般不会导致肺不可逆性损害,TRALI 患者积极治疗 48～96 小时症状可明显改善,重症患者可发生其他严重并发症或死亡。

(3) TRALI 预防措施:①不要滥用血液制品,尤其是作为扩容剂或白蛋白替代物的血浆,仅用于凝血因子缺乏而引起的微血管出血者;②不应使用易产生白细胞抗体或已存在白细胞抗体的供血者(如经产妇、输过血的供血者)的血液。国外报道,女性供血者血浆成分中的白细胞抗体多与可疑 TRALI 的死亡有关。美国红十字会谨慎地限制输注含有白细胞抗体的血浆可预防每年 6 例患者的死亡。

6.3 文献分享 2

董秀娟,赛亚,赵晓武,等.输血相关急性移植物抗宿主病 2 例[J].中国输血杂志,2008,(3):202-203.

问题:

(1) 输血相关性移植物抗宿主病(transfusion associated graft versus host disease,TA-GVHD)的危害有哪些?

(2) TA-GVHD 的高危人群有哪些?

(3) TA-GVHD 该如何治疗?

参考答案:

(1) TA-GVHD 是由输入含有活性淋巴细胞的异体血液所造成的疾病。供血者血液中的 T 淋巴细胞进入患者体内攻击和破坏宿主器官和组织,造成致死性输血并发症,TA-GVHD 目前仍是一种死亡率极高的疾病。

(2) 已确认的 TA-GVHD 高危人群:同种(异体)或自体骨髓移植患者、先天性免疫缺陷综合征患者、子宫内输血者、供血者与患者 HLA 单倍型相同的受血者、霍奇金淋巴瘤患者。目前尚在观察的高危人群:恶性血液病和实体瘤患者、器官移植患者。具有 B 细胞恶性疾病患者发生 TA-GVHD 的风险尤其高。

(3) 本病例提示,TA-GVHD 的及时诊断、糖皮质激素及时足量应用至关重要,有可能改善患者预后。

【思政元素】

科学精神:探索求知的理性精神、批判创新的进取精神、科学严谨的科研态度。

职业素养:以患者安全为中心的理念,职业认同感和责任感,互助协作的团队精神。

【融入路径】

教师通过分享以上两篇文献,给学生介绍输血反应中少见但是死亡率非常高的输血相关性急性肺损伤和输血相关性移植物抗宿主病,带领学生学习相关的高危人群、治疗措施和预防措施,拓宽学生的知识面,对学生进行科研启蒙。培养学生探索求知的理性精神,批判创新的进取精神。对比两位患者的结局,例1因多脏器功能衰竭并发严重感染死亡,分析原因:当时对 TA-GVHD 认识有限,体温再度上升判断为继发多重感染,皮疹误诊为药物过敏,腹泻误诊为应用广谱抗生素后合并肠道菌群失调,黄疸误诊为高热、药物因素等所致。例2经甲基泼尼松龙冲击治疗痊愈。引导学生深刻认识到输血属于高危操作,其安全管理的重要性,使学生从内心深处对自身角色和责任产生认同感,激发学生的职业认同感和责任感,引导学生时刻牢记以患者安全为中心的理念。教师通过讲解输血中出现严重不良反应的患者的成功抢救需要团队的共同努力,使学生认识到互助协作的团队精神的重要作用。引导学生在寻找护理疑难病例时,可以阅读大量的文献,从而寻找科学有效的诊疗和预防措施,激发学生的学习兴趣,培养学生的创新精神和科学精神。

7. 知识点六:输血前的准备

问题:输血前需做哪些准备工作?

参考答案:

(1)患者知情同意。对于需输血治疗的患者,医生必须先向患者或其家属说明输同种异体血的不良反应和经血传播疾病的可能性。患者或其家属在充分了解输血的潜在危害后,有拒绝输血的权利。如果同意输血,必须填写"输血治疗同意书",由患者或其家属、医生分别签字后方可施行输血治疗。无家属签字的无自主意识患者的紧急输血,应报医院职能部门或主管领导同意、备案并记入病历。未成年者,可由其父母或指定监护人签字。

(2)备血。根据医嘱认真填写输血申请单,并抽取患者静脉血标本2 mL,将血标本和输血申请单一起送血库做血型鉴定和交叉配血试验。采血时禁止同时采集两名患者的血标本,以免发生混淆。

(3)取血。根据输血医嘱,护士凭取血单到血库取血,和血库人员共同认真查对患者姓名、性别、年龄、住院号、病室/门急诊、床号、血型、血液有效期、配血试验结果以及保存血的外观。核对完毕,护士在取血单上签字后方可提血。血液自血库取出后,勿剧烈振荡,以免红细胞破坏而引起溶血。如为库存血,需在室温下放置15~20分钟再输入。库存血不能加热,以免血浆蛋白凝固变性而引起不良反应。

(4)输血前核对输血前,需与另一名护士再次进行核对,确定无误并检查血液无凝块后方可输血。

【思政元素】

职业素养:心怀敬畏、严谨求实的职业操守。

【融入路径】

通过回顾学生汇报的输血事故、输血反应中的警示案例等,强调要时刻心怀敬畏,牢固树立人民生命至上的理念,在整个输血过程中,秉持严谨求实的职业操守,切实履行护理职责。如严格核查已签署的"输血治疗同意书",根据医嘱认真填写输血申请单备血,强调严守输血操作程序职业规范的重要性,以确保患者安全,提升自我保护意识;采血时严格进行一对一规范采集血标本并及时送检,以免发生混淆,警示学生不可贪求速度,因小失大;取血时根据输血医嘱凭取血单到血库取血,强调与血库工作人员认真核查患者信息、血液及血液制品的质量并妥善保存;输血前严格核查和签字,严格把控每一个环节,真正地用实际行动践行始终把患者的生命安全和身体健康放在首位的职业精神。强调要严格落实查对、交接班等护理核心制度,严格遵守职业规范,引导学生增强责任意识,扎实做好输血护理,夯实基础护理质量。要按照护理实践指南和技术规范要求,实施临床护理操作,规范护理服务行为,确保护理质量和患者安全。

8. 知识点七:静脉输血过程的管理

8.1 问与答

问题:静脉输血过程的注意事项有哪些? 如何对患者做好健康教育?

参考答案:

(1) 静脉输血过程的注意事项如下。①在取血和输血过程中,要严格执行无菌操作及查对制度。在输血前,一定要由两名护士按照需查对的项目再次进行查对,避免差错事故的发生。②输血前后及输注两袋血之间需要滴注少量生理盐水,以防发生不良反应。③血液内不可随意加入其他药品,如钙剂、酸性或碱性药品、高渗或低渗液体,以防血液凝集或溶解。④输血过程中,一定要加强巡视,观察有无输血反应征象,并询问患者有无任何不适反应。一旦出现输血反应,应立刻停止输血,并按输血反应进行处理(参见"常见输血反应及护理")。⑤严格掌握输血速度,对年老体弱、严重贫血、心力衰竭患者应谨慎输血,输血速度宜慢。⑥对急症输血或大量输血患者可行加压输血,输血时可直接挤压血袋、卷压血袋输血或应用加压输血器等。加压输血时,护士须在床旁守护,输血完毕及时拔针,避免发生空气栓塞。⑦输完的血袋送回输血科保留 24 小时,以备患者在输血后发生输血反应时检查分析原因。

(2) 健康教育的内容如下。①向患者说明输血速度调节的依据,告知患者勿擅自调节输血速度。②向患者介绍常见输血反应的症状和防治方法。并告知患者,一旦出现不适症状,应及时使用呼叫器。③向患者介绍输血的适应证和禁忌证。④向患者介绍有关血型的知识,做血型鉴定及交叉配血试验的意义。

【思政元素】

职业素养:学以致用的能力;严谨求实的职业操守;以患者安全为中心的责任意识;敬佑生命、维护患者的生命及权利。

科学素养:探索求知的理性精神;实验验证的求实精神;批判创新的进取精神。

【融入路径】

教师采用模拟教学的方式,输血前由两名学生现场模拟护士按照需查对的项目再次进行查对,避免差错事故的发生。强调在取血和输血过程中,要严格执行无菌操作及查对制度。借助理实一体化的优势,布置静脉输血的场景和器具。由学生模拟完成输血前后及输注两袋血之间需要滴注少量生理盐水的过程,避免发生不良反应。通过错误演示法——向血液内加入其他药品,如钙剂、酸性或碱性药品、高渗或低渗液体等,让学生纠错,警示学生血液内不可随意加入药物以防血液凝集或溶解。强调输血过程中,一定要加强巡视,观察患者有无输血反应征象。安排学生扮演标准化患者,若患者不遵医嘱随意调节输血速度、向护士报告不适反应等,应如何处理,考察学生的应变能力和对知识的掌握程度。强调严格掌握输血速度,对年老体弱、严重贫血、心衰患者应谨慎输血,输血速度宜慢;对急症输血或大量输血患者可行加压输血,强调护士须在床旁守护,也可应用加压输血器,引导学生在学习新知识时,要关注学科进展、临床新进展,始终保持探索求知的理性精神,实验验证的求实精神,批判创新的进取精神。输血完毕,学生模拟按照静脉输液处理用物的方式处理输血袋。向学生强调输完的血袋送回输血科保留 24 小时,以备患者在输血后发生输血反应时检查分析原因。利用角色扮演,引导学生牢固掌握专业知识,提高学生对知识的理解和运用能力,培养学生学以致用的能力及与患者沟通的能力。理实一体化的模拟教学可使学生更直观、更深刻地掌握输血过程的管理,有利于培养学以致用的能力,提高学生的动手能力,提升其自信心。使学生明白做学问必须保持严谨求实的职业操守,在为患者进行静脉输血时,一定要时刻牢记以患者安全为中心的理念,敬佑生命,不要对患者造成二次伤害。

8.2 文献分享 1

王洪英,陈楠.2 例输血袋被刺破原因分析及预防[J].当代护士(中旬刊),2018,25(7):187-189.

问题:

(1)输血过程中发生漏血后的补救方法有哪些?

(2)为了避免血袋刺破现象的再次发生,该如何预防?

(3)该如何改良输血袋?

参考答案:

(1)补救方法:止血钳夹闭法、输液贴贴敷法、3M 透明敷贴粘贴法,应用一次性输血瓶、多功能输血器等。血液病患者因抵抗力较弱更容易引发感染,如果操作不当也容易造成二次污染或再次漏血。

(2)预防措施:护士在输血过程中一定要操作规范,不可以用蛮力,而且操作时不要急躁,要慢一点、稳一点。将血袋挂在输液架上时,血液自身的重力作用可使输血袋上下 2 层完全撑开,这样输血袋内的空间就相对变大,减少了针尖碰到输血袋袋壁的机会。另外,在连接时用一只手的大拇指和双手示指及中指分别握着血袋连接处的前后端,保持连接处与水平方向垂直,这样有利于固定和掌握力度。另一只手则持输血器,在刺入时不要用力地一穿到底,针尖角度也要一直保持水平垂直。在连接口中间,刺入速度要慢些,遇到阻力缓慢刺入后采取旋转式上升。这个动作需要一气呵成,这样针尖就不会一直贴壁或在同一个方向,可有效避免输血袋刺破现象的发生。因为笔者所在科室采取了上述方法,在实际操作当中未再发生血袋刺破现象。

(3)改良方案:改良后的输血袋,其接口处的长度可以超过输血器针头的长度,所采用的材质要相对厚实一些,尤其是在输血袋的连接处。

【思政元素】

职业素养:关心爱护患者,以患者安全为中心、严谨求实的职业操守;大医精诚的医学品质。

科学精神:与时俱进、崇尚创新的科学精神;探索求知的理性精神;细心观察、勤学善思的研究精神;批判创新的进取精神。

【融入路径】

基于实例,带领学生学习文献中输血过程中发生漏血后的补救方法,即止血钳夹闭法、输液贴贴敷法、3M 透明敷贴粘贴法和应用一次性输血瓶等,引导学生思考特殊患者(如血液病患者),是否可以用以上方法补救,强调血液病患者因抵抗力较弱更容易引发感染,如果操作不当也容易造成二次污染或再次漏血。根据国家卫生健康委制定的《临床输血技术规范》第二十六条:凡血袋有下列情形之一的,一律不得发出。①标签破损、漏血;②血袋有破损、漏血;③血液中有明显凝块;④血浆呈乳糜状或暗灰色;⑤血浆中有明显气泡、絮状物或粗大颗粒;⑥未摇动时血浆层与红细胞的界面不清或交界面上出现溶血;⑦红细胞层呈紫红色;⑧过期或其他须查证的情况。为避免引起患者感染,因此一旦出现输血袋刺破现象,应将原血液弃去,重新配血输入。强调牢记敬佑生命的医者精神,严格遵守职业操作规范,不可马虎大意,否则既延误患者的治疗,又浪费血液制品等医疗资源。培养学生严谨求实的职业操守,提升学生发现问题并不断改进的精益求精的职业素养。同时引导学生在学习文献中临床新进展、新方法的同时,要具有批判创新的进取精神,严格参照国家卫生健康委发布的临床输血技术规范进行操作,确保护理质量和患者安全。

向学生介绍文献中的改良方案,鼓励学生拓展思路、勇于创新,对学生进行科研启蒙,拓宽课堂教学的宽度、广度及深度,激发学生对专业的兴趣。引导学生善于从生活、学习、临床实践中发现问题并开展科学研究或技术革新,培养学生"处处留心皆学问"的学习态度,使学生在勤学善思中感受科研的乐趣,培养学生细心观察、勤学善思的研究精神。引导学生在临床工作中,不断提高专业技能,在实践中不断提升为人民服务的本领,锤炼大医精诚的医学品质。

8.3 小组讨论

案例:患者陈某,女,42岁,11:00行"宫颈癌根治术、淋巴结清扫术"。在手术过程中,因失血过多,需要输血,于是手术室巡回护士给她输注 200 mL 的血浆。但是就在当日 13:50,手术即将结束之际,陈某突然出现了血尿迹象。原来,取血人员未拿取血单去取血,将隔壁手术间患者配的血取回,巡回护士以为是陈某需要输注的血浆,直接给输上了。导致原本是"O+"型血的陈某,被错输入了异型"AB+"型血 200 mL,出现急性溶血性反应。经医院全力救治,患者脱离危险。

问题:

(1) 在输血过程中,医护人员存在哪些问题?

(2) 如何保障患者的输血安全?

参考答案:

(1) 在输血过程中,医护人员存在以下问题。

①直接原因:巡回护士未查对血袋就直接给患者输上,导致输错血,患者出现急性溶血性反应。

②取血人员未拿取血单取血。

③发血与取血管理流程制定不规范或执行不力。

④取血与发血的双方未执行发血查对制度。取血人员未与输血科发血人员凭输血申请单查对患者床号、姓名、血型及交叉配血结果等信息,违反《临床输血技术规范》中"发血"的规定。

⑤未严格执行输血查对制度。取血人员取回血后未与巡回护士交接核对输血申请单及血袋标签上信息;输血前未由两名医护人员核对交叉配血报告单及血袋标签上各项内容;输血时,未由两名医护人员带病历共同核对患者姓名等信息;输血后未再次核对患者姓名等信息。执行输血操作前、中、后均未查对患者手腕带上床号、姓名等信息。

⑥护士岗位职责落实不到位。未履行"巡回护士"的岗位职责,未经常巡视患者,未能及时观察记录手术患者的病情变化。

(2)可通过以下途径保障患者的输血安全。

①迅速组织相关部门检查《临床输血技术规范》中"发血"制度落实情况,完善取血与发血的双方交接输血申请单和取血管理流程,设立提醒警示牌"双方交接输血申请单和血样/取血时,必须逐项核对",确认无误后才能将血发出。

②检查手术室紧急情况下输血管理流程是否完善,迅速修改完善,并组织讨论,经上级审定后严格执行;如流程完善,则需追究个人责任。

③对巡回护士进行教育和培训,着重培训输血核对制度及巡回护士岗位职责。

④制作提醒警示牌:"输血时请严格执行双人床边核对",在护士为患者输血时悬挂。

【思政元素】

职业素养:爱岗敬业、精益求精、始终把患者的生命安全和身体健康放在首位的职业精神;严谨求实的职业操守;分析问题和解决问题的临床思维能力;团结协作的团队精神。

法治素养:严谨的法治观念;安全意识与自我保护能力。

【融入路径】

将学生分成若干小组,每3~4人为一个小组,小组成员间充分交流和讨论后将本组讨论结果进行汇总,然后派一位代表与其他同学分享答案。通过小组成员间的团结合作、热烈讨论,实现人人参与、相互协作、共同进步,培养学生的团队合作能力。通过对临床不良事件进行原因分析并找出纠正措施,培养学生分析问题和解决问题的能力,提升其临床思维能力,引导学生树立风险意识和以患者安全为中心的责任意识。对本案例进行剖析,使学生认识到这些原因导致的严重后果,从内心深处意识到相关责任的重要性,从而发自肺腑地对自身的责任产生认同感。本案例中医护人员给手术中失血过多的患者输血操作不规范,未严格执行核对制度,导致发生溶血反应。对案例出现的问题进行梳理和总结,使学生认识到查对制度和慎独精神在临床工作中的重要意义,使学生对自身的职业和学科身份产生责任感。案例中的患者虽经医护人员的全力救治,脱离危险,但该案例有极大的警示作用,使学生牢记在临床工作中一定要时刻保持高度的责任心,爱岗敬业,严谨求实,切不可麻痹大意,玩忽职守,视患者生命为儿戏。必须牢固树立风险意识和以患者安全为中心的责任意识,始终把患者的生命安全和身体健康放在首位,尊重和爱护患者,维护患者权益,严格执行查对制度,时刻牢记"健康所系、性命相托"的誓言,提升学生的职业素养。教师通过提问"假如患者最终未成功获救,该护士是否应承担相应的法律责任?"引导学生分析案例中的手术室护士所应承担的法律责任,帮助学生树立法治意识,培养学生严谨的法治观念,提高学生的安全意识与自我保护能力。

8.4 文献分享2

李小红,黄霞,谢东甫,等.采供血不良事件监测模式探索——《血液安全监测指南》团标修订之解析[J].中国输血杂志,2019,32(10):1063-1065.

问题:

(1)加强采供血不良事件监测的意义是什么?

(2)采供血不良事件发生的主要环节和主要原因是什么?

参考答案:

(1) 意义:有利于提升采供血服务水平和提高血液产品质量,保障血液安全。

(2) 采供血不良事件发生的主要环节:血液采集;主要原因:人员问题和流程问题。应严格遵守采供血流程规范,提高自身素质,为人民的健康保驾护航。

【思政元素】

科学精神:探索求知的理性精神、批判创新的进取精神。

职业素养:以患者安全为中心的理念,职业认同感和责任感,严谨求实的职业操守,互助协作的团队精神。

【融入路径】

这篇文献介绍了采供血不良事件监测模式探索,基于重庆市血液中心采供血不良事件的报告处理流程,结合国内外先进经验,探索采供血不良事件监测模式;将建立的模式接受同行专家的理论检验和重庆市血液中心及重庆市其他采供血机构的应用实践检验。初步建立了适用于我国的采供血不良事件监测模式,并融入团体标准《血液安全监测指南》。采供血不良事件监测是血液安全监测的一个重要组成部分,也是薄弱环节。只有建立适合我国采供血工作的不良事件监测模式,才能推动我国血液安全监测工作的全面发展,促进采供血工作改进和保障血液安全。为确保临床患者输血安全,需对输血全程进行监测和双向追踪,拓宽学生的知识面,对学生进行科研启蒙,培养学生探索求知的理性精神,批判创新的进取精神。引导学生深入思考在整个输血过程中护士的工作职责,使学生了解到护士在整个输血过程(包括献血、采供血、输血、输血不良反应的监测)中发挥的重要作用,使学生认识到输血每个环节安全管理的重要性,从内心深处对自身角色和责任产生认同感,激发学生的职业认同感和责任感,引导学生时刻牢记以患者安全为中心的理念,严格把控每一个环节。教师通过讲解输血安全管理需要多学科安全用药团队的共同努力,使学生认识到互助协作的团队精神的重要作用;通过学习文献,警示学生严格遵守采供血流程规范,提高自身素质,练就过硬的本领,为人民的健康保驾护航,培养学生严谨求实的职业操守。通过阅读大量的文献,规避输血风险,激发学生的学习兴趣,培养学生的创新精神和科学精神。

8.5　小组作业

案例:护士李某,在一家医院已经工作了 3 年,今年气候异常,住院患者激增,该护士忙得不可开交。一天给患者发药时,她张冠李戴发错了药,幸好被及时发现,没有酿成事故。

问题:出现这种情况后,你希望医院如何处理这件事情?

参考答案:

虽然没有酿成事故,但医院的管理部门依然对这件事情展开了严厉地"问责"。

(1) 首先问责护理部。他们从电脑中调出最近一段时间病历记录,发现"李某负责区域的患者增加了 30%,而护士人手并没有增加"。调查部门认为护理部没有适时增加人手,造成了李某工作量加大,劳累过度。人员调配失误。

(2) 然后问责人力资源部门的心理咨询机构。李某的家里最近有没有发生异常情况?询问得知,她的孩子刚两岁,上幼儿园不适应,整夜哭闹,影响李某晚上休息。调查人员询问后认为医院的心理专家没有对她进行帮助,失职!

（3）最后问责制药厂。专家认为"谁也不想发错药，这里可能有药物本身的原因"。他们把李某发错的药放在一起进行对比，发现几种常用药的外观、颜色相似，容易混淆。他们向药厂发函，建议改变常用药片外包装，或改变药的形状，尽可能减少护士对药物的误识。

（4）心理疏导。那几天李某特别紧张，不知医院会如何处理。医院心理专家走访她家，告诉她不用担心患者赔偿事宜，已由保险公司解决。还与李某夫妻探讨如何照顾孩子，并向社区申请给予她 10 小时义工帮助。李某下夜班，义工照顾孩子，以保证她能充分休息。同时医院特别批准她放假几天，帮助女儿适应幼儿园生活。此后李某工作更加认真细致，也没有再发生类似错误。

【思政元素】

职业素养：爱岗敬业、始终把患者的生命安全和身体健康放在首位的职业精神；团结协作的团队精神；严谨求实的职业操守；学以致用的能力；自主学习能力。

道德修养：尊重和爱护患者，维护患者权益。

法治素养：严谨的法治观念，安全意识与自我保护意识。

【融入路径】

将学生分成若干小组，每 3～4 人为一组，小组成员间充分交流和讨论后以书面形式将讨论结果进行汇总提交，实现人人参与、相互协作、共同进步，培养学生的团队协作精神。通过分析发错药临床不良事件发生的原因，培养学生的临床思维能力，引导学生树立风险意识和以患者安全为中心的责任意识。对本案例进行剖析，引导学生思考"如果错误没有被发现，患者服用了错误的药物又对该药物过敏会有什么严重后果？"正确用药对控制患者的病情至关重要，错误用药后果会怎么样？"使学生认识到这些原因导致的严重问题，从内心深处意识到相关责任的重要性，从而发自肺腑地对自身的责任产生认同感。引导学生进行反思，总结归纳纠正措施，警示学生在今后的临床实习中必须严守职业规范和核查制度，一旦引发不良后果，将需要承担法律责任，帮助学生树立法治意识，培养学生严谨的法治观念，提高学生的安全意识与自我保护能力。警示学生在今后的临床实习和工作中，一定要保持高度的责任心，爱岗敬业，始终把患者的生命安全和身体健康放在首位，严谨求实。同时引导学生在临床工作过程中，一定要重视对患者及其家属进行健康教育，让患者及其家属共同参与治疗和护理，共同维护患者权益，保证患者安全；通过剖析问题，及时反思复盘，充分调动学生求知的能动性，启发学生的求知欲和好奇心，培养学生的自主学习能力及理论联系实际的能力，养成良好的学习习惯和终身学习的意识，实现个人的可持续发展。

（孙　莉）

第八讲　常用抢救技术

一、思政目标

（1）学生具有仁爱之心、爱伤观念，尊重患者，维护患者的尊严和权利，有良好的职业道德、职业情感和人文素养。

（2）学生具有探索求知、批判创新、与时俱进的精神。

（3）学生具有科研意识、创新意识、大局意识、团队协作的精神。

（4）学生具有科学、客观、严谨、求实的职业操守，具有高度的职业认同感、职业使命感和社会责任感。

（5）学生具有敬佑生命、救死扶伤、爱岗敬业、甘于奉献、大爱无疆的职业精神，热爱护理事业，勇担社会责任，传承互帮互助的中华传统美德。

（6）学生具有正确的世界观、人生观和价值观，积极践行社会主义核心价值观，胸怀祖国、服务人民。

（7）学生具有严谨的法治观念、安全意识和自我保护能力，胸怀公平和正义。

（8）学生具有以患者安全为中心的意识，注重人文关怀，不过多暴露，不造成二次伤害，始终把人民群众生命安全和身体健康放在首位。

（9）学生具有及时发现问题、分析问题及解决问题的临床思维能力。

二、思政方法

1. 导入

2015 年的一个深夜，某医院抢救室内一位患者突然发生心室颤动，医护人员分秒必争，将该患者从鬼门关拉了回来，而这一切的背后都离不开一位年轻的护士。当时护士小张正在巡视病房，突然发现患者权某心电监护仪上的波形出现了异常，经过分析后判断为心室颤动，于是立即对权某展开了心肺复苏并呼叫抢救团队，为患者赢得了宝贵的抢救时间，最终该患者成功获救并恢复良好。

【思政元素】
职业素养：敬佑生命、救死扶伤的医者精神；爱岗敬业、精益求精的职业精神；社会责任感和职业使命感。

【融入路径】
通过一则新闻视频《生死时速》导入教学内容，请学生根据视频思考"视频给了你什么样的感受？如果视频中的护士小张没有及时发现并识别出患者发生了心搏、呼吸骤停，没有在第一时间对患者实施心肺复苏并通知抢救团队，患者最后的结局会怎样？"并分享观看感受和体会。视频中护士长提到"首先发现是最重要的"。如何才能及时、准确地发现患者的病情变化？抛出问题，引发头脑风暴，最终引出扎实的医学知识、严谨的工作作风，高度的责任心和敏锐的观察能力对病情观察的重要意义。护士小张虽然只有 2 年的工作经验，但是她能够根据心电监护仪上的波形变化准确地做出判断，并在患者发生心室颤动后不到 2 秒的时间内立即果断地为其实施心肺复苏，抓住了心肺复苏的黄金抢救时间（4～6 分钟），使患者脱离生命危险。试想，如果护士小张没有认真履行巡视病房的护理职责，没有准确地判断出心电监护仪上的异常波形，没有及时对患者实施心肺复苏，没有及时呼叫抢救团队并启动应急反应系统，那么患者在出现心搏、呼吸骤停后就会因为没有得到及时的救治而丧失宝贵的生命。临床工作中，护士常常是第一时间接触患者的人，面对突发状况，护士需要保持沉着、冷静，运用专业知识和既往经验，对病情进行分析、判断和处理，并且在医生到达前采取力所能及的措施，如吸氧、监测生命体征、建立静脉通道、摆体位、心理护理等，不能盲目地等待而延误抢救时机。教师通过启发式教学激发学生对病情观察和危重症患者抢救相关内容学习的兴趣，使学生认识到病情观察和心肺复苏的重要意义，以及作为医者的责任，引导学生在校期间努力学习，打好基本功，提升职业素养，培养学生敬佑生命、救死扶伤的医者精神和爱岗敬业、精益求精的职业精神。

2. 知识点一：病情观察

2.1　问与答 1

问题：临床上很多医疗设备都有异常情况报警装置，如心电监护仪、呼吸机等，很多人认为使用这些仪器后不再需要人工观察病情，你是否支持这种观点？

参考答案：不支持。虽然临床上很多的医疗设备都有异常情况报警装置，然而只要是机器就有可能出现故障，一旦出现故障，则后果不堪设想。另外，危重症患者病情变化极快，短短几秒钟就可能危及生命，需要医护人员快速地做出判断和处理。长期的医疗实践证明，无论是多么智能的仪器，永远都不能替代人的作用，机器无法像人脑那样能够根据患者的病史对复杂的变化加以综合分析从而做出判断，而且报警装置并不能识别所有的异常状况。在急诊科这样嘈杂的环境中，各种设备频频发出不同的报警（包括误报）声响，容易造成"报警疲劳"现象。因此在临床工作中，医护人员不能完全依赖医疗设备，需要将人工观察与机器报警有机结合，互为补充。

【思政元素】

职业素养：严谨求实的职业操守；精益求精的职业精神；透过现象看本质的哲学思维。

【融入路径】

通过学习互动，引导学生正确地看待机器和人脑，在临床工作中将机器报警和人工观察有机结合，透过现象看本质，同时结合自己的临床经验和专业知识进行分析，努力使自己成为机器无法替代的护士，始终把人民群众生命安全和身体健康放在首位，做一名值得党和人民信赖的新时代好护士。要做到这一点，归根结底还是需要我们具备扎实的医学知识、爱岗敬业、精益求精的职业素养。

2.2 问与答 2

问题：病情观察的内容有哪些？

参考答案：一般情况、生命体征、意识状态、瞳孔、心理状态、特殊检查或药物治疗的观察、其他。其中一般情况又包括发育及体形、饮食与营养、面容与表情、体位、姿势与步态、皮肤与黏膜。

【思政元素】

职业素养：严谨求实的职业操守、精益求精的职业精神。

【融入路径】

病情观察是医护人员在工作中运用视、触、听、嗅等感觉器官及辅助工具获得患者信息的一种有意识的、审慎的、连续的过程，其临床意义重大。病情观察可以为医护人员诊断、治疗、护理提供基本的临床资料和准确的数据，成为临床决策的依据；有助于医护人员判断疾病的发展趋势和转归；能帮助医护人员及时了解治疗效果和用药反应；有助于医护人员及时发现危重症患者的病情变化，从而采取有效措施，防止病情恶化，挽救生命。因此病情观察需要根据患者的实际情况做到重点、全面、细致、准确、及时，如瞳孔的观察，不要笼统地表述为瞳孔缩小或瞳孔散大，应该用具体数据表示，这不仅是病情观察的需要，也体现了作为一名合格护士所应具备的职业素养，即严谨求实的职业操守、精益求精的职业精神。

2.3 案例分享

案例：患者，男，急性重症胰腺炎并发感染性休克、肾功能不全收入院。轮转护士甲说："患者今天尿量很少，早上报告医生，推注 20 mg 速尿（呋塞米），但尿量未见明显增多。"护士乙问："今天入量多吗？"护士甲回答："液体已经正平衡很多了，下午再次推注 20 mg 速尿（呋塞米），但尿量还是很少。"仔细查看导尿管，确实有少量尿液流出。经回忆前几次使用速尿（呋塞米）效果很好，尿量有明显增加。于是报告主任，主任在患者耻骨联合上叩诊（患者腹胀、腹腔渗液很多），无发现。于是护士乙决定用生理盐水冲洗管道，发现生理盐水注入通畅但回抽阻力较大。难道是导尿管形成了活瓣？于是赶忙换根导尿管再试，果然引流出700 mL 尿液。

【思政元素】

职业素养：以患者安全为中心的职业素养；发现问题及解决问题的临床思维能力。

【融入路径】

速尿（呋塞米）是一种高效利尿剂，对水和电解质的排泄作用效果显著，然而为何本案例中的患者使用速尿（呋塞米）后尿量却没有明显增多？在护士第二次给予 20 mg 速尿（呋塞米）后，为何患者的尿量仍未出现明显增多？通过启发式教学，激发学生的学习兴趣，同时给每组学生分发一根气囊导尿管，让学生自己动手往气囊导尿管内注入 10～15 mL 的无菌溶液，再仔细观察导尿管，同时结合本案例以及早期临床实习经验，思考本案例中的患者为何在使用速尿（呋塞米）后尿量没有明显增加，引导学生发现临床护理问题，学会应用专业知识逐步解决临床护理问题，提高其临床思维能力。本案例中护士将情况反馈给主任后，主任在患者耻骨联合上叩诊，发现患者腹胀且腹腔渗出液很多。带领学生复习书本上所讲的尿潴留的概念及特点。当患者发生尿潴留时,大量的尿液潴留在膀胱而不能自主排出,查体时耻骨联合上呈膨隆状,可扪及囊样包块,叩诊为实音。将理论知识与案例结合在一起分析,不难判断出患者的膀胱内有大量的尿液潴留,也就说明了速尿(呋塞米)发挥了其利尿作用。那么就应考虑从导尿管方面查找原因。护士乙用生理盐水冲洗导尿管时,发现液体进去时很通畅但在回抽时阻力较大,因此考虑气囊导尿管形成了活瓣,从而导致膀胱内潴留的尿液不能流出,换根导尿管后引出了大量的尿液,充分说明了发现问题及解决问题的临床思维能力在临床工作中的重要性。试想,如果护士乙没有更换导尿管,导致患者膀胱内储存的尿液越来越多,可能会引起膀胱破裂的严重后果。因此,在临床工作中,我们要时刻牢记以患者安全为中心的理念,遇到问题时要多动脑,切不可粗心大意、马虎应付。

2.4　问与答 3

问题:正常瞳孔的大小、形状及对称性分别是怎样的? 瞳孔变大及瞳孔缩小的定义是什么?

参考答案:正常瞳孔为圆形,两侧等大等圆,在自然光线下直径为 2~5 mm,于光亮处瞳孔收缩,昏暗处瞳孔扩大。瞳孔缩小即瞳孔直径小于 2 mm;如果小于 1 mm,则称为针尖样瞳孔;瞳孔变大即瞳孔直径大于 5 mm。

【思政元素】

职业素养:严谨求实的职业操守、精益求精的职业精神。

【融入路径】

瞳孔的形状、大小、对称性以及对光反应等对患者病情的判断有着重要意义,因此临床上在对瞳孔进行观察时,医护人员应做到严谨求实,对收集的客观资料应用具体数据去量化,不能笼统地表述为瞳孔变大或缩小,这是一名医务工作者所必须具备的基本的职业素养。

2.5　案例分析

案例:患者,男,17 岁,脑外伤 1 天后急诊入院。查体:体温 37 ℃、脉搏 76 次/分、呼吸20 次/分、血压 110/70 mmHg,双侧瞳孔等大等圆,对光反应存在,目前神志不清,但压迫眶上缘时患者可出现痛苦表情及躲避反应。请判断患者处于何种意识状态? 第二天早晨查体:体温 37 ℃、脉搏 60 次/分、呼吸 14 次/分、血压 84/40 mmHg,双侧瞳孔不等大,瞳孔对光反射消失。请判断患者处于何种意识状态?

参考答案:轻度昏迷,深度昏迷。

【思政元素】

职业素养:分析问题并解决问题的临床思维能力,理论知识联系实践的学以致用的能力。

【融入路径】

案例中给出的关键信息“双侧瞳孔等大等圆,对光反射存在,压迫眶上缘时患者可出现痛苦表情及躲避反应”可帮助我们准确地判断出患者的意识状态为轻度昏迷;“双侧瞳孔不等大,对光反射消失”可帮助我们准确地判断出患者的意识状态为深度昏迷。教师通过指导学生分析案例,培养学生学以致用的能力,实现知识的迁移与活化,使学生具有利用专业知识分析并解决护理问题的能力,提升学生的职业素养。

2.6　综合运用

案例:患者王某,男,48岁,肝硬化腹水5年,于9:00,自觉恶心,随即呕出鲜红色血液约800 mL,急诊入院。查体:面色苍白,皮肤湿冷,躁动;体温35.7 ℃、脉搏126次/分、血压70/40 mmHg、呼吸22次/分。请思考对该患者进行病情观察时的主要内容包含哪些?

参考答案:生命体征的变化,如体温、脉搏、呼吸、血压;面容与表情;皮肤与黏膜、意识状态变化;瞳孔的变化;液体出入量;呕吐物及便血的颜色、性质和量。

【思政元素】

职业素养:分析问题并解决护理问题的临床思维能力,学以致用的能力。

【融入路径】

带领学生分析案例,将案例与书本理论知识结合起来,培养学生运用理论知识的能力,帮助学生实现知识的迁移与活化,使学生具有分析解决护理问题的能力,提升学生的职业素养。

2.7　小组讨论

案例:患者钱某,65岁,因"胆囊结石"入院,完善相关检查后,择期行"腹腔镜胆囊切除术"。22:00,患者手术结束,当班护士在协助患者过床后,由于科室新收一例急诊患者,需急诊手术治疗,该护士就去处理急诊患者了。在此期间,钱某家属曾告知护士手术后患者诉腹痛,护士回答:"刚做完手术都会有点痛,安慰他一下就行了。"之后钱某家属告知护士:"床边的机器在响。"护士回答说:"可能是机器接触不良,没有关系"。1小时后护士到钱某房间查房,发现钱某血压为86/48 mmHg,再检查发现,腹腔引流管在过床时压在患者身体底下,导致引流不畅。开放引流管后,引出大量鲜血。紧急报告医生,医生判断为创面出血,急送手术室探查止血。经过积极处理,钱某痊愈出院。请对该事件发生的原因进行分析,并提出纠正措施。

参考答案:

(1)事件发生原因分析。

①直接原因:术后没有及时观察到患者的病情变化。患者家属曾告知护士患者诉腹痛及床边的机器在响,护士均未重视,没有到患者床边查看,导致延误患者病情。

②护士在接手术后患者的过程中,没有认真检查患者的各种引流管,保证各引流管的通畅。

③护士对患者及其家属的健康教育不到位。护士对手术后患者的病情变化和并发症的观察未介绍清楚,导致患者家属无法准确描述患者的病情。

④科室仪器设备未及时检修。护士认为报警现象由机器接触不良导致而不去关注,说明科室仪器设备检修不及时。

⑤科室人力资源存在不足。夜班护士只有一人,不能满足临床工作需要和护理操作双人核对的要求。护士既要处理急诊患者又要观察整个病区其他患者的病情变化,力不从心。当有急诊或抢救情况发生时容易出现护理安全问题。

（2）纠正措施。

①立即加快补液速度,并通知值班医生。

②对全科护士进行手术后护理流程的培训,并对管道的管理和术后患者的健康教育进行重点培训。

③在全院开展护理相关仪器设备大检查,将存在安全隐患或者有故障的仪器设备进行全面的维修,不能继续使用的立即报废。

④护理部对科室的人力资源调配情况进行检查。对于没有实行双人夜班制排班的情况,需要改变排班模式,合理使用人力资源,尽快实行双人夜班制排班,以消除临床护理安全隐患。

【思政元素】

职业素养:爱岗敬业、精益求精的职业精神;严谨求实的职业操守;分析问题和解决问题的临床思维能力;互助合作的团队精神。

道德修养:尊重和爱护患者,维护患者权益。

【融入路径】

将学生分成若干小组,每 3～4 人为一个小组,小组成员间经过充分交流和讨论后将本组讨论结果进行汇总,然后派一位代表与其他同学分享答案。通过对临床不良事件进行原因分析并找出纠正措施,培养学生发现问题、分析问题和解决问题的能力,提升其临床思维能力。本案例中患者家属明确向护士反馈患者出现了腹痛,而护士在未查看患者病情的情况下,想当然认为这是术后伤口疼,只稍做安抚处理。在患者家属第二次反映床边机器一直在响时,护士仍然在未到患者床边查看的情况下,直接得出机器接触不良的结论,从而导致腹腔引流管受压后引流不畅出现一系列不良后果。前后两次护士的表现均有违严谨求实的职业操守,这同时也警示我们,作为医学生和未来的护理工作者,必须具备高度的责任心,爱岗敬业,精益求精。在病情观察的过程中,要重视患者及其家属的主诉,尊重和爱护患者,维护患者权益,保证患者安全;同时将患者及其家属的主诉与机器和人脑观察有机结合,综合分析问题,以便及早发现问题并解决问题,不能玩忽职守;通过小组成员间的团结合作、热烈讨论,实现人人参与、相互协作、共同进步,培养学生的团队合作能力。

2.8　知识运用

案例:患者程某,男,38 岁,农民,因车祸致颅脑损伤,病情危重,急诊入院。如果你是值班护士,应着重观察患者的哪些病情?

参考答案:①观察患者的伤口情况,如损伤的部位、面积、程度、出血的情况等。②评估患者的意识状态,可通过 Glasgow 昏迷评分量表进行评分。③评估患者的生命体征是否平稳。④观察患者的瞳孔,判断其是否出现异常。⑤评估尿量,帮助判断出血量和肾功能。⑥观察患者的皮肤与黏膜,是否有其他部位的破损和出血。⑦动态观察患者的病情,出现异常及时告知医生,并配合医生进行抢救。

【思政元素】

职业素养:分析解决护理问题的临床思维能力,学以致用的能力。

【融入路径】

带领学生分析案例,将案例与书本中的理论知识结合起来,培养学生运用理论知识的能力,帮助学生实现知识的迁移,使学生具备分析问题并解决问题的能力,提升学生的职业素养。

3. 知识点二:常用抢救技术——基础生命支持技术

3.1 学习互动

心肺复苏时压断老人肋骨,该不该赔?

2017年的一天,72岁的齐老太在一家药店买药时突然发生晕厥,药店老板孙向波立即对她展开了心肺复苏并及时将老人送往医院,最终老人脱离险境,但老人在被施救过程中发生了肋骨骨折。齐老太认为正是由于孙向波施救不当才导致其发生肋骨骨折,于是起诉孙向波,要求其承担齐老太住院期间的各种费用和其他费用,约10万元。但法院经过审理后一致认为孙向波在给齐老太实施心肺复苏的过程中没有违反诊疗规范,不应承担抢救过错,故而驳回齐老太的诉讼请求。齐老太不服并提起上诉,终审仍然驳回上诉,维持原判。

【思政元素】

职业素养:正确的世界观、人生观和价值观;敬佑生命、救死扶伤、甘于奉献、大爱无疆的医者精神;弘扬正义、正直善良、乐于助人的职业品德;缘事析理、明辨是非的思维能力;善于解决问题的实践能力。

道德修养:积极践行社会主义核心价值观。

家国情怀:胸怀祖国、服务人民的爱国精神。

法治素养:胸怀公平和正义的社会主义法治精神。

【融入路径】

引导学生结合热搜事件"男子做心肺复苏压断老人12根肋骨遭索赔10万,法院判不用赔!"谈谈自己的观点。通过互动式教学提问"如果你是孙向波,你后悔救人吗?""你如何看待齐老太的行为?"引导学生正确看待新闻热点事件,及时传递正能量,帮助学生树立正确的世界观、人生观和价值观,不随波逐流,不人云亦云。事件的最终结局是孙某胜诉,引导学生要始终坚信公平和正义偶尔会迟到,但绝不会缺席。《中华人民共和国民法典》第一百八十四条以及《中华人民共和国医师法》第二十七条均规定"因自愿实施紧急救助行为造成受助人损害的,救助人不承担民事责任",这些条款的出台让想挺身而出的普通人不再考虑"扶不扶""救不救",给助人为乐者吃了一颗定心丸,帮助学生树立专业自信,建立职业认同感。案件的发生给孙向波造成了很大的损失,但是面对记者的采访,他依然表示自己从不后悔救人,即使倾家荡产,即使自己的施救没能换来齐老太的一声感谢,也仍不后悔;他表示作为一名医生,如果因害怕承担风险而放弃施救,眼睁睁地看着一个个鲜活的生命在眼前消逝,他会一辈子受到良心的谴责。通过孙向波的言行,引导学生作为新时代的青年,面对舆论和压力,不要人云亦云、随波逐流,全面提高学生缘事析理、明辨是非的思维能力,让学生成为德才兼备、全面发展的人,积极践行社会主义核心价值观和提升社会责任感,提升道德修养。通过介绍典型实例,引导学生弘扬正义、正直善良、乐于助人,培养学生树立敬佑生命、甘于奉献、救死扶伤的职业素养。孙向波利用自己的专业知识和技能,及时对齐老太实施了心肺复苏,挽救了她的生命,使学生认识到心肺复苏的重要意义,激发学生的学习兴趣,同时让学生明白作为医学生和未来的医务工作者,要实现救死扶伤的职业使命,必须具备扎实的基本功,确保正确有效施救。在校期间应注意学思结合、知行合一,将"读万卷书"与"行万里路"相结合,提高知识的迁移能力和善于解决问题的能力,深入社会实践,积极参与心肺复苏的宣传和普及,为国尽责,提高国家的心肺复苏普及率,同时在亲身实践中,不断锤炼自身品质,增长才干。

3.2　知识拓展 1

知识拓展

紧急救助者责任豁免

《中华人民共和国民法典》第一百八十四条规定"紧急救助者责任豁免",也被称作"好人条款",指出因自愿实施紧急救助行为造成受助人损害的,救助人不承担民事责任。

解读:

(1)善意施救者出于救助他人的善意,在他人处于危难或困境中时,采取了紧急救助措施,即使善意救助者的救助行为不当,造成了受助人的损害,善意救助者仍可免除民事责任。

(2)法律做出此种规定的目的在于保护善意救助者不受民事责任追究,大大降低善意施救者所要承担的风险,鼓励人们对处于危难和困境中的他人伸出援手,让想挺身而出的普通人不再考虑"扶不扶""救不救",也给助人为乐者吃了一个定心丸。

《中华人民共和国医师法》第二十七条"因抢救生命垂危的患者等紧急情况,不能取得患者或者其近亲属意见的,经医疗机构负责人或者授权的负责人批准,可以立即实施相应的医疗措施。国家鼓励医师积极参与公共交通工具等公共场所急救服务;医师因自愿实施急救造成受助人损害的,不承担民事责任。"

【思政元素】

职业素养:敬佑生命、救死扶伤、甘于奉献、大爱无疆的医者精神;德法兼修的职业素养。

道德修养:积极践行社会主义核心价值观。

法治素养:胸怀公平和正义的社会主义法治精神;安全意识与自我保护能力。

【融入路径】

近年来,"扶不扶""扶不起"成了社会痛点,很多人不愿意再做好事,害怕自己因救人而被敲诈勒索,害怕陷入纠纷之中惹祸上身。作为医学生的我们,也同样面临这样的困惑,教师通过带领学生学习《中华人民共和国民法典》中的"好人条款"以及《中华人民共和国医师法》第二十七条,帮助学生了解专业和行业领域相关的法律法规,培养学生严谨的法治观念,提高学生的安全意识和自我保护能力。紧急救助者责任豁免条例的出台,顺应了社会正义的期待,给社会上的善行善举者吃了颗"定心丸",最大限度免除"好人"仗义出手的现实之忧。教师通过对相关法律法规的普及,提高学生的法治素养,使学生明白紧急情况下救助者责任豁免,并鼓励学生在今后的生活和工作中,对处于危难和困境中的他人伸出援助之手,树立奉献、友爱、互助的社会主义核心价值观。同时使学生明白,作为医学生,救死扶伤是职业使命,引导学生在校期间努力学习,提高专业知识和技能水平,提升职业素养,努力使自己成长为人民群众健康的守护神,成为值得党和人民信赖的好护士,并谨记在施救时注意方式、方法,在做好自身保护的同时,尽量减少给受助人或其他人造成的伤害,培养学生德法兼修的职业素养。

3.3 小组汇报

汇报主题:国内外心肺复苏普及的现状。

汇报要点提示:国内外每年猝死的人数、及时实施心肺复苏救活的成功概率和案例、国外心肺复苏普及的现状、国内心肺复苏的普及现状。

【思政元素】

职业素养:心怀敬畏的职业认同感;救死扶伤的职业使命感和社会责任感;互助协作的团队精神。

家国情怀:胸怀祖国、服务人民、为国分忧、为国解难、为国尽责的爱国精神。

【融入路径】

小组成员合作,课前广泛收集国内外心肺复苏普及的现状,从而增加学生对心肺复苏的全面了解。对比国内外数据,使学生认识到作为医学生所肩负的职业使命和社会责任;医学生应努力学习,努力提高专业技能,才能更好地实现救死扶伤的职业理想。同时,小组成员共同整理、归纳资料,准备课件,课堂汇报,锻炼学生的自主学习能力,提升学生主动探求新知识的学习能力,在此过程中培养学生对专业的兴趣,并通过学习和思考感受知识的力量和求知的乐趣,并培养互助协作的精神、沟通交流和表达能力,增强学生的勇气和表达自信。在小组汇报结束后,向学生介绍我国院外心脏骤停发病率、病死率及危险因素调查报告(efforts to improve survival outcomes of out-of-hospital cardiac arrest in China:BASIC-OHCA),即《改善中国院外心脏骤停患者生存结局的努力:院外心脏骤停基线调查》。这是国内首个全国性、前瞻性、基于人群的院外心脏骤停队列研究,这次大数据分析有 32 个乡郊与市区急救中心参与,参与点涵盖了中国大陆地区总人口 9%。调查显示,2019 年 8 月至 2020 年 7 月这一年的时间内总共接收到的院外心脏骤停(OHCA)患者有 92913 人,根据目前中国大陆总人口进行推算,每年心脏骤停患者为 1032366 人(103 万人)!这个数据是惊人的,使学生意识到自身所肩负的职业使命和社会责任还是很沉重的,提高我国心肺复苏的普及率及心脏骤停存活率需要每一位医学生的努力。作为新时代的青年,我们应不负韶华,勇挑重任,胸怀祖国,服务人民,要尽己所能地传播急救知识和技能,为国分忧、为国解难、为国尽责,让青春在为祖国、为民族、为人民、为人类健康的不懈奉献中绽放绚丽之花,将自己的职业理想与国家发展紧密结合在一起,让家国情怀成为心中永远的追求。

3.4 知识拓展 2

知识拓展

世界急救日

红十字会与红新月会国际联合会将每年九月的第二个周六定为"世界急救日",希望通过这个纪念日,呼吁世界各国重视急救知识的普及,让更多的人掌握急救技能技巧,在事故发生现场挽救生命和降低伤害程度。

　　2021 年 9 月 11 日是第 22 个"世界急救日",主题为"做学校、社区的急救英雄"。意在加大对学校师生的应急救护培训力度,并且在同年将应急救护培训纳入学生军训。

　　2022 年 9 月 10 日是第 23 个"世界急救日",主题为"终身学急救,救护伴我行"。

　　2023 年 9 月 9 日是第 24 个"世界急救日",主题为"数字赋能,救在身边"。

【思政元素】

职业素养:敬佑生命、救死扶伤医者精神;医者的职业使命感和社会责任感。

家国情怀:胸怀祖国、服务人民的爱国精神。

【融入路径】

　　虽然历年世界急救日主题在不断地变化,"急救"二字却是永恒不变的话题。据统计,全世界每年约有 350 万人死于事故、日常生活中的意外或暴力行为。天灾人祸总是以它惯有之势汹涌而至,面对突如其来的灾害,怎样才能尽量挽救生命、减少损失? 在救护现场,面对心搏、呼吸骤停,双目紧闭、奄奄一息的亲人,没有急救技能的人常常一筹莫展。在专业救援队伍到来之前,面对痛苦不堪的伤害,人们是否有能力进行自救或施救? 现代急救理念是立足于"第一时间"(4 分钟以内)的急救,急救就是要突出一个"早"字。具备急救技能的"现场第一目击人",通过对受害者实施初步急救,完全有可能减轻受害者的伤残和痛苦,甚至挽救生命。如果再辅以现代化专业急救救援系统的继续救治,大量的受害者可以抢得生还机会。近年来,全球范围内几次大的灾害在世界各国引发了不少思考,这使得"尽可能预防意外灾害,最大限度地减少不利后果"的理念越来越得到世界各国的支持。从"向全民普及卫生救护知识和技能"这个角度来保护国民的生命和健康,更是受到高度重视。我国的卫生救护培训工作始于 20 世纪 80 年代末。1987 年,我国八部门联合下发了《关于开展群众性卫生救护训练的通知》,从这时起,国家开始要求各地广泛开展群众性卫生救护训练。1992 年,原卫生部与中国红十字会联合下发了《关于进一步开展卫生救护工作的意见》,重申了国家对卫生救护工作的重视。2013 年 6 月,国家关于紧急救护工作的指导性通知《中国红十字会关于广泛深入开展救护工作的意见》发布。在相关精神的指导下,全国各地已经相继开展了群众性卫生救护训练工作。

　　"学会了急救,你的一次援手,可能是他人的一次重生。"作为医学生,救死扶伤是我们的职业使命,我们不仅要掌握扎实的急救技能,还应该参与到急救知识和技能的宣传普及之中,胸怀祖国,服务人民,努力提高我国的心肺复苏的普及率,缩小与世界发达国家间的差距,使全社会形成"人人关注急救、人人参与急救"的理念,共同为生命护航,弘扬"奉献、友爱、互助、进步"的志愿者精神,引领"人人学急救、急救为人人"的新时代文明新风尚。

知识拓展

2020 年美国心脏协会（AHA）心肺复苏及心血管急救指南

2020 年 10 月 21 日美国心脏协会（American Heart Association, AHA）发布《2020 年美国心脏协会心肺复苏及心血管急救指南》,该指南是全球心肺复苏的最新标准,对涉及成人基础和高级生命支持、儿童基础和高级生命支持、新生儿生命支持、复苏教育科学和救治系统等主题的内容进行了全面修订,共提出 491 条具体建议,为急救人员提供了更安全、简便易学和最先进的复苏理论及实施策略。而国际心肺复苏指南又将 AHA 成人生存链分为了院内救治体系和院外救治体系,并且在 2020 版国际心肺复苏指南的生存链中新增了第六个环节——康复。其中院内心搏骤停（in-hospital cardiac arrest, IHCA）生存链的 6 环分别是及早识别与预防,启动应急反应系统,高质量心肺复苏（重点是胸外按压）,除颤,心搏骤停恢复自主循环后治疗,康复。院外心搏骤停（out-of-hospital cardiac arrest, OHCA）生存链的 6 环分别是启动应急反应系统;高质量心肺复苏（重点是胸外按压）;除颤;高级心肺复苏;心搏骤停恢复自主循环后治疗;康复。

【思政元素】

科学精神:探索求知的理性精神、批判创新的科学精神、与时俱进的进取精神。

职业素养:敬佑生命、救死扶伤医者精神;医者的职业使命感和社会责任感。

家国情怀:胸怀祖国、服务人民的爱国精神。

【融入路径】

介绍《2020 年美国心脏协会心肺复苏及心血管急救指南》,帮助学生全面了解学科前沿和新进展,拓宽知识面,培养学生探索求知、批判创新的科学精神和与时俱进的进取精神。

介绍实施基础生命支持术的时间与抢救成功率之间的关系,使学生牢记实施基础生命支持术的黄金"4～6 分钟",培养学生的急救意识和急救思维,引导学生认识到作为医学生肩负着救死扶伤的职业使命和社会责任,提升学生的社会责任感和职业使命感及职业素养,同时引导学生胸怀祖国,服务人民,要尽己所能地传播急救知识和技能,为提高我国心肺复苏的普及率而贡献自己的力量。

3.5 角色扮演

每次随机选取两名学生,一人扮演患者,一人扮演医护人员,向全体成员展示心搏、呼吸骤停的识别技巧。

【思政元素】

职业素养:以患者安全为中心,注重人文关怀,不过多暴露,不造成二次伤害。

【融入路径】

每次随机选取两人,通过角色扮演辅助视频、动画展示、互动式教学、情景模拟等,向全体学生展示心搏、呼吸骤停的七个临床表现:①意识丧失;②大动脉搏动消失;③呼吸停止;④瞳孔散大;⑤皮肤苍白或发绀;⑥心尖冲动及心音消失;⑦伤口不出血等。使学生在真实的个人体验中,提高识别心搏、呼吸骤停的技能,树立以患者安全为中心的理念,自觉保护患者隐私,不过多暴露,不造成二次伤害,始终把人民群众生命安全和身体健康放在首位,具备较高的人文关怀素养,做一名值得党和人民信赖的新时代好护士。

3.6　问与答 1

问题:一个人突然丧失了意识,是否应该立刻对其施行心肺复苏?

参考答案:如果一个人意识突然丧失,是否应该立刻对其进行心肺复苏,应该视情况而定,不能一概而论,需要具体问题具体分析。意识丧失不一定伴随心搏、呼吸骤停,故首先应该判断心跳和呼吸是否存在,可分三种情况处理:如果没有呼吸和心跳,应该立即进行心肺复苏;如果有呼吸和心跳,则只需要加强监测,等待急救人员到达;如果没有呼吸、有心跳,应该先进行人工呼吸。

【思政元素】

职业素养:具体问题具体分析的临床思维能力。

【融入路径】

教师通过互动式教学,帮助学生掌握专业知识,强化对心搏、呼吸骤停临床表现的识别技能的理解和消化,使学生明白在施救时,一定要具体问题具体分析,不能盲目按压,要学会科学地分析临床问题并解决问题,培养学生的哲学思维、科学思维,提升职业素养。

3.7　情景模拟

情景:路人甲(模型人)突发心搏、呼吸骤停,请身为护士的路人乙(学生)演示徒手心肺复苏的三个环节 CAB,C(circulation)——胸外心脏按压;A(airway)——开放气道;B(breathing)——人工呼吸。

【思政元素】

职业素养:敬佑生命、救死扶伤、甘于奉献、大爱无疆的医者精神;以患者安全为中心的职业操守。

科学精神:客观、严谨的理性精神。

【融入路径】

通过设置一个简单的情景,让学生运用所学知识在模型人上演示徒手心肺复苏中胸外心脏按压、开放气道和人工呼吸三个环节,同时利用辅助视频、榜样示范、互动式教学、体验式教学等多种教学方法,理论联系实际,帮助学生掌握按压定位、按压深度、按压频率及按压手法以及畅通气道和人工呼吸等急救技巧,尤其是胸外按压,其按压部位、力度和频率直接关乎按压的有效性和并发症的发生率,培养学生客观、严谨的理性精神;学生在情景模拟中可以很好地体验救死扶伤的成就感和自豪感,提高急救技能和职业素养;开放气道时,不恰当的做法很可能给患者造成二次伤害,引导学生积极践行社会主义核心价值观,始终把人民群众生命安全和身体健康放在首位,以患者安全为中心,不过多暴露,不造成二次伤害,做值得党和人民信赖的新时代好护士。

3.8　游戏体验

问题:若患者在家中休息时突发心搏、呼吸骤停,目击者准备进行徒手心肺复苏,为保证有效按压,请问目击者是否应该将患者立即转移到地面进行按压?

参考答案:此时应视情况而定,如果患者体重较重,而现有的条件导致搬运需要花费较长的时间,且不明确患者是否存在颈部及腰部的损伤,建议不要搬动,以免引起不必要的损伤,而应就地取物,直接取一块较硬的板子垫于患者身体下面,确保有效按压。如果患者卧于硬板床上,则可直接按压。

【思政元素】

职业素养:以患者安全为中心的职业操守;具体问题具体分析的临床思维能力。

【融入路径】

设置一个简单的游戏,一人扮演患者,在家中休息时突发心搏、呼吸骤停,另一人扮演患者家属,准备对患者进行胸外心脏按压,将床单位设置为软床和硬板床两种,让学生在游戏体验中激发学习兴趣,在思考中感受学习的乐趣,加深对知识的理解,如患者卧于软床时,是直接就地取材,在患者身下放置硬板进行按压更快还是将患者转移到地面进行按压更快? 转移患者时,如何保护颈椎,避免对患者造成二次伤害,真切做到以患者安全为中心? 如患者本身卧于硬板床,可以直接按压,则可以更快速地为抢救赢得时间。通过不同的体验比较,剖析问题,抓住问题的实质,选择最佳施救方案,培养学生分析问题和解决问题的临床思维能力。

3.9　问与答2

问题:在实施心肺复苏时,如果现有条件可以使用简易呼吸器,你是否还会选择人工呼吸?

参考答案:不会,如果有条件使用简易呼吸器,应首选简易呼吸器,通气效果更好。

【思政元素】

职业素养:大医精诚的医者精神;以患者安全为中心的职业操守。

科学精神:客观、严谨的理性精神和与时俱进的科学精神。

【融入路径】

向学生介绍简易呼吸器,通过实物展示,教会学生简易呼吸器的使用手法,即"EC"手法。用面罩罩住患者口鼻,末端连接氧气,氧流量为5～10 L/min,一手拇指、示指分别固定于面罩的上、下部,中指、无名指分别置于患者下颌处,将下颌向上托起。另一手挤压球囊中部,用力均匀,挤压深度1/3～2/3,送气量500 mL,待球囊重新膨起后再次挤压,挤压频率10次/分。《2020年美国心脏协会心肺复苏及心血管急救指南》对有脉搏但呼吸动力缺乏或不足的儿童,要求每2～3秒通气1次,通气频率20～30次/分。介绍学科最新进展,帮助学生扩大知识面,引导学生在施救时做到客观、严谨、与时俱进,并且具体问题具体分析,将所学理论知识和急救技能用于实践,努力提高专业技能,提升职业素养,培养学生的科学思维。

3.10　知识拓展3

知识拓展

心肺复苏注意事项

心肺复苏时易发生骨折,如按压位置不当、力度过大、手法错误则容易发生骨折等并发症,请牢记以下四点:①禁止揉面式、冲击式按压;②按压力度不能过大;③循序渐进增加按压深度;④制定科学的按压时间期限。

【思政元素】

职业素养:敬佑生命、救死扶伤的医者精神;爱岗敬业、精益求精、大医精诚的职业精神;严谨求实、以患者安全为中心的职业操守。

法治素养:安全意识和自我保护能力。

【融入路径】

当患者发生心搏、呼吸骤停需要立即启动应急反应系统时,作为医学生,应第一时间对患者进行施救,在施救时一定要掌握正确的按压力度、按压部位、按压手法,其中按压深度因人而异,成人应控制在 5~6 cm,1 岁以上儿童 5 cm,婴儿 4 cm,即胸部前后径的三分之一;按压部位为两乳头连线中点或胸部中央;按压手法为双手重叠,十指交扣,手指翘起,以掌根部接触按压点,两肘关节固定,垂直下压,放松时手掌根部不离开胸部,切不可盲目按压,以免发生胸骨骨折、肋骨骨折、血气胸甚至肝脾破裂,不仅会对患者造成二次伤害,还可能引发医疗纠纷,提升学生的法治素养,同时也让学生深刻地认识到,国家虽然出台了"好人条款",规定出于救助他人的善意,在他人处于危难或困境中时,采取了紧急救助措施,即使善意救助者的救助行为不当,造成了受助人的损害,善意救助者仍可免除民事责任,但是作为医学生,应该始终牢记以患者安全为中心,严谨求实,在校期间努力学习,掌握扎实的基本功,不断提高救死扶伤的职业素养和专业能力,锤炼大医精诚的医学品质,确保正确有效施救。

3.11　小组演示

案例:患者李某,男,28 岁,入住心内科,某天在病区活动过程中突发胸闷,随即意识丧失,呼吸、心跳无法测出。立即给予单人徒手心肺复苏。

【思政元素】

职业素养:博爱仁心、无私奉献的职业品质;敬佑生命、救死扶伤的医者精神;精益求精、科学严谨的职业精神;以患者安全为中心的爱伤观念;互助合作的团队精神。

【融入路径】

课前 1 周教师向学生发布小组演示任务"基础生命支持术"。课前两天,教师组织演示小组提前到实验室进行操作练习。课堂上,演示小组按照创设的临床情境进行操作演示,其他学生认真观看,演示结束后,指出问题及需要改进的地方。通过小组演示,以榜样示范法激发学生的学习动力和热情,培养学生的自主学习能力。通过对模型人施救,体会救死扶伤的职业价值感和成就感,激发博爱仁心、无私奉献的职业品质以及敬佑生命、救死扶伤的医者精神;引导学生掌握扎实的基本功,操作时学会换位思考,以患者为中心,关心爱护患者。教师总结点评时反复强调按压力度、频率、部位,人工呼吸的频率,对不明原因心搏、呼吸骤停患者,注意保护患者的颈椎,不要造成二次伤害,培养学生的爱伤观念和科学严谨的职业精神,提升职业素养。学生为顺利完成教师布置的小组演示任务,为达到最佳示范效果,愿意花更多的时间相互讨论、沟通协作,一遍遍练习,在此过程中培养学生对专业的兴趣并通过学习和思考感受知识的力量和求知的乐趣,培养学生良好的学习习惯、自主学习能力、独立思考能力以及互助合作的团队精神。

3.12　小组练习

小组演示完成后,学生分组练习,以小组为单位,到各自对应的床单位进行操作练习,教师巡回指导,每人至少练习 2 遍。第 1 遍,一人练习,其他成员对照操作步骤给予指导。第 2

遍,其他成员对照操作步骤给予评分,告知错误并给予纠正。小组成员在练习过程中共同完成练习反馈"帮帮我"(自己不懂、不会、容易犯错的地方),"考考你"(觉得别人可能存在困惑的地方,可以挑战别人的地方),"亮闪闪"(感受最深、受益最大的内容)。

【思政元素】

职业素养:博爱仁心、无私奉献的职业品质;敬佑生命、救死扶伤的医者精神;精益求精的职业精神;以患者安全为中心的爱伤观念。

【融入路径】

"帮帮我"有助于培养学生观察能力、发现问题的能力,对自己不懂、不会、容易犯错的地方有更清醒的认识,带着这个目标去学习和提高,有助于激发学生学习的主动性;"考考你"有助于培养学生的质疑和反思能力,提升在反思中不断改进的精益求精的职业精神;"亮闪闪"有助于培养学生客观、严谨的理性精神。教师引导学生思考"对于复苏成功后的患者为何要进行心理疏导,这样做的目的是什么?""心肺复苏中松解患者衣领和裤带时,如果是女性患者,应如何保护患者隐私?"引导学生学会换位思考,以患者为中心,关心爱护患者,培养学生的爱伤观念;最后在总结环节再次强调按压力度、频率、部位,人工呼吸的频率,对不明原因心搏、呼吸骤停患者,要注意保护患者的颈椎,不要造成二次伤害,引导学生树立科学严谨的职业精神。

3.13　榜样的力量

郭文萍:最美逆行者——空中急救员

郭文萍,女,中共党员,湖北医药学院优秀毕业生。十堰市人民医院急危重症中心航空救援科主任、国家级急诊专科护士、中国首批空中医疗急救员。2020年郭文萍主动请缨,在关键时候挺身而出,成为十堰首批驰援武汉市金银潭医院的医护人员。郭文萍所在的重症监护病房,都是重症患者,一个人要负责护理多名患者,工作量极其大,但她从来没有抱怨,总是积极投入各项救治工作,精心护理每一位患者,以乐观的态度稳定患者的情绪。她将擅长的危重症救治技术应用到患者的治疗和护理中,得到国内专家高度认可,与同事一起创造了很多生命奇迹。

作为中国首批空中医疗急救员之一,她不畏艰险,参与空中医疗救援任务30余次。她和同伴一起完成了"中国空中急救模式经典案例""全国首例雪中空中转运""湖北省首例危重患者空中转运""华中地区首例海拔3000米以上空中转运",一次次刷新了中国空中救援多项纪录。

作为一名国家级专科护士,郭文萍勤于学习,勇攀高峰,成为"专业佼佼者",先后获得湖北省紧急医学救援实战演练暨技能大赛二等奖,全国"一赛两会"优秀工作者等荣誉。

高超的急救技能,来自异于常人的锤炼。郭文萍熟练地掌握了体外膜肺氧合(ECMO)、ECPR、血液灌流联合CRRT治疗等多项国际先进技术,曾参与鄂西北首例ECPR术,成功救治心搏骤停600分钟的患者,创造了多个医学奇迹,她用实干和爱心坚定地护卫着人民群众的身心健康,用爱心、专业、奉献为患者赢得生命的希望。

"最美姑娘"周丽

周丽,1990年出生,十堰市竹山县人,湖北医药学院护理学院优秀毕业生。2012年的一天,一位老人在宁波街头被撞,昏迷不醒,生命垂危。当时正在浙江省宁波市第六医院实习的周丽第一时间冲下公交车,和另外 3 名素不相识的姑娘,联手对老人展开了施救。约 5 分钟后,老人的意识逐渐恢复。待 120 急救车赶到现场后周丽又帮着医生将老人抬上急救车后悄然离去。她们利用自己娴熟的专业技能为患者赢得了"黄金 5 分钟"。正是这"黄金 5 分钟"的紧急抢救,使老人脱离了生命危险。然而面对媒体的爱心搜索,周丽一直不愿露面,她认为救人是职责所在,自己只是做了应该做的事。她的事迹引起中央电视台、人民网等媒体的关注,她被誉为"最美姑娘"。周丽先后获得十堰市文明市民、"湖北青年五四奖章"、十堰市三八红旗手、竹山县"十星级文明形象大使"等荣誉称号。

凌萍:公交车上的白衣天使

凌萍,女,湖北医药学院护理学院优秀毕业生。2017 年 8 月的一天,凌萍在公交车上发现一位老人仰着头大声打呼噜,面色发白。她以自己的医学知识,判断这位老人很可能突发疾病,如果继续下去,后果不堪设想。情况危急,具备一定急救知识的她果断对老人实施急救。为后续的救治赢得了宝贵的时间。

关键时刻又挺身而出! 湖北医药学院学子列车上救助急病旅客

高康,男,湖北医药学院药护学院学生,2024 年的一天,在列车上,他遇到一位男子满头大汗,用手捂着腹部和胸口,痛苦地蜷缩成一团,详细询问后,初步判断可能突发心肌梗死,于是他指导患者服下速效救心丸,不久,男子的疼痛有了缓解的迹象,最终转危为安。他利用专业知识以果敢和智慧成功救助了旅客,赢得了广泛赞誉。他说,湖北医药学院"好人文化"深入人心,当有人遇到困难、经受痛苦时,给予帮助几乎成为湖北医药学院师生的一种"条件反射",在湖北医药学院的大家庭里,已有"中国好人"3 人,"湖北好人"1 人,"十堰好人"20 人,"湖医药好人"34 人,湖北医药学院的师生始终坚守初心,在社会各地燃起点点光亮。

【思政元素】

职业素养:敬佑生命、救死扶伤、甘于奉献、大爱无疆的医者精神;医者的职业使命感和社会责任感;博爱仁心、无私奉献的职业品质。

家国情怀:舍生忘死、命运与共的抗疫精神。

道德修养:积极践行社会主义核心价值观,传承互帮互助的中华传统美德。

【融入路径】

教师通过介绍央视道德讲堂宣讲人物周丽及其校园急救队、"十堰好人"凌萍、"全国五一劳动奖章"获得者郭文萍、"湖医药好人"高康等人的事迹,弘扬敬佑生命、救死扶伤、大爱无疆、甘于奉献的医者精神,引导学生学习榜样、身体力行,激发学生的专业自豪感和职业认同感,树立专业自信,使学生认识到救死扶伤是医学生的职业使命和社会责任。通过介绍郭文萍的抗疫事迹,引发学生的情感共鸣,弘扬舍生忘死、命运与共的伟大抗疫精神,让学生深刻地感悟中国速度、中国力量和中国人民众志成城、团结一心、攻克难关的民族精神、时代精神和大局意识,激发学生的家国情怀;号召学生向优秀的榜样学习,弘扬博爱仁心、无私奉献的职业品质;鼓励学生积极践行社会主义核心价值观,传承互帮互助的中华传统美德。

3.14　问与答 3

问题:如果有一天,作为医学生的你,在户外遇到有人突发心搏、呼吸骤停,你是否会毫不犹豫地施救? 如何才能更好地在施救的同时保护好自己?

参考答案:是的,我会毫不犹豫地伸出援助之手,尽最大努力去施救。当然,在施救的同时我也会努力保护好自己。首先我会第一时间启动应急反应系统,及时请求路人的协助和见证,及时拨打"120"急救电话。如果必须采取人工呼吸,我会就地取材,用卫生纸或者布块盖在患者口鼻上,尽可能避免潜在的经呼吸道传播的疾病。

【思政元素】

职业素养:敬佑生命、甘于奉献、大爱无疆的医者精神;医者的职业使命感和社会责任感;德法兼修的职业素养。

法治素养:严谨的法治观念,知法、懂法、用法。

道德修养:积极践行社会主义核心价值观,传承互帮互助的中华传统美德。

科学精神:与时俱进、勇于探索和创新的科学精神;具体问题具体分析的思维能力。

【融入路径】

教师通过设置情境引发头脑风暴,鼓励学生真实地表达自己的观点,并引导学生树立敬佑生命、甘于奉献、大爱无疆的医者精神,培养学生救死扶伤的职业使命感和社会责任感。介绍最新的成人心搏、呼吸骤停抢救流程图,拓宽课堂教学的广度、深度,提升课堂内容的趣味性,引导学生关注学科前沿和进展,培养学生与时俱进、勇于探索和创新的科学精神以及具体问题具体分析的思维能力。紧接着再次设问"如何才能更好地在施救的同时保护好自己?",提醒学生在施救的同时一定要做好自我保护,培养学生的安全意识和自我保护能力,同时介绍相关法律法规,对学生进行与专业知识和学科相关的法律知识的普及,详细介绍《中华人民共和国民法典》第184条"因自愿实施心肺复苏的救助行为造成被救助人损害的,救助人不承担民事责任",引导学生积极践行社会主义核心价值观,培养学生的社会责任感,传承互帮互助的中华传统美德,同时做一个知法、懂法、用法的医学生,培养学生严谨的法治观念,提高法治素养。

3.15 小组讨论

案例:患者张某,男,35岁,体重90 kg,因"胆囊结石"入院。于9:30在全身麻醉下行"腹腔镜下胆囊切除术",术后由手术医生护送回病房。在过床的过程中,患者出现呼吸困难、口唇发绀、面色青紫,1分钟后出现心搏、呼吸骤停,立即行心前区叩击,双人徒手心肺复苏,患者舌后坠,用舌钳将舌拉出,放置口咽通气道畅通呼吸道,予高流量氧气吸入。遵医嘱使用心肺复苏用药,给予心电监护,3分钟后患者心跳恢复,心率80次/分、血压80/50 mmHg、呼吸16次/分、SpO_2 88%。现场心肺复苏成功。请对该事件的原因进行分析,并提出纠正措施。

参考答案:

(1)事件原因分析。

①直接原因:全身麻醉术后患者意识恢复欠理想,导致过床时心搏、呼吸骤停。

②手术室对术后患者的管理不当。对意识状态、生命体征的评估不到位。

③与患者体重大、体位改变大有关。

④患者舌后坠,致呼吸道不畅、呼吸困难。

(2)纠正措施。

①立即叩击心前区,双人徒手心肺复苏。

②患者舌后坠,用舌钳将舌拉出,放置口咽通气道畅通呼吸道,遵医嘱给予高流量氧气吸入。

③注意观察患者的意识状态、生命体征,观察患者的皮肤颜色、四肢活动及肌张力变化。

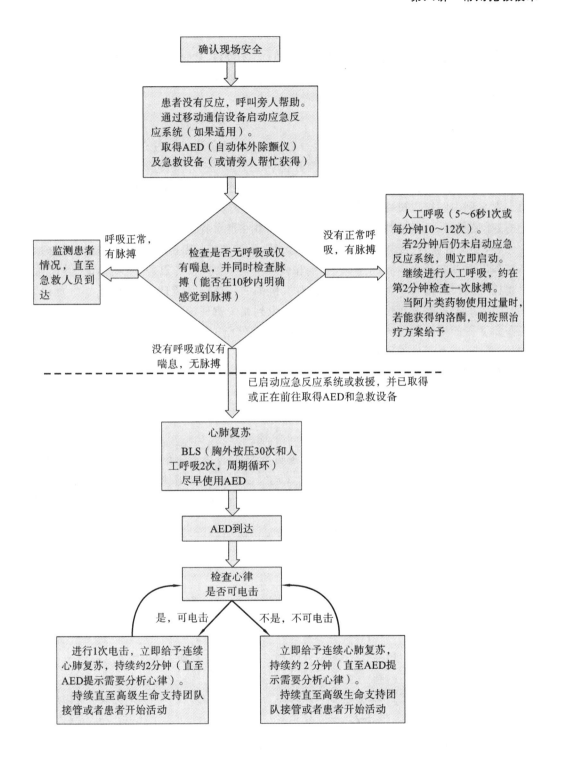

床边备急救车，留陪，加床挡防止患者坠床，如出现躁动可考虑使用约束带。

④要求恢复室护士在患者离开恢复室前，必须使用科学的评估表，如 Aldrete 护理评分表，患者经评估确认达到离室分数后方可离开。

⑤在为麻醉后患者过床时应尽量使患者体位保持平卧状态，以保持生命体征稳定。

【思政元素】

职业素养:爱岗敬业、精益求精的职业精神;心怀敬畏、严谨求实的职业操守;发现问题、分析问题和解决问题的临床思维能力;团结协作的团队精神。

道德修养:尊重和爱护患者,维护患者权益。

【融入路径】

将学生分成若干小组,每 3~4 人为一个小组,小组成员间经过充分交流和讨论后将本组讨论结果进行汇总,然后派一位代表与其他同学分享答案。通过对临床不良事件进行原因分析并找出纠正措施,培养学生发现问题、分析问题和解决问题的能力,提升其临床思维能力。本案例中医护人员在患者全麻术后意识恢复欠理想的情况下过早过床,导致患者出现心搏、呼吸骤停,虽经抢救转危为安,但是这个事件警示我们,在临床工作中一定要有高度的责任心,爱岗敬业,严谨求实,切不可麻痹大意,玩忽职守,视患者生命为儿戏,必须树立风险意识和以患者安全为中心的意识,尊重和爱护患者,维护患者权益,时刻牢记"健康所系、性命相托"的誓言,提升学生的职业素养;对案例中的问题进行梳理和总结,让学生意识到这些原因导致的严重问题,使学生从内心深处意识到相关责任的重要性,从而发自肺腑地对自身工作和责任产生认同感。通过小组成员间的团结合作、热烈讨论,实现人人参与、相互协作、共同进步,培养学生的团队合作能力。

3.16 知识拓展4

知识拓展

Aldrete 护理评分表

Aldrete 护理评分表可用于对麻醉恢复期患者进行评估,以了解病情,作为患者出科的参考依据。在患者出恢复室以前,应由麻醉师对患者苏醒程度做出总体评价,Aldrete 护理评分满分为 10 分,一般要求达到 10 分才可转出恢复室,特殊患者除外。具体内容如下表。

评估内容	2分	1分	0分
活动力	四肢能活动	仅能活动两个肢体	四肢均不能活动
呼吸	能进行深呼吸和有效咳嗽	呼吸受限或呼吸有停顿	不能自主呼吸
循环	血压与麻醉前比较变化在±20%范围内	血压与麻醉前比较变化在±(20%~50%)	血压与麻醉前比较变化在±50%范围内
神志	完全清醒,能回答问题	呼唤名字能应答	对呼唤无反应
皮肤颜色	正常红润	皮肤苍白、灰暗或花斑	皮肤或口唇、指甲发绀

【思政元素】

职业素养:爱岗敬业、精益求精的职业精神。

【融入路径】

向学生介绍 Aldrete 护理评分表及其重要性,全身麻醉术后患者离开恢复室前,要求恢复室护士必须使用科学的评估表,经评估确认达到离室分数后方可离开。临床工作中,任何一方玩忽职守都有可能危及患者生命安全,使学生明白患者安全无小事,引导学生在护理工作中要爱岗敬业、精益求精、严谨认真,切不可疏忽大意。

4. 知识点三:自动体外除颤仪

4.1 知识分享

自动体外除颤仪(automated external defibrillator,AED),是一种便携式的医疗设备,它可以诊断特定的心律失常,并且给予电击除颤,是可被非专业人员使用的用于抢救心搏骤停患者的医疗设备。AED 主要被用于心肌梗死发作的患者,尤其是发生在院外的心搏骤停患者,大部分患者在初期会出现心室颤动(简称室颤)的情况,治疗室颤最有效的方法是尽早使用 AED 除颤,除了能通过电击除颤的方式使患者早期复苏外,还可以降低大脑等神经组织的损伤。

【思政元素】

职业素养:医者的社会责任感和职业使命感。

家国情怀:胸怀祖国、服务人民的爱国精神。

【融入路径】

教师通过播放新闻"广州男子跑步时突然倒地心搏骤停,过路女医生用 AED 救回一命",使学生认识到 AED 对于抢救心搏骤停患者的重要意义。AED 的普及可实现关键时刻的自救和互救,鼓励学生积极参与 AED 的普及和宣传中,尽己所能地传播急救知识和技能,提高我国 AED 的普及率,缩小与发达国家之间的差距。为国分忧、为国解难、为国尽责,让奋斗的青春在为祖国、为民族、为人民、为人类健康的不懈奉献中绽放绚丽之花,将自己的职业理想与国家发展紧密结合在一起,激发学生的家国情怀。

4.2 AED 的使用方法

很多公众场所如机场、地铁站、长途汽车站等都配备有 AED,一般放置在墙上或墙边的储存箱里,储存箱的外观大多为红、橙、白等醒目颜色,且周围有鲜明的提示标志,标志细节虽各有差异,大多为心形图案和心电图、闪电等元素的组合。在取得 AED 后,首先要确认患者周围环境是否安全。尽量将患者转移至安全位置,再打开 AED 电源开关开机,根据设备发出的语音提示进行操作。找到 AED 盒中的电极片,将两块电极板分别贴在右胸上部和左胸乳头外侧的位置,注意电极板与患者皮肤之间不能有衣服阻挡。将电极板导线插入 AED 主机的插孔中,仪器会自动分析患者心律,5～10 秒后,仪器会发出除颤提示,如果需要除颤,则按下放电按键,并远离患者。AED 在除颤过程中瞬间可释放出高达 200 J 的能量,在此过程中切记不可与患者身体接触。如果一次除颤后没有使患者心律恢复正常,应对患者进行 5 个周期的心肺复苏(一个标准的心肺复苏周期包括 30 次胸外按压和 2 次人工呼吸),随后根据仪器指示进行二次除颤。

【思政元素】

职业素养:医者的社会责任感和职业使命感。

【融入路径】

教师通过视频和实物向学生分享 AED 的使用方法,使学生能够掌握正确使用 AED 的方法和技巧并且能在日常生活中以及社会实践中积极参与 AED 的宣传和普及活动,提高 AED 的普及率,培养学生的社会责任感和职业使命感。引导学生注重学思践悟、知行合一,将"读万卷书"与"行万里路"相结合,在社会实践中增长才干、锤炼品质,让闪耀的青春同国家的发展和人类健康同向同行、同频共振。

4.3 小组汇报

汇报主题:国内外 AED 的普及现状及现实困境和对策。

汇报要点提示:国外 AED 的普及现状、我国 AED 的普及现状、我国面临的困境与对策建议。

【思政元素】

职业素养:医者的职业使命感和社会责任感;团结协作的团队精神。

【融入路径】

小组成员合作,课前广泛收集国内外 AED 的普及现状。对比国内外数据,使学生认识到我国在 AED 的普及方面与发达国家之间的差距;我们有责任和义务参与急救宣传和普及,提高公众对 AED 的使用率,在积极践行社会主义核心价值观的过程中实现医者救死扶伤的职业使命和社会责任。同时,小组成员共同整理、归纳资料,准备课件,课堂汇报,锻炼学生的自主学习能力,提升学生主动探求新知识的学习能力,在此过程中培养学生对专业的兴趣,并通过学习和思考感受知识的力量和求知的乐趣,培养学生的团队协作精神、沟通交流和表达能力,增强学生的勇气和表达自信。

5. 知识点四:洗胃术

5.1 案例分析

案例:某急诊室接诊一位中毒昏迷的患者,双侧瞳孔缩小,呕吐物有大蒜味。

问题:该患者为何种毒物中毒? 为该患者洗胃,其温度为多少? 每次灌注量为多少?

参考答案:该患者为有机磷农药中毒;洗胃溶液的温度为 25~38 ℃;每次灌注量为 300~500 mL,一般不超过 500 mL。若灌入过多可导致胃扩张,胃内压增高,加速毒物吸收;液体反流致呛咳、窒息;迷走神经兴奋致反射性心搏骤停。若灌入过少则延长洗胃时间。

【思政元素】

职业素养:发现问题、分析问题和解决问题的能力;理论知识与实践之间的迁移能力。

【融入路径】

通过案例分析,引导学生抓住关键信息"大蒜味呕吐物、双侧瞳孔缩小",得出最终结论为有机磷农药中毒,锻炼学生的思考能力,培养学生分析问题的能力并学会用专业知识解决实际问题,培养其理论知识的迁移能力,提升职业素养。

5.2　小组讨论

案例:患者刘某,男,52岁,因"有机磷农药中毒"在急诊科抢救治疗,刘某阿托品化后精神恍惚,瞳孔散大。当时刘某家属暂时离开不在其身边,在护士给其他患者做治疗的时候,刘某自行离开急诊科外出,不慎被车撞伤,被车主送回急诊科。刘某家属要求相应的经济赔偿。

问题:导致此事件发生的原因有哪些? 针对此事件可以给予哪些纠正措施?

参考答案:

(1) 事件原因分析。

①直接原因:患者刘某精神恍惚,刘某家属暂时离开,医护人员均忙于抢救其他患者,刘某自行离院,造成意外。

②护士在病情观察时专业知识不足、经验缺乏、工作忙而没发现刘某的病情变化。

③阿托品化的患者,当班护士应预见性地使用适当的约束工具,以及安全温馨提示卡等警示标识,做好患者家属的宣教工作,嘱患者家属24小时不间断留陪,看护好患者,保障患者安全。

④对高危患者未使用安全防范措施。

⑤护理人力资源不足、超负荷工作,职责划分不明确,执行不力等均可影响护理安全。

(2) 纠正措施。

①立即对刘某进行抢救,严密观察。

②安抚刘某及其家属,做好沟通解释工作,防止矛盾进一步激化。

③组织科室全体护士讨论该不良事件并总结分析。强化护士安全意识,提高安全工作的预见性,医护人员对这类患者应特别关注,多巡视病房,密切观察病情变化和患者的行为动向,禁止单独外出,身边必须有人陪伴。

④建立高危人群管理制度并督促落实。在护士站特别标示床号以警示,达到人人知晓,上好病床护栏,必要时使用安全带、约束带,15~30分钟巡视病房一次、24小时连续看护等具体护理措施。

⑤如科室护士人力严重不足,争取医院领导支持,护士长合理排班,机动派班。

⑥对责任护士进行有效教育和培训,使他们了解并接受严格执行规章制度和履行岗位职责的重要性,着重培训责任制护理的内涵和工作方法。

【思政元素】

职业素养:爱岗敬业、精益求精、始终把患者的生命安全和身体健康放在首位的职业精神;严谨求实的职业操守;发现问题、分析问题和解决问题的临床思维能力;团结协作的团队精神。

法治素养:严谨的法治观念、安全意识和自我保护能力。

【融入路径】

将学生分成若干小组,每3~4人为一个小组,小组成员间经过充分交流和讨论后将本组讨论结果进行汇总,然后派一位代表与其他同学分享答案。通过分析临床不良事件发生的原因,培养学生的临床思维能力,引导学生树立风险意识和以患者安全为中心的责任意识。对案例进行剖析,使学生认识到这些原因导致的严重问题,从内心深处意识到相关责任的重要性,从而发自肺腑地对自身的责任产生认同感。引导学生思考纠正措施,培养学生用专业知识解决临床护理问题的能力,警示学生在今后的临床工作过程中要保持科学严谨、精益求精、慎独的医学精神,提高职业素养。通过小组成员间的团结合作、热烈讨论,实现人人参与、相互协作、共同进步,培养学生的团队合作能力。带领学生分析此事件中护士的责任,同时向学生介绍阿托品的药理作用及阿托品化的临床表现,拓展知识面。抢救有机磷农药中毒患者时,使用阿托品剂量应根据中毒程度适当掌握。对于重度中毒患者,必须早期静脉注射足量的阿托品,以后根据情况定时给药,使之达到阿托品化。阿托品化的指标:瞳孔较前散大;口干,皮肤干燥;面色潮红;肺部啰音减少或消失;心率加快等。当患者出现阿托品化后应减量,延长给药间隔时间,避免阿托品过量而引起中毒。阿托品中毒表现为瞳孔散大、面色潮红、皮肤干燥、高热、意识模糊、狂躁不安、幻觉、谵妄、抽搐、心动过速和尿潴留等。严重者可陷入昏迷和呼吸瘫痪,应立即停药观察并给予补液,以促进毒物排出。必要时应用毛果芸香碱解毒。阿托品化后的患者由于瞳孔散大,势必影响视野的清晰度,护士应在使用该药物前对患者及其家属做好健康宣教,告知患者及其家属药物的作用及副作用,药物治疗期间不可以离开观察室,嘱家属24小时不间断留陪,看护好患者,保障患者安全,有疑问应及时告知医护人员,从而提高患者及其家属的依从性。本案例中护士未尽到告知义务,未做好风险防范措施,导致患者在没有家属或医护人员的陪同下,自行离开医院而发生意外,医护人员需要承担相应的法律责任,培养学生严谨的法治观念,提高学生的安全意识与自我保护能力,警示学生在今后的临床实习和工作中,一定要保持高度的责任心、爱岗敬业、始终把患者的生命安全和身体健康放在首位,严谨求实。

5.3　知识拓展

用8000支阿托品救一名患者

2017年5月的一天,一名服用敌敌畏的患者被送进了汕头大学医学院第一附属医院重症医学科(ICU),该患者已陷入昏迷,情况十分危急。因抢救工作需要使用大量的阿托品以达到"阿托品化",患者每小时需400 mg阿托品,但当时医院所备的阿托品规格为0.5 mg/mL,相当于每小时要掰800支。于是,该院ICU值班医护人员集体出动,抢救工作与掰阿托品同时进行,直到次日早上交班时,ICU的8名值班医护人员共掰了8000支阿托品安瓿!有的医生的手指甚至被划伤了,但是看着能够得到抢救的患者,心里倍感欣慰。药剂科为了配合抢救工作,在全院乃至全市范围内调配可用的阿托品。

【思政元素】

职业素养:敬佑生命、救死扶伤、甘于奉献、大爱无疆的医者精神;爱岗敬业、始终把患者的生命安全和身体健康放在首位的职业精神;团结协作的团队精神。

【融入路径】

为了积极配合抢救工作,医院药剂科立即在全院甚至是全市范围内调配可用的阿托品,8000支阿托品很快配备到位,患者转危为安,可见抢救工作是一项系统工程,需要全院通力配合,发挥团队协作精神,这是抢救工作得以顺利开展的前提,抢救工作的组织管理是抢救工作及时、准确、有效进行的保障,医学生将来走上临床工作岗位也需要具备这种团队协作精神,与其他成员通力合作,为患者的健康保驾护航。汕头大学医学院第一附属医院 ICU 的 8 名值班医护人员为了与死神赛跑,赢得抢救时机,连夜作战掰断 8000 支安瓿,也就意味着一小时要掰断 800 支安瓿。正是这种敬佑生命、救死扶伤、甘于奉献、大爱无疆的医者精神让他们忘记了疲劳;是爱岗敬业、始终把患者的生命安全和身体健康放在首位的职业精神使他们全力以赴,不分昼夜,不放弃一丝一毫的机会。

5.4　文献分享

李鑫,刘亚华,王立祥.《中国心肺复苏专家共识》之腹部提压心肺复苏临床操作指南[J].解放军医学杂志,2019,44(6):536-540.

问题:

(1) AACD-CPR 是什么?

(2) 腹部提压心肺复苏术有哪些操作方法? 其中多元化操作方法包含哪些?

参考答案:

(1) AACD-CPR 即腹部提压心肺复苏术,是通过研发的腹提仪吸附于患者腹部进行心肺复苏的新方法。该方法针对心搏、呼吸骤停特别是存在胸肋骨骨折、血气胸及胸廓畸形等胸外按压禁忌证的患者,可迅速建立有效的循环和呼吸通道,其作用机制是通过腹部提压装置有节律地提拉与按压腹部,促使膈肌上下移动,引发胸腹腔内压力改变,充分发挥"胸泵""心泵"和"肺泵"的作用,在避免造成胸肋骨骨折并发症的同时,对心搏骤停患者建立循环与呼吸支持,实现了心与肺复苏并举的目的。

(2) AACD-CPR 分为标准化操作法、多元化操作法及个体化临床操作方法。其中多元化操作方法包括头腹位操作方法、肢腹位操作方法、胸腹联合操作方法、与球囊面罩配合操作方法等。

【思政元素】

科学精神:与时俱进、勇于探索和创新的科学精神。

【融入路径】

基础生命支持技术(basic life support,BLS)实际上是一种传统的标准心肺复苏术(standard cardiopulmonary resuscitation,STD-CPR),是通过间接压迫左、右心室,以替代心脏的自主收缩,在实施过程中要求按压力度准确、部位准确。STD-CPR 在实际使用过程中受到胸外按压禁忌证的限制,同时在实施过程中 30%～80%并发颈或脊柱损伤、胃膨胀、肋骨骨折、胸骨骨折、血气胸、肺挫伤、肝脾撕裂、脂肪栓塞、骨软骨交界分离,进而导致肺损伤、胸膜及心脏损伤等,从而限制了对心搏骤停患者 STD-CPR 的实施,影响了心搏骤停患者心肺复苏成功率,因此 AACD-CPR 应运而生。通过文献学习及视频展示,提高课堂内容的趣味性,介绍学科最新进展,帮助学生补充新知识,激发学生的求知欲,引导学生在学习知识的过程中关注学科前沿和动态,积极查阅各种资料,培养学生的自主学习能力,树立与时俱进、勇于探索和创新的科学精神。

5.5　小组作业

案例:患者,男,56 岁,急诊入院于 21:50 左右突然昏迷,呼之不应,查体:血压测不出,呼吸 5 次/分,大动脉搏动消失,呼吸深大、缓慢,口唇发绀,双侧瞳孔等大等圆,直径约 2.0 mm,对光反射存在,双肺呼吸音低,心音消失。

问题:

(1) 根据患者目前的状况,分析支持判断患者心搏、呼吸骤停的临床资料是哪些?

(2) 对患者应该监测的内容有哪些?

(3) 如果患者出现心搏骤停,应该采取怎样的急救措施?

参考答案:

(1) 判断患者心搏、呼吸骤停的临床资料:突然昏迷、呼之不应、血压测不出、呼吸 5 次/分、大动脉搏动消失、口唇发绀、心音消失。

(2) 对患者应监测的内容:一般情况(面容与表情、皮肤与黏膜),生命体征,意识状态,瞳孔(大小、形状、对称性、对光反射)。

(3) 患者出现心搏骤停后应采取的急救措施是心肺复苏,按照院内救治体系进行。

【思政元素】

职业素养:团结协作、共同进步的团队精神;学以致用的能力;自主学习能力。

【融入路径】

将学生分成若干小组,每 3~4 人为一组,小组成员间经过充分交流和讨论后以书面形式将讨论结果进行汇总提交,实现人人参与、相互协作、共同进步,培养学生的团队协作精神。通过剖析问题,充分调动学生求知的能动性,启发学生的求知欲和好奇心,培养学生的自主学习能力及理论联系实际的能力,养成良好的学习习惯,树立终身学习的意识,通过不断学习,实现个人的可持续发展。

(徐兰兰)

第九讲　临终护理、医疗与护理文件的书写

一、思政目标

（1）学生具有较高的职业素养，包括诚实守信、严谨求实的职业操守；博爱仁心、无私奉献的职业品质；爱岗敬业、精益求精的职业精神；敬佑生命、救死扶伤、甘于奉献、大爱无疆的医者精神；团结协作的团队精神。

（2）学生具有仁爱之心、爱伤观念，尊重患者，维护患者的尊严和权利，有良好的职业道德、职业情感和人文素养。

（3）学生具有科学、客观、严谨、求实的职业操守；探索求知的理性精神；实验验证的求实精神；批判创新的进取精神。

（4）学生具有严谨的法治观念、安全意识和自我保护能力，胸怀公平和正义。

（5）学生具有以患者安全为中心的意识，注重人文关怀，不过多暴露，不造成二次伤害。

（6）学生具有胸怀祖国、服务人民、为国分忧、为国解难、为国尽责的爱国精神，始终把人民群众生命安全和身体健康放在首位。

（7）学生具有及时发现问题、分析问题并解决问题的临床思维能力。

二、思政方法

1. 导入

全国人大代表、全国优秀乡村医生刘贵芳，从 2018 年起她就开始呼吁安乐死合法化，在合法基础上规范安乐死行为，引起社会广泛关注和讨论。引出讨论："安乐死是否应该合法化？"

【思政元素】

职业素养：敬佑生命、正确的人生观和价值观；缘事析理、明辨是非的思维能力。

法治素养：严谨的法治观念，知法懂法用法、安全意识和自我保护能力。

道德修养：尊重和爱护患者，维护患者权益。

【融入路径】

首先带领学生回顾人的一生，让学生了解到死亡是指其一切生命特征的丧失且永久性不可逆转的终止，是每个人都无法抗拒的命运，是世界变化中的必然，引导学生要敬佑、珍爱

有限的生命,树立正确的生命观、死亡观,正确面对死亡,并能安详、无痛苦、有尊严、平静地接受死亡。向学生介绍全国人大代表、全国优秀乡村医生刘贵芳,从 2018 年起她就开始呼吁安乐死合法化,引起社会广泛关注和讨论。"我是个来自基层的医务工作者,亲眼看到过一些患者得了不治之症的痛苦状态。这些年目睹了一些绝症老人在临终时的痛苦现状,希望通过安乐死合法化,让他们更安详地离开世界。"引发学生讨论在我国"安乐死是否应该合法化"。教师要着重强调目前"安乐死在我国不合法",一切的医疗护理行为都必须严格遵守国家的法律法规,引导学生缘事析理、明辨是非、知法懂法用法,增强学生的法治观念,提升学生法治素养、安全意识以及自我保护能力。同时要引导学生做到尊重患者的生命权,维护患者权益,只有夯实基本功,从根本上减轻患者的痛苦,才能真正做到关爱患者。

2. 知识点一:临终关怀的概念及意义

2.1　问与答

问题:临终关怀与舒缓治疗有什么区别? 临终关怀的意义是什么?

参考答案:

(1) 临终关怀(hospice care)是指由社会各层次人员(护士、医生、社会工作者、志愿者以及政府和慈善团体人士等)组成的团队向疾病终末期患者及其家属提供的包括生理、心理和社会等方面的全面性支持和照料。目的是使临终患者的生命质量得以提高,能够无痛苦、舒适地走完人生的最后旅途,并使其家属的身心健康得到维护和增强。

舒缓治疗(palliative care)又称姑息治疗,WHO 将舒缓治疗定义为给无治疗希望的终末期患者提供积极的、人性化的服务,主要通过控制疼痛、缓解患者身心方面的不适症状和提供心理、社会和心灵上的支持,为患者及其家属赢得尽可能好的生活质量。舒缓治疗的主要服务对象之一是癌症晚期患者,服务重点是改善癌症晚期患者的生活质量,减轻其躯体上的痛苦与情绪上的困扰。舒缓治疗是临终关怀服务中主要的治疗手段,也可用于长期照护等医疗卫生服务模式中,体现了人类对生命的尊重和珍惜,让人生的最后一段旅途过得舒适、有尊严和少痛苦。我国将临终关怀、舒缓医疗等统称为安宁疗护。安宁疗护不等于安乐死,安宁疗护是协助临终患者度过一段舒适,有意义、有品质的生活。尽一切努力照顾患者,让他们活到最后一刻。舒缓治疗也包括为了促进患者舒适而给予止痛药和其他治疗等。

(2) 临终关怀患者的意义包括:①对临终患者实施全面照料,使他们的生命得到尊重,疾病症状得以控制,生命质量得到提高,使其能够无痛苦、安宁、舒适地走完人生的最后旅程。②能够减轻患者家属在亲人临终阶段以及亲人死亡带来的精神痛苦,并可以帮助他们接受亲人死亡的现实,顺利度过居丧期,尽快适应失去亲人的生活,缩短悲伤过程。还可以使家属的权利和尊严得到保护,获得情感支持,保持身心健康。③临终关怀是以医学人道主义为出发点,以提高人的生命质量为服务宗旨的医学人道主义精神和生物-心理-社会医学模式的具体体现。临终关怀作为一种新的医疗服务项目,是对现行医疗服务体系的补充。④临终关怀是非物质文化中的信仰、价值观、伦理道德、审美意识、宗教、风俗习惯、社会风气等的集中表现。从优生到优死的发展是人类文明进步和发展的重要标志。

【思政元素】

职业素养:敬佑生命、甘于奉献、大爱无疆的医者精神;医者的职业使命感和社会责任感。

家国情怀:胸怀祖国、服务人民、为国分忧、为国解难、为国尽责的爱国精神。

【融入路径】

带领学生回顾临终关怀的发展史,如古代的临终关怀,在西方可以追溯到中世纪西欧的修道院和济贫院,在中国可以追溯到两千多年前的春秋战国时期祖国医学中的临终关怀思想。

而现代的临终关怀创始于 20 世纪 60 年代,1967 年桑德斯博士在英国伦敦郊区创办了世界上第一家现代临终关怀院——圣克里斯多弗临终关怀院,桑德斯博士为促进全世界临终关怀的发展做出了卓越的贡献。中国临终关怀服务首先在台湾和香港地区得到了一定的发展。1988 年 7 月,天津医学院(现天津医科大学)在黄天中博士的资助下,成立了中国内地第一个临终关怀研究机构。1988 年 10 月,在上海诞生了中国第一家机构型临终关怀医院——南汇护理院(现为上海浦东新区老年医院)。对比中西现代临终关怀现状,使学生意识到我国临终关怀发展所面临的挑战与机遇。

2006 年 4 月中国生命关怀协会在人民大会堂宣告成立,标志着中国的临终关怀事业迈出了历史性一步,是我国临终关怀发展史上重要的里程碑。协会的成立旨在协助政府有关部门开展临终关怀的立法和政策研究,实施行业规范化管理,推进临终关怀学的标准化、规范化、科学化、系统化的发展。2017 年 9 月发布的《国家卫生计生委办公厅关于开展安宁疗护试点工作的通知》,确定了全国第一批安宁疗护工作在北京市海淀区、吉林省长春市、上海市普陀区、河南省洛阳市和四川省德阳市启动。2019 年 12 月《国家卫生健康委办公厅关于开展第二批安宁疗护试点工作的通知》,确定了上海市和北京市西城区等 71 个市(区)启动第二批试点工作。2023 年 4 月《国家卫生健康委办公厅关于开展第三批安宁疗护试点工作的通知》根据《中共中央国务院关于加强新时代老龄工作的意见》关于"稳步扩大安宁疗护试点"的要求,在前两批安宁疗护试点工作的基础上,扩大试点范围,确定北京市、浙江省、湖南省为第三批国家安宁疗护试点省(市),天津市南开区等 61 个市(区)为第三批国家安宁疗护试点市(区)。协会的成立、政策的出台表明国家层面对临终关怀的大力支持。

通过学习临终关怀的意义,引导学生弘扬敬老、养老、助老的社会风尚,敬佑生命、甘于奉献、大爱无疆。积极响应国家政策,担负起医者的职业使命感和社会责任感,积极投身于养老事业中,以实际行动践行胸怀祖国、服务人民、为国分忧、为国解难、为国尽责的爱国精神。

2.2 辩论赛

主题:安乐死

要求:1~5 组学生为正方,观点为"支持安乐死合法化";6~10 组学生为反方,观点是"不支持安乐死合法化"。学生提前一周自行查阅资料,课堂上开展辩论,时间为10 分钟。

【思政元素】

法治素养:严谨的法治观念,能知法懂法用法,具有安全意识和自我保护能力。

职业素养:敬佑生命;缘事析理、明辨是非的思维能力。

道德修养:尊重和爱护患者,维护患者权益。

【融入路径】

以辩论赛的形式,引导学生讨论,正方和反方依次进行开篇立论,阐述本方观点,客观、准确、深刻地剖析"安乐死合法化"的利与弊。引导学生一定要结合我国国情,教师需着重强调目前"安乐死在我国不合法",培养学生缘事析理、明辨是非的思维能力,特别指出一切的医疗护理行为都必须严格遵守国家的法律法规,引导学生知法懂法用法,增强学生的法治观念,提升法治素养、安全意识以及自我保护能力。

教师带领学生深刻剖析患者选择安乐死的真正原因,对比国外的"安乐死",教师介绍中国式的"善终",即"能预先知道自己的死期,生命临终时,没有遭到横祸,身体没有病痛,心里没有挂碍和烦恼,安详而且自在地离开人间。"强调要敬佑生命、尊重患者的生命权,思考如何通过夯实基础从根本上减轻患者的痛苦,做到真正的善终,从而维护患者的权益。我国未来是否有可能实现安乐死立法,要根据未来我国的社会发展、医学发展、法治发展等多方面的因素考虑,在医疗保障制度不健全的情况下将安乐死合法化,可能会导致部分患者因经济条件限制被迫选择安乐死,或者因错误诊断致使不必要的安乐死情况发生,"安乐死合法化"可能会存在引起道德滑坡的风险,目前无法得出一个确切的答案。

3. 知识点二:临终关怀的理念

3.1 问与答

问题:临终关怀的理念是什么?

参考答案:临终关怀的理念包括以下几个方面。

(1) 以照护为中心:针对各种疾病晚期、治疗不再生效、生命即将结束者,死亡前 3～6 个月实施临终关怀。对这些患者不是通过治疗疾病使其免于死亡,而是通过对其进行全面的身心照护,提供临终前适度的舒缓治疗,控制症状,减轻痛苦,消除焦虑、恐惧,获得心理、社会支持,使其得到最后的安宁。因此,临终关怀是从以治愈(cure)为主的治疗转变为以对症为主的照护(care)。

(2) 维护人的尊严和权利:医护人员应注意维护和保持患者作为人的价值、尊严和权利,在临终照护中应允许患者保留原有的生活方式,尽量满足其合理要求,维护患者个人隐私和权利,鼓励患者参与医护方案的制订等。尊重生命的尊严及尊重濒死患者的权利,充分体现了临终关怀的宗旨。预立医疗照护计划是临终关怀的重要内容之一,它充分体现了对临终患者权利的维护,是指医护人员与患者及其家属共同参与讨论患者未来医疗和照护偏好,以帮助患者在疾病终末期或慢性疾病期间接受符合其价值观、意愿的医疗照护。

(3) 提高临终患者生命质量:不以延长临终患者的生存时间为目的,而以提高临终阶段的生存质量为宗旨。对濒死患者的生命质量的照护是临终关怀的重要环节,减轻痛苦使生命品质得到提高,为临终患者提供安适的、有意义的、有希望的生活,在可控制的病痛下与家人共度温暖时光,使患者在人生的最后阶段能够体验到人间的温情。

（4）加强死亡教育以使其接纳死亡：强调把健康教育和死亡教育结合起来，从正确理解生命的完整与本质入手，完善人生观，增强健康意识，教育临终患者把生命的有效价值和生命的高质量两者真正统一起来，善始善终，以健全的身心走完人生的最后旅程。

（5）提供全面的整体照护：多学科人员组成临终关怀团队为患者及其家属提供全方位、全程服务。整体照护包括对临终患者的生理、心理、社会等方面给予关心和照护，为患者提供 24 小时护理服务，照护时也要关心患者家属，既为患者提供生前照护又为死者家属提供居丧照料。

【思政元素】

职业素养：博爱仁心、无私奉献的职业品格；以患者安全为中心的爱伤观念，注重人文关怀。

【融入路径】

带领学生学习临终关怀的理念，帮助学生掌握临终关怀的相关理论与技能，使其明白临终关怀的重点是控制症状，减轻痛苦，培养学生以患者安全为中心的爱伤观念、注重人文关怀。向学生强调在临终照护中应允许患者保留原有的生活方式，尽量满足其合理要求，维护患者个人隐私和权利，鼓励患者参与医护方案的制订等，与患者及其家属共同参与讨论患者未来医疗和照护偏好，以帮助患者在疾病终末期或慢性疾病期间接受符合其价值观、意愿的医疗照护。强调提高临终患者生命质量的重要性，控制好病痛，使患者在人生的最后阶段，与家人共度温暖时光，能够体验到人间的温情。加强死亡教育，使学生、患者承认生命是有限的，接纳死亡。使学生学会教育临终患者把生命的有效价值和生命的高质量两者真正统一起来，善始善终，以健全的身心走完人生的最后旅程。向学生强调应对临终患者及其家属进行全面的整体照护，既为患者提供生前照护又为死者家属提供居丧照料。引导学生发扬博爱仁心、无私奉献的职业品质，积极投身于养老事业当中，激发学生的爱国情怀及投身养老护理服务的热情。

3.2　知识分享：《安宁疗护实践指南（试行）》

《安宁疗护实践指南（试行）》以临终患者及其家属为中心，以多学科协作模式进行，主要内容包括疼痛及其他症状控制，舒适照护，心理、精神及社会支持等。

症状控制尤其是要控制疼痛，治疗原则有以下几点。

（1）根据 WHO 癌痛三阶梯止痛治疗指南，癌痛药物止痛治疗的五项基本原则如下。①口服给药。②按阶梯用药。③按时用药。④个体化给药。⑤注意具体细节。

（2）阿片类药物是急性重度癌痛及需要长期治疗的中、重度癌痛患者的首选药物。长期使用时，首选口服给药，有明确指征时可选用经皮吸收途径给药，也可临时皮下注射给药，必要时患者自控镇痛泵给药。

（3）使用止痛药后，要注意预防药物的不良反应，及时调整药物剂量。结合病情给予必要的其他药物和或非药物治疗，确保临床安全及止痛效果。同时要避免突然中断使用阿片类药物而引发戒断综合征。

疼痛的护理要点有以下几点。

（1）根据疼痛的部位协助患者采取舒适体位。

（2）给予患者安静、舒适环境。

（3）遵医嘱给予止痛药，缓解疼痛症状时应当注意观察药物疗效和不良反应。

（4）有针对性地开展多种形式的疼痛教育，鼓励患者主动讲述疼痛，教会患者疼痛自评方法，告知患者及其家属疼痛的原因或诱因及减轻和避免疼痛的其他方法，包括音乐疗法、注意力分散法、自我暗示法等。

舒适照护包括病室环境管理、床单位管理、口腔护理、肠内营养的护理、肠外营养的护理、静脉导管的维护（PICC/CVC）、留置导尿管的护理、会阴护理、协助沐浴和床上擦浴、床上洗头、协助进食和饮水、排尿异常的护理、排便异常的护理、卧位护理、体位转换、轮椅与平车使用。

心理支持和人文关怀：心理支持的目的是恰当应用沟通技巧与患者建立信任关系，引导患者面对和接受疾病状况，帮助患者应对情绪反应，鼓励患者及其家属参与，尊重患者的意愿做出决策，让其保持乐观顺应的态度度过生命临终期，从而舒适、安详、有尊严地离世。

【思政元素】

职业素养：以患者安全为中心的爱伤观念，注重人文关怀；博爱仁心、无私奉献的职业品质。

家国情怀：胸怀祖国、服务人民、为国分忧、为国解难、为国尽责的爱国精神。

【融入路径】

带领学生学习国家卫生健康委办公厅印发的《安宁疗护实践指南（试行）》的具体内容，即症状控制、舒适照护、心理支持和人文关怀。强调症状控制、舒适照护等生理护理对患者的重要意义，树立以患者安全为中心的爱伤观念，注重人文关怀；恰当应用沟通技巧与患者建立信任关系，加强心理支持，引导患者面对和接受疾病状况，帮助患者应对情绪反应，鼓励患者及其家属参与，尊重患者的意愿做出决策，让其保持乐观顺应的态度度过生命临终期，从而舒适、安详、有尊严地离世。引导学生了解当下我国人口急剧老龄化的困境，国家对进一步推进安宁疗护发展、满足人民群众健康老龄化需求做出的具体批示，倡导学生发扬博爱仁心、无私奉献的职业品格，激发学生的爱国情怀，发扬胸怀祖国、服务人民、为国分忧、为国解难、为国尽责精神，积极投身于养老事业当中。

3.3 案例分享

案例：崔某的妻子被诊断为肺癌晚期肝转移，崔某跑了很多三级医院求助，得到的结论均是"肺癌晚期不可治愈"，没有一家医院愿意收治。最后，崔某不得不辞去工作，全职在家照看妻子。"回到家里，我始料不及的是她的剧烈疼痛，每天尖叫、大声呼喊。为了减轻她的疼痛，止疼药从 1 片加到 2 片、5 片、10 片、15 片、25 片……仍不能减轻疼痛，直到后来她 24 小时坐在床上，几乎不能动。"崔某说，"这对于一个家庭来说，简直是灾难。"

崔某的妻子不得不从家里转到了临终关怀科的生命关怀病区住院治疗。住院后，为了减轻药物对胃部的刺激，口服的麻醉止痛药换成了口服与针剂联合使用，增加了患者的食欲，也减轻了呕吐。在住院期间，他的妻子终于能下床简单地活动了。在医护人员的提示下，崔某把家里的相册拿到了医院，和他的妻子一起回忆过去美好的日子。

2012年4月,崔某的妻子在医院平静地离开了人世。崔某后来专门写来感谢信:"在整个住院期间,德胜社区卫生服务中心临终关怀科的医务人员的关怀照顾、心理指导和舒缓治疗,最大限度地提高了我妻子的生命质量,我逝去的妻子和我,以及我们的儿子都深有感触。"

【思政元素】

职业素养:尊重和爱护患者,注重人文关怀。

【融入路径】

教师通过介绍案例中临终患者入住生命关怀病区前后,患者及其家属生活的改变,引发学生思考和讨论,使学生非常真切、直观地感受到选择临终关怀给临终患者及其家属带来的生命质量的提升,强调只有临终患者的症状得到控制,进行舒适照护,才能真正地提高临终患者的生活质量和生命质量,并能让临终患者更有尊严地走完人生最后的旅程。临终关怀带来的是逝者安息、生者安宁,做到生死两相安,这才是真正尊重和爱护患者。同时对学生进行死亡教育,只有真正认识死亡,向死而生,才能更珍惜当下,人活着要健康、积极、有益于社会。

3.4　知识拓展1

> **知识拓展**
>
> #### 选择与尊严
>
> "选择与尊严"公益网站作为中国大陆第一家推广"尊严死"的公益网站,创办于2006年,它结合中国国情,推出了供中国大陆居民使用的"生前预嘱"文本"我的五个愿望",并建立了生前预嘱注册中心,使公民注册、使用"我的五个愿望"及保存、检索等日臻完善。
>
> "尊严死"是指在不可治愈的伤病末期,放弃抢救和不使用生命支持系统。让死亡既不提前,也不拖后,而是自然来临。在这个过程中,应最大限度尊重、符合并实现本人意愿,尽量有尊严地告别人生。
>
> 生前预嘱是人们事先,也就是在健康或意识清楚时签署的,说明在不可治愈的伤病末期或临终时要或不要哪种医疗护理的指示文件。
>
> "我的五个愿望"是一份容易填写的表格式文件。当您因为伤病或年老无法对自己的医疗问题做决定时,它能帮您明确表达一些重要的医疗意见,譬如"在什么情况下要或不要什么医疗服务,使用或不使用生命支持治疗,希望别人怎样对待我,想让我的家人和朋友知道什么,希望谁帮助我。"

【思政元素】

职业素养:医者的职业使命感和社会责任感;注重人文关怀。

科学精神:与时俱进的科学精神。

【融入路径】

以叙事的方式,介绍选择与尊严公益网站的创始人之一陈毅元帅之子陈小鲁讲到他父亲临终时,全身插满管子,特别痛苦,直到人已经进入离世状态,家属都无权要求停止那些无意义的延缓死亡的措施,以及中国台湾安宁疗护之母赵可式教授用投影放出的一幅幅医院进行临终抢救的画面,各种生命支持系统的使用,以及人们临终时的痛苦状态……直观地展示出什么叫"不得好死",引发学生思考和讨论"生命尽头该如何选择?"提出我们应当有权在生命走到尽头时选择安详、自然、无痛苦、有尊严地离世,当然更有必要在自己健康清醒的状态下对自己的离世方式做出选择,促进学生对善终的深入了解,理解选择与尊严的巨大意义。需要强调学生"尊严死"与"安乐死"最大的区别在于:"尊严死"不是医生协助下的自杀,而是在生命走到尽头时,不需要进行无意义的抢救,不使用生命支持系统延缓死亡。既不让死亡提前,也不延缓拖后,而是让病者自然、安详地离世,这才是真正地注重人文关怀,既能提高患者临终前的生活质量和生命质量,又能让患者更有尊严地走完人生最后的旅程。倡议学生利用暑期社会实践等志愿服务活动,深入社会积极宣传与推广生前预嘱,担负起医者的职业使命感和社会责任感,让更多的人认识到死亡是生命历程的终点,认识了死亡,才更珍惜当下,人活着要健康、积极、有益于社会。当死亡来临时,我们要没有恐惧地、有尊严地走完生命的最后一程,引导学生积极学习相关知识,培养学生与时俱进的科学精神。

3.5 知识拓展2

知识拓展

深圳探索"生前预嘱"立法

2019年4月24日深圳市第六届人民代表大会常务委员会第三十三次会议《关于修改〈深圳经济特区医疗条例〉等二十七项法规的决定》修正,2022年6月23日深圳市第七届人民代表大会常务委员会第十次会议修订,《深圳经济特区医疗条例》第七十八条规定如下:收到患者或其近亲属提供具备下列条件的患者生前预嘱的,医疗机构在患者不可治愈的伤病末期或临终时实施医疗措施,应当尊重患者生前预嘱的意思表示:有采取或者不采取插管、心肺复苏等创伤性抢救措施,使用或者不使用生命支持系统,进行或不进行原发疾病的延续性治疗等的明确意思表示;经公证或者有两名以上见证人在场见证,且见证人不得为参与救治患者的医疗卫生人员;采用书面或录音录像的方式,除经公证的外,采用书面方式的,应当由立预嘱人和见证人签名并注明时间;采用录音录像方式的,应当记录立预嘱人和见证人的姓名或者肖像以及时间(本条例自2023年1月1日施行)。

【思政元素】

职业素养:严谨求实,注重人文关怀。

法治素养:严谨的法治观念,知法懂法用法、安全意识和自我保护能力。

科学精神:求实、求真和实证的科学精神。

【融入路径】

学习深圳将生前预嘱纳入《深圳经济特区医疗条例》的具体内容,让学生了解到,通过立法,生前预嘱具有法律效力。在传统观念、社会舆论的压力下,患者家属把抢救生命视为"孝道",医生把救死扶伤视为天职。在此过程中的过度用药、检查,甚至过度抢救等,不仅加重了自身经济负担,也给患者带来痛苦,还会造成一定程度的医疗资源浪费。但是,两者都忽视了患者的自主权利。有了生前预嘱,相关决定来自患者本人并得到法律的支持,家属便可以不再面临这种两难选择。同时医生在法律框架下做出选择将不再顾虑重重。向学生强调秉持求实、求真的科学精神,生前预嘱必须在充分尊重患者自主权的基础上实施。

提问"立下生前预嘱会不会在患者还有希望救治的时候就放弃治疗?"。首先,强调生前预嘱涉及诸多法律和医学专业概念,患者理解有难度,签署生前预嘱前,要为患者提供专业的指导与服务,包括创伤性抢救是否值得实施、损害与收益如何评估等,也要完善操作规范,使之有章可循。向学生强调一定要秉持严谨求实,本着对患者负责的态度,对患者提供专业的指导,真正地维护患者知情权,使患者表达出真实的意愿。

其次,人在临终时,求生欲肯定都是有的。强调生前预嘱可以随时改变,即便到最后临终时也是可以更改的。我们尊重患者的选择,任何选择都没有对与错。进行安宁疗护有严格的标准,需要至少两位执业医师评估。也就是患者经过可及的最先进的现代医疗,病情仍无法逆转、不可治愈的伤病末期或临终时才会进行,绝不会对签署过预嘱的可救治的急性医疗患者(如急性心肌梗死、脑出血等)或未经过规范治疗的肿瘤患者等随意放弃治疗和抢救。"尊严死"不同于"安乐死",让死亡既不提前,也不拖后,而是自然来临。同时需注意的是,生前预嘱入法,也要避免被恶意利用,比如临终抢救的医疗开支很大,要谨防健康商业保险夸大生前预嘱的作用等。引导学生树立严谨的法治观念,既要知法懂法用法,又要提升安全意识,提高保护患者和自我保护的能力。

4. 知识点三:临终患者的生理评估及护理

问题:

(1)临终患者的生理评估内容有哪些?

(2)对临终患者进行身体护理的措施有哪些?

参考答案:

(1)临终患者的生理评估内容:①肌张力丧失;②循环功能减退;③胃肠道蠕动减弱;④呼吸功能减退;⑤知觉改变;⑥意识改变;⑦疼痛。

(2)对临终患者进行身体护理的措施:改善呼吸功能,减轻疼痛,促进患者舒适,加强营养、增进食欲,减轻感知觉改变的影响,观察病情变化,做好延续性护理。

【思政元素】

职业素养:严谨求实的职业操守;敬佑生命的医者精神。

【融入路径】

引导学生进行知识回顾,临终患者的身体护理属于马斯洛需要层次理论中的生理需要,生理需要直接关系到个体的生存,也称为缺失需要,当这种需要得不到满足时会直接危及生命,强调生理护理包括症状控制和舒适照护,是临终患者生命质量的根本保证,强调学生加强相关知识、技能学习的重要性,使学生树立正确的护理观,积极接受这门新型学科,秉持严谨求实的职业操守,发扬敬佑生命的医者精神,主动给予临终患者无微不至的关怀,让其在生命的临终阶段满意地到达生命的终点。

5．知识点四：临终患者的心理评估及护理

5.1　问与答

问题：

（1）身患绝症的患者从获知病情到临终的心理反应过程分为哪几个阶段？

（2）临终患者各阶段的心理护理措施有哪些？

参考答案：

（1）身患绝症的患者从获知病情到临终的心理反应过程分为以下五个阶段：否认期、愤怒期、协议期、忧郁期、接受期。

（2）临终患者各阶段的心理护理措施如下。

否认期：①护士应具有真诚、忠实的态度，不要轻易揭露患者的防御机制，也不要欺骗患者，并注意保持与其他医护人员及患者家属对其病情说法的一致性。②注意维持患者适当的希望，耐心倾听患者的诉说，在沟通中注意因势利导，循循善诱，使患者逐步面对现实。③经常陪伴在患者身旁，尽量满足患者心理方面的需求，使他们感受到温暖和关怀。

愤怒期：①护士要有爱心、耐心，认真地倾听，允许患者以发怒、抱怨、不合作行为来宣泄其内心的不满、恐惧，预防意外事件的发生。②心理疏导，帮助其渡过心理难关，避免其过久地停留于否认阶段而延误必要的治疗。③做好患者家属和朋友的工作，让其给予患者更多的关爱、理解、同情和宽容。

协议期：①护士应积极主动地关心和指导患者，加强护理，尽量满足患者的需要。使患者更好地配合治疗，以减轻痛苦，控制症状。②满足各种合理要求，给予患者更多的关爱。③鼓励患者说出内心的感受，尊重患者的信仰，积极教育和引导患者，减轻患者的压力。

忧郁期：①护士应多给予患者同情和照顾、鼓励和支持，使其增强信心。②经常陪伴患者，允许其以不同的方式发泄情感，如忧伤、哭泣等。③创造舒适环境，鼓励患者保持自我形象和尊严。④尽量取得社会方面的支持，给予精神上的安慰，安排患者与亲朋好友见面，并尽量让其家属多陪伴在其身旁。⑤密切观察患者，注意心理疏导和合理的死亡教育，预防患者的自杀倾向。

接受期：①护士应积极主动地帮助患者了却未完成的心愿，继续给予关心和支持。②尊重患者，不要强迫与其交谈。③给予临终患者安静、舒适的环境，减少外界干扰。④认真、细致做好临终护理，使患者平静、安详、有尊严地离开人间。

【思政元素】

职业素养：博爱仁心的职业品格；心怀敬畏、透过现象看本质的哲学思维。

道德修养：尊重和爱护患者，注重人文关怀。

【融入路径】

引导学生站在患者的角度，多思考、多共情，尊重、理解、关爱患者。向学生强调应夯实基本功，辨析患者不同的心理阶段，分析患者目前存在的问题及困境，运用已学知识及《安宁疗护实践指南（试行）》的内容，给予准确的护理措施，强调对患者进行"身体、心理、社会、精神"全方面照护，身体层面要舒适，心理层面要平静，社会层面有关注，精神层面有超越，秩序井然，不能逾越，培养学生博爱仁心的职业品格，养成尊重和爱护患者，注重人文关怀的道德修养,缓解患者的身心痛苦。向学生强调应心怀敬畏,培养透过现象看本质的哲学思维,认真识别出有自杀倾向的患者,及时给予预防和干预措施,树立以患者安全为中心的爱伤观念,注重人文关怀,不造成二次伤害。

5.2　小组讨论

案例:患者张某,男,50 岁,诊断:右胸膜间皮瘤,多次入住 7 楼肿瘤科行放疗、化疗,因疼痛剧烈而使用强吗啡类镇痛药。本次入院后患者一般情况差,进食极少,胸闷气促日渐加重,疼痛无法有效控制,情绪反复无常,坐卧不安,常常蜷曲在床旁椅上,整夜不能入睡,曾多次试图自杀均被阻止。患者经济富裕,朋友多,住院期间家人照顾周到,住在单人病房。事发当日 21:55,护士交班查房时见该患者半卧于床上,表情极度痛苦,随即报告医生,随医生一起到病房再次查看及评估患者疼痛后,医生返回办公室开医嘱,护士根据医嘱到治疗室抽取吗啡注射液。约 22:00,患者特意支开其陪护人员到医护办公室询问,护士即带吗啡注射液和口服镇痛药前往病房准备执行医嘱。到病房门口时发现病房门被反锁,大声呼叫患者名字,无应答。护士马上返回到医护办公室取病房钥匙,并通知值班医生迅速前往病房。打开病房门,发现阳台窗户已打开,从窗户向下望,隐约可见一患者仰卧于一楼后花园草地上。立即启动自杀应急预案,医生、护士奔赴现场查看确认,同时打电话给科主任、院内保安及医院总值班汇报,并由院内保安负责报警协助处理。现场查看患者,经现场抢救无效死亡。患者家属理解患者发病两年来承受了难以想象的精神及肉体上的痛苦,对患者跳楼自杀死亡无异议,无赔偿。

问题:

(1) 请分析此事件发生的原因有哪些?

(2) 为避免此事件发生,纠正措施有哪些?

参考答案:

(1) 事件发生的原因。

①直接原因:患者难以忍受躯体痛苦。

②环境的安全保障性差:患者住单间,7 楼,房门可上锁,窗户可全部打开。

③发生事件的时机特殊:夜间 1 名护士值班,陪护人员被患者特意支开。

④医护人员有效干预控制癌痛的技术与方法可能不当。

⑤没有专业心理辅导师,虽预见性了解患者有自杀倾向,但无法深入了解患者心理,未能有效疏导患者。

(2) 纠正措施。

①第一时间启动患者自杀应急预案,医护人员在抢救的同时报告相关职能部门、报警,现场处置妥善,未造成后续不良影响。

②对自杀事件进行记录,内容包括患者的基本情况、自杀时间、采取的处理措施、转归等。

③做好患者家属及病区其他病友的安抚工作,尤其对情绪低落、有自杀倾向的患者,及时进行开导,并与其家属沟通,以防短期内模仿自杀案例发生。

④做好值班医生与护士的心理疏导。

⑤科室组织讨论,分析导致患者自杀事件发生的危险因素与环节,对存在问题持续改进。

【思政元素】

职业素养:发现问题、分析问题和解决问题的临床思维能力;高度的责任心,爱岗敬业、精益求精的职业精神;扎实的专业知识;严谨求实、心怀敬畏、敬佑生命、以患者安全为中心的职业操守;团结协作的团队精神;信任互助的沟通能力。

法治素养:严谨的法治观念;较高的安全意识与自我保护能力。

【融入路径】

将学生分成若干小组,每 3~4 人为一个小组,小组成员间充分交流和讨论后将本组讨论结果进行汇总,然后派一位代表与其他同学分享答案。对临床不良事件发生的原因分析并给出相应的解决措施,培养学生分析问题和解决问题的能力,提升其临床思维能力。

WHO 报道,50%~70%的恶性肿瘤患者遭受癌痛困扰,其中 1/3 的患者为重度疼痛,严重影响患者生活,引导学生意识到统计数字背后,是患者及其家属与癌痛艰苦的斗争。使学生认清医护人员在照护癌痛患者中应担当的责任和使命,认识到治疗前需要对癌痛程度进行准确评估,按照癌痛治疗原则,遵医嘱科学使用镇痛药,同时要密切观察疼痛缓解程度和身体的反应,及时调整用药或处理药物不良反应。向学生强调必须时刻保持高度的责任心、爱岗敬业、精益求精、严谨求实,使学生能够深刻地认识到扎实的有效镇痛和观察镇痛效果是保证患者安全的关键点之一,也是护士应具备的专业素养。

通过临床真实事件警示学生:疼痛不仅是一种症状,也是一种疾病,不容小视,让更多患者能够在疾病早期即接受有效的癌痛治疗,让生命不可承受之痛尽早得到最好的控制,养成认真负责的工作态度,严谨求实,切不可麻痹大意。警示学生敬佑生命,密切关注患者的身心状态,时刻牢记以患者安全为中心的理念,重视医院环境的安全管理,不留安全隐患,维护患者的生命及权利,严格遵守法律法规,树立严谨的法治观念和意识,引导学生认真学习并践行《护士条例》等相关法律法规,提高学生的安全意识与自我保护能力,弘扬社会主义法治精神。通过小组成员间的团结合作、热烈讨论,实现人人参与、相互协作、共同进步,培养学生的团队合作能力。

6. 知识点五:临终患者家属的心理反应及护理

问题:

(1)临终患者家属会出现哪些心理及行为方面的改变?

(2)对临终患者家属的护理措施有哪些?

参考答案:

(1)家属在情感上难以接受即将失去亲人的现实,临终患者家属常会出现以下心理及行为方面的改变:个人需求的推迟或放弃,家庭中角色的调整与再适应,压力增加,社会交往减少。

(2)对临终患者家属的护理措施:满足家属照顾患者的需要,鼓励家属表达感情,指导家属对患者进行生活照顾,协助维持家庭的完整性,满足家属本身生理、心理和社会方面的需求。

【思政元素】

职业素养:注重人文关怀,不造成二次伤害。

道德修养:传承互帮互助的中华传统美德。

【融入路径】

通过带领学生回顾临终患者的生理、心理评估及护理,分析总结临终患者家属的心理反应及护理措施,培养学生发现问题、分析问题和解决问题的能力,提升其临床思维能力。引导学生认识到,在临终关怀中患者家属不仅承担着照顾患者的角色,也是医护人员的服务对象。医护人员在做好临终患者护理的同时,也要做好对临终患者家属的关怀照顾工作。临终患者家属一般很难接受亲人濒临死亡的事实,家属从患者生病到濒死阶段直至死亡,也有非常复杂的心理反应,他们也和患者一样会经历否认、愤怒、讨价还价、忧郁等阶段。临终患者常给家属带来生理、心理和社会方面的压力。让学生深刻地感受到临终患者家属的心理负担及承受的压力,向学生强调应注重对家属的人文关怀,不造成二次伤害。

临终患者家属的心理行为反应与患者临终的历程密切相关,临终患者的病情有可能很快急转直下,也可能慢慢延续很长时间,或时好时坏,起伏波动,时间的长短对家属在照护临终患者时的心理反应影响很大。向学生强调具备扎实专业素养的重要性,以满足患者家属的心理需求,使患者家属做好充分的心理准备面对临终患者死亡的到来;尤其要加强对哀痛过久、心理负担加大,以及因劳累过度而感到身心疲惫患者家属的心理照护;加强对临终患者家属的心理照护可避免因临终时间较短,死亡来得过快或突然死亡,感到措手不及,完全没有心理准备,内心会觉得愧疚,总感到还应为亲人多做些事情,此时可能会产生责怪或怀疑医护人员的疏忽,而产生复杂的心理反应和行为。使学生意识到对临终患者家属实施心理照护的同时也应加强对自我的保护。引导学生传承互帮互助的中华传统美德,提升道德修养。

7. 知识点六:濒死与死亡

案例:患者黄某,男,67岁,突发意识丧失、伴有全身性抽搐送至急诊科就诊。由于错过了最佳治疗时机,经积极抢救血压只能维持在80/60 mmHg,撤去人工呼吸机后无自主呼吸,瞳孔散大、固定,对光反射消失。结合其他临床表现,医生宣布患者目前处于脑死亡状态。在充分告知患者病情及生还希望后,其家属仍不愿意放弃治疗,表示:"只要患者能在机器的维持下,还有心跳与呼吸,就将不惜一切代价维持患者的生命。"

问题:

(1)脑死亡的诊断标准是什么?

(2)濒死期的主要特点是什么?

(3)进入生物学死亡期后,相继出现的尸冷、尸斑、尸僵及尸体腐败等现象有哪些特点?

参考答案:

(1)脑死亡的诊断标准:1968年美国哈佛医学院将"脑功能不可逆性丧失"作为新的死亡标准,并制定了世界上第一个脑死亡的诊断标准,指出不可逆的脑死亡是生命活动结束的象征。其诊断标准有四点。①无感受性和反应性:对刺激完全无反应,即使剧痛刺激也不能引出反应。②无运动、无呼吸:观察1小时后撤去人工呼吸机3分钟仍无自主呼吸。③无反射:瞳孔散大、固定,对光反射消失;无吞咽反射;无角膜反射;无咽反射和跟腱反射。④脑电图平坦。上述四条标准24小时内多次复查后结果无变化,并应当排除两种情况,即体温过低（<32.2 ℃）和刚服用过巴比妥类药物等中枢神经系统抑制剂的影响，其结果才有意义，即可宣告死亡。同年，WHO建立了国际医学科学组织委员会，也提出了类似脑死亡的四条诊断标准：①对环境失去一切反应，完全无反射和肌肉活动；②停止自主呼吸；③动脉压下降；④脑电图平直。

（2）濒死期的主要特点：中枢神经系统脑干以上部位的功能处于深度抑制状态或丧失，而脑干功能依然存在。患者意识模糊或丧失，各种反射减弱或逐渐消失，肌张力减退或消失。循环系统功能减退，心搏减弱，血压下降，患者表现为四肢发绀，皮肤湿冷。呼吸系统功能进行性减退，表现为呼吸微弱，出现潮式呼吸或间断呼吸。代谢障碍，肠蠕动逐渐停止。感觉消失，视力下降。各种迹象表明生命即将终结，是死亡过程的开始阶段。但某些猝死患者可不经过此期而直接进入临床死亡期。

（3）进入生物学死亡期后，相继出现尸冷、尸斑、尸僵及尸体腐败等现象，特点如下。①尸冷：死亡后最先发生的尸体现象。死亡后因体内产热停止，散热继续，故尸体温度逐渐下降。一般情况下死亡后10小时内尸温下降速度约为每小时1 ℃，10小时后为每小时0.5 ℃，大约24小时，尸温与环境温度相同。测量尸温常以直肠温度为标准。②尸斑：死亡后由于血液循环停止及地心引力的作用，血液向身体的最低部位坠积，皮肤出现暗红色斑块或条纹。一般尸斑出现的时间是死亡后2～4小时，最易发生于尸体的最低部位。若患者死亡时为侧卧位，则应将其转为仰卧位，以防脸部颜色改变。③尸僵：尸体肌肉僵硬，关节固定。尸僵首先从咬肌、颈肌开始出现，随后是躯干、上肢和下肢。尸僵一般在死后1～3小时开始出现，4～6小时扩展到全身，12～16小时发展至最硬，24小时后尸僵开始减弱，肌肉逐渐变软，称为尸僵缓解。④尸体腐败：死亡后机体组织的蛋白质、脂肪和碳水化合物因腐败细菌作用而分解的过程。常见表现有尸臭、尸绿等，一般死后24小时先在右下腹出现，逐渐扩展至全腹，最后波及全身。

【思政元素】

职业素养：严谨求实的职业操守；心怀敬畏，注重人文关怀。

科学精神：与时俱进的科学精神。

法治素养：严谨的法治观念，知法懂法用法、安全意识和自我保护能力。

【融入路径】

教师通过带领学生学习1968年美国哈佛医学院制定的脑死亡的判断标准，对比在医学上已经沿袭了数千年将心搏、呼吸的永久性停止作为判断死亡的标准，培养学生与时俱进的科学精神。但随着现代医学科学的进展，心搏、呼吸停止的人并非必死无疑，临床上及时有效的心脏起搏、心内注射药物和心肺复苏等技术可使部分人恢复心搏和呼吸，进而挽救其生命。尤其是心脏移植术的开展，使心脏死亡不再对整体死亡构成威胁；人工呼吸机的应用，使停止呼吸的人可能再度恢复呼吸，由此可见，心搏、呼吸停止已不能作为判断死亡的标准。使学生感受到现代医学的巨大进步，同时引导学生结合该病例进一步思考现代医学进步所带来的弊端，医护人员该如何选择？需要强调的是，目前脑死亡作为死亡判断标准在我国尚未立法，务必尊重患者及其家属的意见，帮助学生树立严谨的法治观念，知法懂法用法，提升安全意识和自我保护能力。

同时也可以介绍我国在脑死亡判定标准方面的进展。我国经过多年的研究与实践，于2009年完善和修订了《成人脑死亡判定标准（2009版）》。2012年3月，首都医科大学宣武医院获批为国家脑损伤质控评价中心,该中心于 2013 年制定了《脑死亡判定标准与技术规范(成人质控版)》。该规范作为医学行业标准推动我国脑死亡判定工作有序、规范地开展。2018 年,国家脑损伤质控评价中心推出《中国成人脑死亡判定标准与操作规范(第二版)》。引导学生了解我国脑死亡判定标准与操作规范的进展,培养学生与时俱进的科学精神。

通过带领学生学习濒死期、生物学死亡期的主要特点,引导学生秉持严谨求实的职业操守,照护好患者和家属,既不加重临终患者的负担,又能协助家属和临终患者道别,维护死者的尊严,向学生强调要心怀敬畏、注重人文关怀。

8. 知识点七:医疗、护理文件的书写

8.1　问与答 1

案例:患者王某,女,36 岁,因贫血半年余入院治疗。护士遵医嘱予以输血,输血后护士的记录如下:王女士血常规检查示 RBC 2.2×10^{12}/L,Hb 68 g/L,遵医嘱给予静脉输入 A 型红细胞 200 mL。输血前测 T 36.6 ℃,由护士林某与李某双人核对无误后于 14:10 输入,滴速为 20 滴/分,15 分钟后患者主诉无不适,调整滴速为 50 滴/分,15:25 时输血完毕,患者无特殊不适。

问题:

(1) 护理文件的意义是什么?

(2) 护士写护理文件时,应注意的事项有哪些?

参考答案:

(1) 护理文件的意义:提供信息、提供教学与科研资料、提供评价依据、提供法律依据。

(2) 护士写护理文件时,应注意的事项:及时、准确、完整、简要、清晰。

【思政元素】

职业素养:心怀敬畏、严谨求实的职业操守。

法治素养:严谨的法治观念,知法懂法用法、安全意识和自我保护能力。

科学精神:求实、求真的科学精神。

【融入路径】

强调护理文件具有重大的意义,医疗文件与护理文件是医院和患者重要的档案资料,也是教学、科研、管理等的重要资料。因此,医疗文件和护理文件必须书写规范并妥善保管,以保证其正确性、完整性和原始性,培养学生严谨求实的职业操守。尤其要强调的是,医疗文件与护理文件是具有法律效应的文件,是为法律所认可的证据。其内容反映了患者在住院期间接受治疗与护理的具体情形,在法律上可作为医疗纠纷、人身伤害、保险索赔、犯罪刑事案件及遗嘱查验的证明。凡涉及以上诉讼案件,调查处理时都要将病案、护理文件作为依据加以判断,以明确医院及医护人员有无法律责任。因此,只有认真对待各项记录的书写,对患者住院期间的病情、治疗、护理做好及时、完整、准确地记录,才能为法律提供有效的依据并保护医护人员自身的合法权益,培养学生严谨的法治观念,知法懂法用法,提升安全意识和自我保护能力。

教师在讲解护理文件的记录时,要求学生遵守基本原则,即及时、准确、完整、简要、清晰。要求学生以心怀敬畏的态度,认真、客观地书写各类护理文件,这是成为护士必须掌握的基本技能。

医疗文件记录了患者疾病发生、诊断、治疗、发展及转归的全过程,其中一部分由护士负责书写。护理文件是护士对患者进行病情观察和实施护理措施的原始文字记载,是临床护理工作的重要组成部分。

医疗文件与护理文件由门诊病历和住院病历两部分组成。门诊病历包括首页、副页和各种检查报告单;住院病历包括医疗文件、护理文件、检查记录和各种证明文件等。医疗文件与护理文件是医护人员临床实践的原始文件记录,对医疗、护理、教学、科研、执法等都有至关重要的作用,是医院重要的档案资料,无论是在患者住院期间还是出院后均应妥善管理。门诊病历一般由患者自行保管。教师通过介绍上述内容,培养学生严谨求实的职业操守,树立严谨的法治观念,提升安全意识和自我保护能力。

8.2　问与答 2

案例: 患者陈某,男,76 岁,因"反复双下肢水肿 10 余年,加重伴胸闷 2 个月余"于当日 11:00 由门诊坐轮椅转入病房。患者 T 36.3 ℃,P 108 次/分,R 26 次/分,BP 180/100 mmHg;呼吸困难,半坐卧位,口唇发绀,颈静脉怒张,听诊两肺呼吸音粗,散在湿啰音,未闻及哮鸣音;全身皮肤完好,无破损,双下肢凹陷性水肿明显。护士遵医嘱给予鼻导管吸氧 3 L/min,给予降压药、利尿剂治疗。此外,护士指导患者记录尿量等出入液量的正确方法,并告知其重要性;讲解了预防压力性损伤等相关知识。

问题:

(1) 医嘱处理的注意事项有哪些?

(2) 记录患者出入液量时应注意哪些问题?

参考答案:

(1) 医嘱处理的注意事项如下。①医嘱必须经医生签名后方有效。在一般情况下不执行口头医嘱,在抢救或手术过程中医生下口头医嘱时,执行护士应先复述一遍,双方确认无误后方可执行,事后应及时据实补写医嘱。②处理医嘱时,应先急后缓,即先执行临时医嘱,再执行长期医嘱。③对有疑问的医嘱,必须核对清楚后执行。④医嘱需每班、每日核对,核对后签全名。⑤凡需下一班执行的临时医嘱要交班,并在护士交班记录上注明。⑥凡开具在医嘱单上而不需执行的医嘱,由医生登入医生工作站后直接删除或停止执行。

(2) 记录患者出入液量时应注意的问题如下。

①记录内容和要求:a. 每日摄入量包括每日的饮水量、食物中的含水量、输液量、输血量等。b. 每日排出量主要为尿量,此外,经其他途径排出的液体量,如大便量、呕吐物量、咳出物量(咯血、咳痰)、出血量、引流量、创面渗液量等,也应作为排出量加以测量和记录。除大便记录次数外,液体以毫升(mL)为单位记录。

②记录方法:a. 填写眉栏各项,包括患者姓名、科别、床号、住院病历号、诊断及页码。b. 记录同一时间的摄入量和排出量,在同一横格上开始记录;对于不同时间的摄入量和排出量,应各自另起一行记录。c. 每 12 小时或 24 小时对患者的出入液量做一次小结或总结。12 小时做小结,将 12 小时出入液量记录在画好的格子上;24 小时做总结,将 24 小时出入液量记录在画好的格子上,需要时应分类总结,并将结果分别填写在体温单相应的栏目上。d. 若不需继续记录出入液量,则记录单无须保存。

【思政元素】

职业素养: 心怀敬畏、以患者安全为中心的职业素养;严谨求实的职业操守。

科学精神:求实、求真的科学精神。

【融入路径】

教师在讲解医嘱处理的注意事项时,着重讲解口头医嘱的执行条件和要求,遵循先急后缓的原则,务必做好医嘱的核对及医嘱执行交接班,培养学生心怀敬畏、以患者安全为中心的爱伤观念。

教师在讲解记录患者出入液量时,强调出入液量是观察患者病情、进行补液的重要依据。着重强调要告知患者每日摄入量包括每日的饮水量、食物中的含水量、输液量、输血量等。要准确地记录摄入量,如患者饮水时应使用固定的饮水容器,并测定其容量,固体食物应记录单位数量或重量,再根据医院常用食物含水量及各种水果含水量核算其含水量。为了保证出量记录的准确性,特殊患者如昏迷患者、尿失禁患者或需密切观察尿量的患者,最好留置导尿管,婴幼儿测量尿量可先测量干尿布的重量,再测量湿尿布的重量,两者之差即为尿量。对于不易测量的排出量,可依据定量液体浸润棉织物的情况进行估算,培养学生严谨求实的职业素养,求实、求真的科学精神。

向学生强调病区交班报告为由值班护士书写的书面交班报告,其内容为值班期间病区的情况及患者病情的动态变化。通过阅读病区交班报告,接班护士可全面掌握整个病区的患者情况、明确需继续观察的问题和实施的护理。

8.3 小组讨论

案例:患儿王某,男,3岁,因误服5 mL炉甘石洗剂到急诊科就诊。急诊医生准备25%硫酸镁20 mL导泻,但将口服误写成静脉注射。治疗护士心想:"25%硫酸镁能静脉注射吗?似乎不能,但又拿不准。"又想:"反正是医嘱,执行医嘱是护士的责任。"于是予以静脉注射,致使患儿死于高血镁引起的呼吸麻痹。请对该事件发生的原因进行分析,并提出纠正措施。

参考答案:

(1)事件发生的原因。

①直接原因:护士过分信任医生及缺乏专业知识,不能辨析医嘱中的错误,导致执行错误的医嘱。

②护士忽略双人查对环节,在工作中机械地执行医嘱,想当然地进行操作,导致差错的发生。

③护士业务不熟悉。由于急诊科就诊的患者病种繁多,护士专业知识相对欠缺,对患者的病情、治疗情况或药物的作用不了解,盲目执行医嘱。

④护士法律观念淡薄。护士处于医疗服务第一线,主要考虑的是如何尽快解决患者的健康问题,忽视了服务过程中潜在的法律问题,不清楚医护双方的义务、权利,职责与法律的关系。

⑤医生开具医嘱仍采用传统的手工书写方式,稍有疏忽就会出现错误医嘱。

⑥医嘱执行、查对制度落实监督不到位,本次事件的发生表明制度执行不力、监督不到位。

(2)纠正措施。

①就地抢救,立即通知医生,报告医务科和科室护士长、科室主任。通知患者家属,保护现场,写好抢救记录,安抚患者家属及其他患者,维护急诊科秩序,配合有关部门调查,做好交接班。

②检查科室医嘱执行、查对制度流程是否完善,是否建立有效的监督机制,如果流程和常规不完善,立即组织科室全体护士讨论修订,交上级审定后严格执行;如流程完善,则追究个人责任。

③对责任护士进行有效的教育和培训,使他们了解并接受严格执行规章制度和履行岗位职责的重要性,加强护士的业务培训。

④组织科室全体护士总结学习,分析该不良事件带给我们的启示及如何杜绝此类事件的再次发生。

⑤检查医院和科室各项护理规章制度是否完善,健全护理规章制度,规范和约束护理行为,做到凡事有章可循,从制度上保证安全护理工作的落实。

⑥加强医护有效沟通。护理工作是一项合作性、连续性极强而严谨的职业,每位护士必须具有高度合作意识,并进行有效沟通,方能胜任护理工作。

【思政元素】

职业素养:发现问题、分析问题和解决问题的临床思维能力;高度的责任心、爱岗敬业、精益求精的职业精神;扎实的专业知识、严谨求实、心怀敬畏、敬佑生命、以患者安全为中心的职业操守;互助合作的团队精神;信任互助的沟通能力。

法治素养:严谨的法治观念;较高的安全意识与自我保护能力。

【融入路径】

将学生分成若干小组,每 3～4 人为一个小组,小组成员间充分交流和讨论后将本组讨论结果进行汇总,然后派一位代表与其他同学分享答案。引导学生结合医疗与护理文件书写的知识,通过头脑风暴,明确案例中护理文件的所有不规范之处及存在的安全隐患,培养学生发现问题、分析问题及解决问题的能力。

本案例中,医生给药途径书写错误,护士在给药过程中缺少对硫酸镁不同给药途径药效的了解,未能严格结合患者病情错误进行静脉注射,致使患儿因高血镁而发生呼吸麻痹,最终导致患儿死亡,警示学生临床工作无小事,扎实的专业素养是患者安全的有效保障,必须时刻保持高度的责任心、爱岗敬业、精益求精、严谨求实,使学生深刻地认识到掌握扎实的用药知识是保证患者用药安全的关键,也是护士应具备的专业素养。

案例中医生错误地下达硫酸镁用药方法的书面医嘱,护士因为不熟悉药物的使用方法同时并未咨询其他工作人员,一味地盲目执行医嘱,从而导致了这起悲剧。让学生认识到,在临床工作中护士应掌握常用药物的给药途径、药效、副作用,准确地为患者给药。同时向学生强调,在使用一种新药前,应查阅相关资料,如药品说明书、文献等或向药师咨询,和医生保持良好的沟通,医护一体,要有团队合作意识,尤其是对医嘱心存疑问时,必须反复核查。

学习《护士条例》第十七条:护士在执业活动中,发现医嘱违反法律、法规、规章或者诊疗技术规范规定的,应当及时向开具医嘱的医师提出;必要时,应当向该医师所在科室的负责人或者医疗卫生机构负责医疗服务管理的人员报告。使学生深刻意识到不可以盲目执行医嘱,任何疏忽都可能导致医疗事故的发生,从而威胁患者的生命安全。通过临床真实事件警示学生:要牢记“敬佑生命、救死扶伤”的医者精神,应夯实护理基本理论、基础知识、基本技能,努力提升业务素质和操作技能水平,树立严谨求实、认真负责的工作态度,引导学生认真学习并践行《护士条例》等相关法律法规,增强法治意识,提升法治素养,规范护理行为,提高学生的安全意识与自我保护能力,弘扬社会主义法治精神,促进护理事业发展,保障医疗安全和人体健康。通过小组成员间的团结合作、热烈讨论,实现人人参与、相互协作、共同进步,培养学生的团队合作能力。

8.4　文献分享

吕国营,周万里,王超群.人口老龄化、临近死亡时间与医疗费用支出——基于中国老年人健康影响因素跟踪调查的实证分析[J].中国卫生政策研究,2020,13(5):1-9.

问题:

(1)临终前多久是老年人医疗费用增加的高发期?

(2)临终前老年人医疗费用增加高发的原因是什么?

(3)应如何改进?

参考答案:

(1)临终前1年是老年人医疗费用的高发期。

(2)临终前老年人医疗费用高发的可能原因:高龄老人临终前身体器官趋于快速衰竭,而衰竭是一个不可逆的自然过程,医学手段是无效的,尤其是高龄老人的失能失智现象。在失智失能状态下,老年人不能做出理性的医疗消费选择,往往是其家属代替做出选择。受中国传统孝道文化的熏陶和影响,老年人的家属会选择竭力救治老年人,可能会忽视老年人的生命质量,给老年人带来痛苦。尽管医学治疗可能是无效的,但是,为了维持老年人的生命体征,医疗消费一直会持续到老年人去世为止。同时医疗保险的费用分担机制的功能强化了这种做法,会集中消耗大量的短期急性治疗费用,导致大量医疗资源的浪费。

（3）可采取的对策:在配置医疗卫生资源时,要进行更多成本效益分析,确保医保基金的高效运行。同时需要加快建立和完善长期护理保险制度,使用长期护理代替医疗救治,积极应对高龄老人的失能失智问题,实现医疗资源和长期照护资源的精准配置,避免大量的医疗资源浪费。另外,还应鼓励相关机构开展临终关怀服务,提高老年人临终前的生活质量和生命质量,让老年人更有尊严地走完人生最后的旅程。

【思政元素】

职业素养:甘于奉献、大爱无疆的医者精神;医者的职业使命感和社会责任感。

【融入路径】

带领学生学习文献介绍的中国人口老龄化、临近死亡时间与医疗费用支出情况并分析其原因和对策,请学生分享体会和自身的收获,让学生了解我国人口老龄化的实际情况,深刻认识到长期护理代替医疗救治是积极应对高龄老人失能失智问题的关键,老人临终前的医疗费用支出是无效的。高龄老人临终前失能失智是不可逆的,由于死亡教育的缺乏,老年人未签署生前预嘱,造成医学突击抢救和医疗护理成本高昂,而医学治疗基本无效,收益寥寥。临终前医学治疗不仅降低了生命质量,造成老年人"花钱买罪受"的结果,还使得医疗消费激增。鼓励学生深入社会向民众积极宣传优逝理念,推广生前预嘱,激发学生甘于奉献、大爱无疆的医者精神,未来投身临终关怀服务工作岗位,担负起医者的职业使命感和社会责任感。

（孙　莉）

[1] 马雪文,潘玮华,丁晓华,等.改进移动患者方法预防 ICU 护士职业腰背痛发生[J].中华护理杂志,2011,46(5):451-452.

[2] 滕海英,彭雪娟,赵翠松,等.应用日常生活活动能力量表细化分级护理的实践[J].中华护理杂志,2015,50(2):145-147.

[3] 李福琴,高姗,杨阳,等.不同卧位角度在重症患者机械通气中的应用效果分析[J].中华医院感染学杂志,2015,25(21):4911-4913.

[4] 侯晓敏,彭焕椽,江娴,等.神经外科手术中医护人员无菌手套有效使用时间的调查分析[J].齐鲁护理杂志,2022,28(18):160-162.

[5] 孙翠群,孙源,崔伟红,等.一起护理带状疱疹患者所致医务人员水痘暴发的调查与处理[J].中国感染控制杂志,2019,18(12):1150-1153.

[6] 周恩贤,王杰,李柯漫,等.呼吸道传染性疾病人群转运隔离标准体系构建研究[J].中国标准化,2022(S1):198-202.

[7] 缪晓辉.由小汤山医院医务人员的零感染率谈 SARS 的个人防护[J].第二军医大学学报,2003,24(7):702-703.

[8] 邓传福,刘希华,周先志,等.严格组织管理控制医院感染——小汤山医院 SARS"零感染"给我们的启示[J].中国感染控制杂志,2004,3(3):258-259.

[9] 刘文华,贺玉琴,徐沙贝,等.刷牙次数对中国成人肥胖及慢性病的影响——基于两次国家卫生服务调查研究[J].中国社会医学杂志,2021,38(5):511-515.

[10] 王玲,徐惠丽,熊荣荣,等.风油精口腔护理在脑卒中后吞咽困难病人中的应用[J].护理研究,2021,35(10):1854-1857.

[11] 陈丽娟,孙林利,刘丽红,等.2019 版《压疮/压力性损伤的预防和治疗:临床实践指南》解读[J].护理学杂志,2020,35(13):41-43,51.

[12] Li Z,Lin F,Thalib L,et al. Global prevalence and incidence of pressure injuries in hospitalised adult patients:A systematic review and meta-analysis[J]. International Journal of Nursing Studies,2020,105:103546.

[13] 田俊,苑黎娜,张三妹,等.新型冠状病毒肺炎流行期间 N95 口罩引起的压力性损伤和疼痛情况调查[J].护理研究,2022,36(13):2364-2367.

[14] 廖品东.小儿推拿学[M].北京：人民卫生出版社,2012.

[15] 徐士象.不同手法推拿天河水穴对外感患儿的即时退热效果比较[J].安徽中医药大学学报,2018,37(5):43-46.

[16] 佘曼瑜,迟荣香,冯丽萍.小儿推拿退热的效果及作用时间研究[J].中国实用医药,2012,7(34):223.

[17] 李杨,程志明,胡庆常,等.舒张压与高龄老年高血压患者死亡的关联性研究[J].中国临床保健杂志,2018,21(5):599-602.

[18] 曾梁楠,杨昌美,罗世洪,等.神经外科气管切开病人吸痰深度的探究[J].护理研究,2017,31(4):438-441.

[19] 凡国华,谢金兰,宋亚男,等.无湿化中低流量吸氧在呼吸系统疾病患者中的应用研究[J].护理学杂志,2019,34(5):53-55.

[20] 杨燕,吴立新,方秀花,等.误吸风险评估结合约翰霍普金斯循证护理对ICU老年鼻饲病人误吸及营养状况的影响[J].护理研究,2022,36(5):910-914.

[21] Wenwen D,Huijun W,Jiguo Z,et al. Sodium content of restaurant dishes in China:a cross-sectional survey[J]. Nutrition Journal,2022,21(1):10.

[22] 武阳丰.推广低钠盐的科学证据及其公共卫生意义[J].中国循环杂志,2022,37(1):1-3.

[23] 马官英,赵德龙,喻陆.探讨神经外科导尿管相关性尿路感染的发生因素与预防干预措施[J].医学研究杂志,2014,43(11):42-45.

[24] 顾兆岩.药物保留灌肠治疗溃疡性结肠炎患者的护理方法及效果评价[J].中国医药指南,2018,16(31):264-265.

[25] 潘盼,王立新,闫征.仿生无痛注射针头研究进展[J].河北科技大学学报,2021,42(2):101-110.

[26] 程婷,涂惠,郭婷,等.老年患者多重用药管理的最佳证据总结[J].中华护理教育,2023,20(2):217-222.

[27] 李玉丽,邹凌燕,王雅琦,等.护理学基础实践课程思政教学设计与实践[J].中华护理教育,2023,20(1):34-39.

[28] 乔永丽,闫俊萍,郭桂英,等.基于课程思政理念混合式教学在基础护理学实训教学中的应用研究[J].护理研究,2021,35(24):4471-4474.

[29] 来小彬,梁燕,吴明,等.应用反思法提升护生专业素养的实践教学——以基础护理学课程思政建设为例[J].护士进修杂志,2021,36(14):1335-1338.

[30] 王洋,胡佳慧,迟晓华,等.以"护士职业精神"为契入点的《护理学基础》课程思政教学理念与实践[J].高教学刊,2019(26):175-177.

[31] 任柳,沈军,简平,等.护理学基础"课程思政"的设计与实践[J].中华护理教育,2020,17(7):621-624.

[32] 李缘媛,洪钰龙,宁怡婷,等.医学领域课程思政元素及实践路径的文献分析[J].中华

护理教育,2022,19(3):225-229.

[33] 王颖,刘娟,朱利思,等.护理本科生课程思政知信行现状及影响因素分析[J].护理学杂志,2023,38(17):81-84.

[34] 瞿世文,石蕾,高杨,等."基础护理技术"课程思政示范课程建设探索[J].教师,2022(3):123-125.

[35] 何秀芳,葛莉,郑丽维,等.五维融通课程思政在护理学基础教学中的应用[J].护理学杂志,2023,38(13):61-64.

[36] 王璐.高校课程思政教学中思政元素的挖掘与融入[J].陕西教育(高教),2022(5):22-23.

[37] Heinonen A T, Kääriäinen M, Juntunen J, et al. Nursing students' experiences of nurse teacher mentoring and beneficial digital technologies in a clinical practice setting[J]. Nurse Education in Practice,2019,40:102631.

[38] 王晓慧,陈虹.空气栓塞的诊治[J].临床荟萃,2016,31(4):355-358.

[39] 祖静,翟雪雪,樊盼盼,等.静脉输液多功能操作台在儿科门诊输液中的应用[J].护理研究,2019,33(21):3804-3806.

[40] 盖宇.ICU 输血相关性急性肺损伤 2 例分析[J].中国误诊学杂志,2008(2):463.

[41] 董秀娟,赛亚,赵晓武,等.输血相关急性移植物抗宿主病 2 例[J].中国输血杂志,2008,21(3):202-203.

[42] 王洪英,陈楠.2 例输血袋被刺破原因分析及预防[J].当代护士(中旬刊),2018,25(7):187-189.

[43] 李小红,黄霞,谢东甫,等.采供血不良事件监测模式探索——《血液安全监测指南》团标修订之解析[J].中国输血杂志,2019,32(10):1063-1065.

[44] 李鑫,刘亚华,王立祥.《中国心肺复苏专家共识》之腹部提压心肺复苏临床操作指南[J].解放军医学杂志,2019,44(6):536-540.

[45] 安力彬,李小花,岳彤,等.《护理学类专业课程思政教学指南》解读[J].中华护理教育,2023,20(1):10-14.

[46] 徐桂华,柏亚妹,黄芳,等.中医药大学护理学专业课程思政改革与实践路径探索[J].中华护理教育,2023,20(1):15-18.

[47] 史瑞芬,刘义兰.护士人文修养[M].2 版.北京:人民卫生出版社,2017.

[48] 丁亚萍,许勤,林炜,等.护理专业课程融入社会主义核心价值观的创新实践探索[J].南京医科大学学报(社会科学版),2019,19(6):487-489.

[49] 吴俊晓.协同育人理念下护理专业课程思政建设的探索与实践[J].卫生职业教育,2020,38(1):86-88.

[50] 史瑞芬.论"课程思政"视阈下的护理专业课程教学改革[J].中华护理教育,2019,16(8):586-590.

[51] 史瑞芬.让专业课堂"思政飘香"——从护理"人文课程"到护理"课程人文"[J].护士

进修杂志,2019,34(14):1253-1256.

[52] 吕国营,周万里,王超群.人口老龄化、临近死亡时间与医疗费用支出——基于中国老年人健康影响因素跟踪调查的实证分析[J].中国卫生政策研究,2020,13(5):1-9.